기림산방 김종수 소장의

세계최초 생명온도 건강법

뜨거운 물 단식의 기적

1판 1쇄 2012년 11월 20일
1판 13쇄 2013년 7월 10일

지은이 김종수
펴낸이 현미정
펴낸곳 기 림
주소 강원도 정선군 남면 약수길 164-35
전화 070-7789-5469 / 033-591-5469
팩스 0303-3130-5469
출판등록 제 429-2012-000001호
디자인 보라커뮤니케이션
가격 15,000원

ISBN 978-89-968784-2-1

http://cafe.daum.net/grsb | e-mail : gireem@hanmail.net

기림산방 김종수 소장의 **세계최초 생명온도 건강법**

뜨거운 물 단식의 기적

氣林 기림

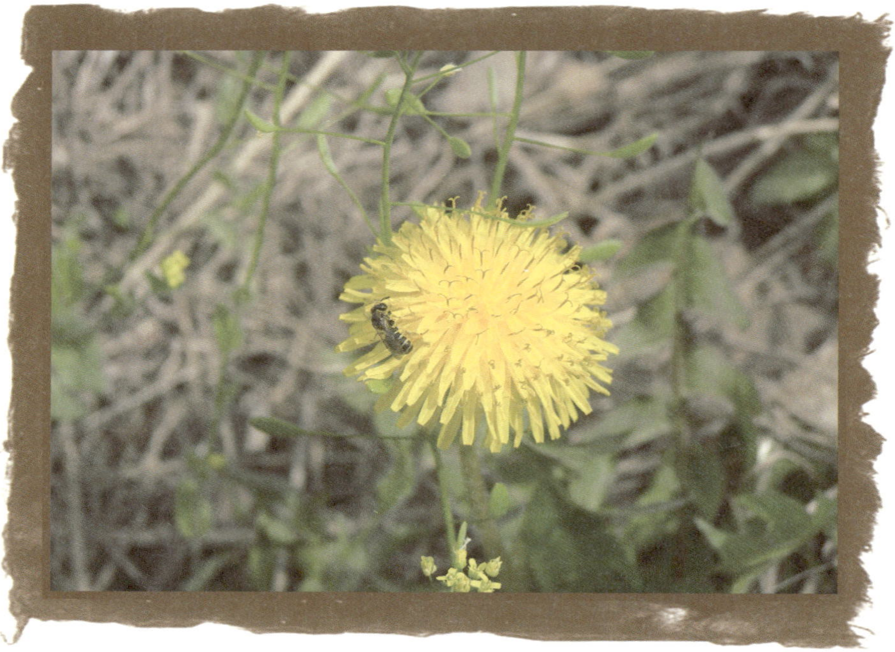

“대자연 속에 존재하는 모든 생명체는 고유의 생명활동을 영위하는데 필요한 뱃속장부들의 건강온도를 생명온도라고 한다. 오장육부의 생명온도를 지키는 것이 건강의 출발점이다.”

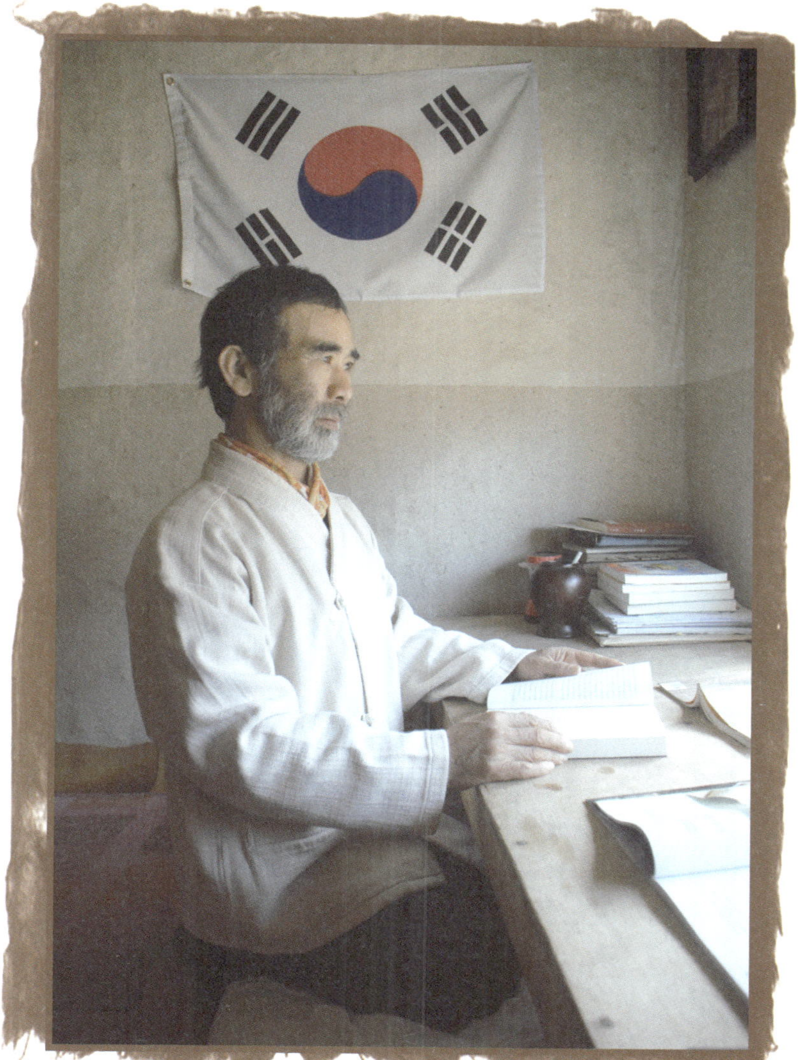

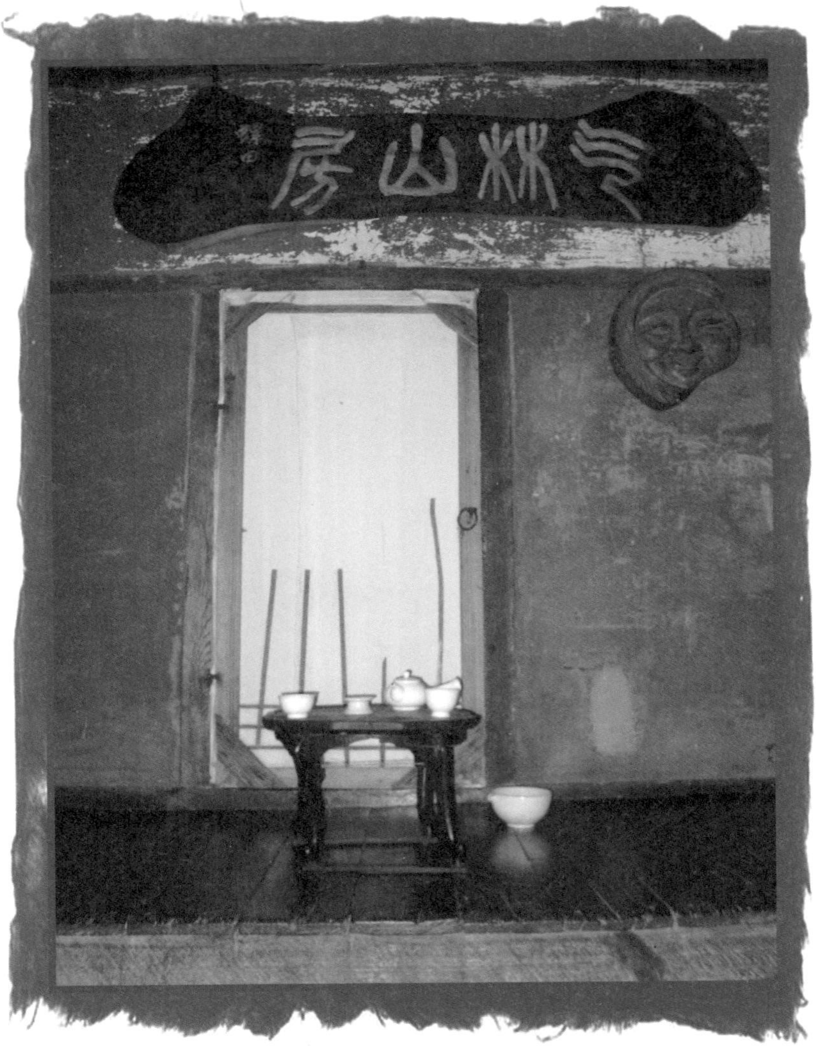

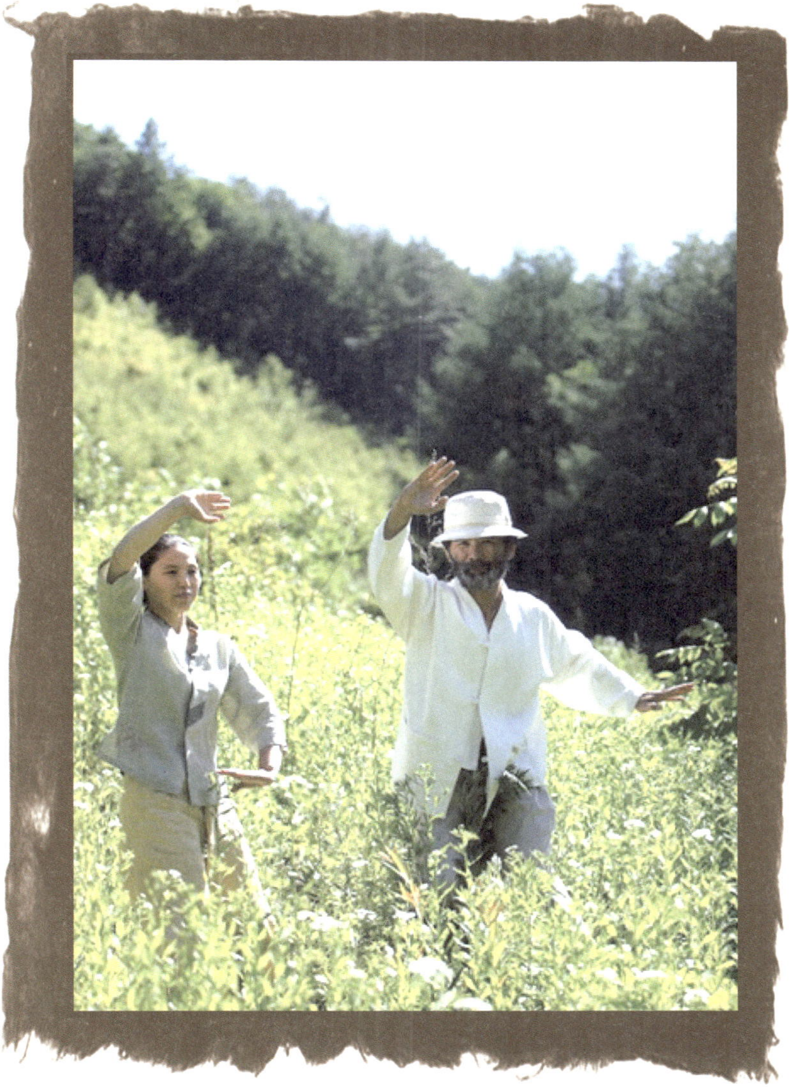

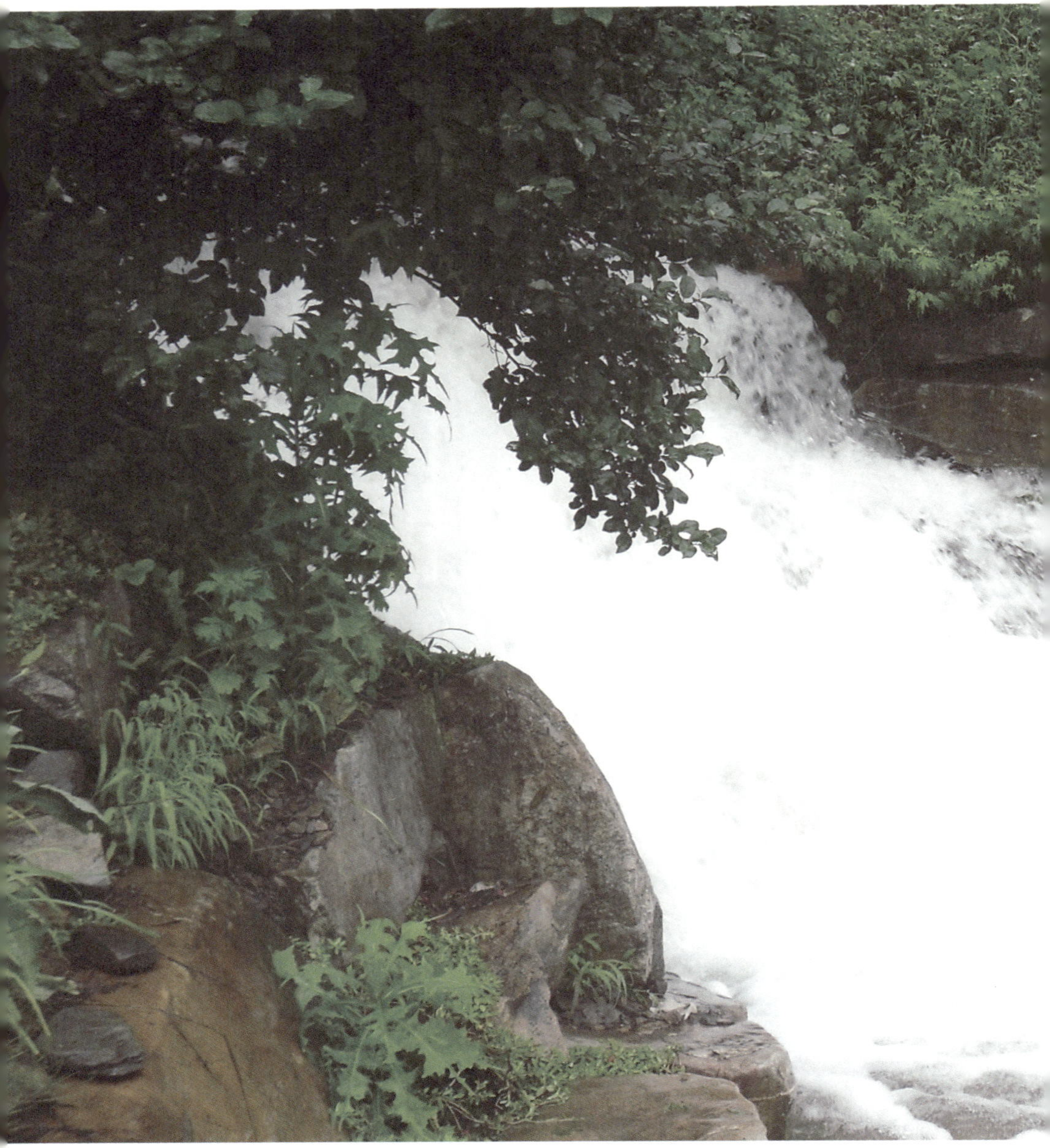

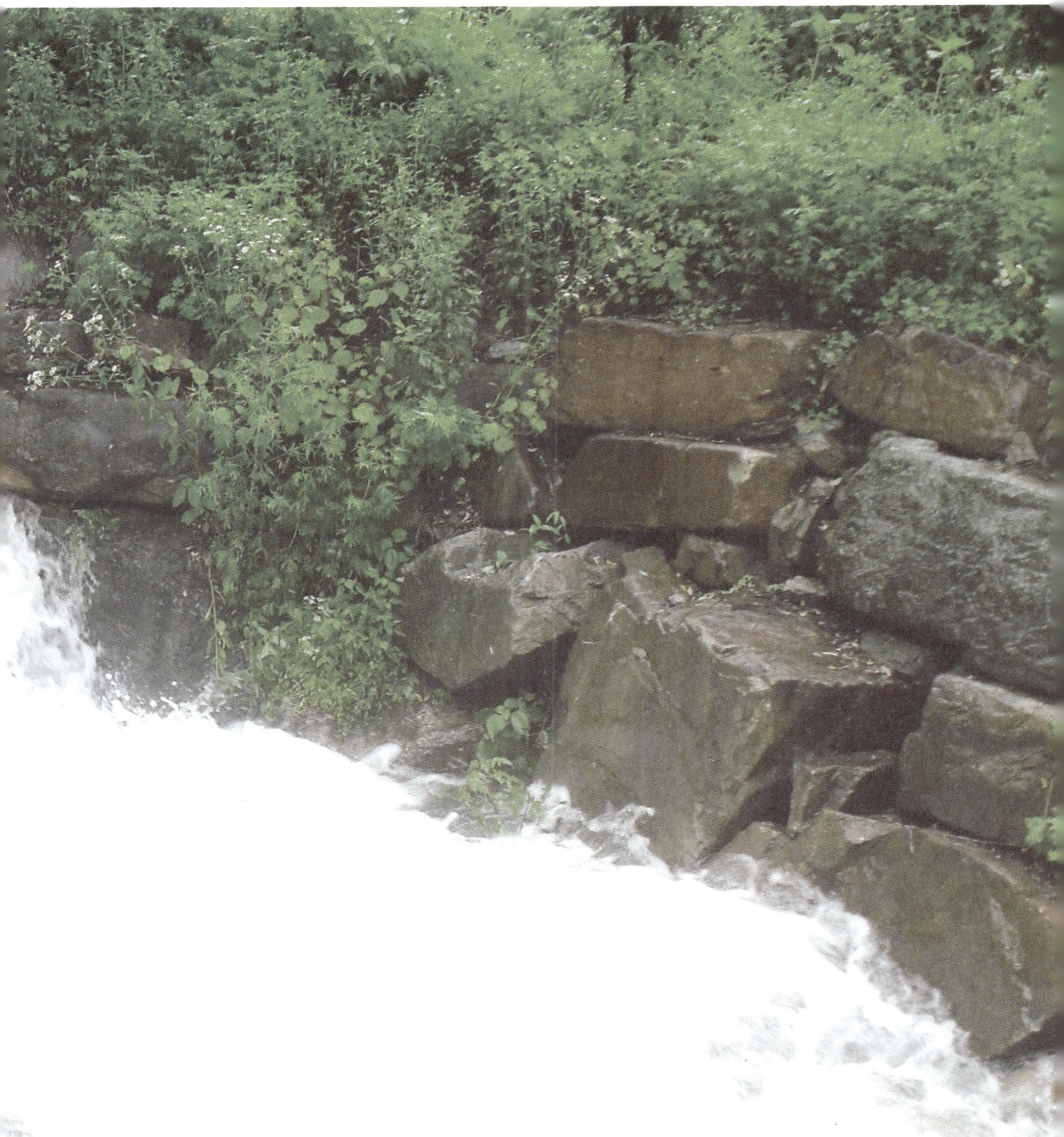

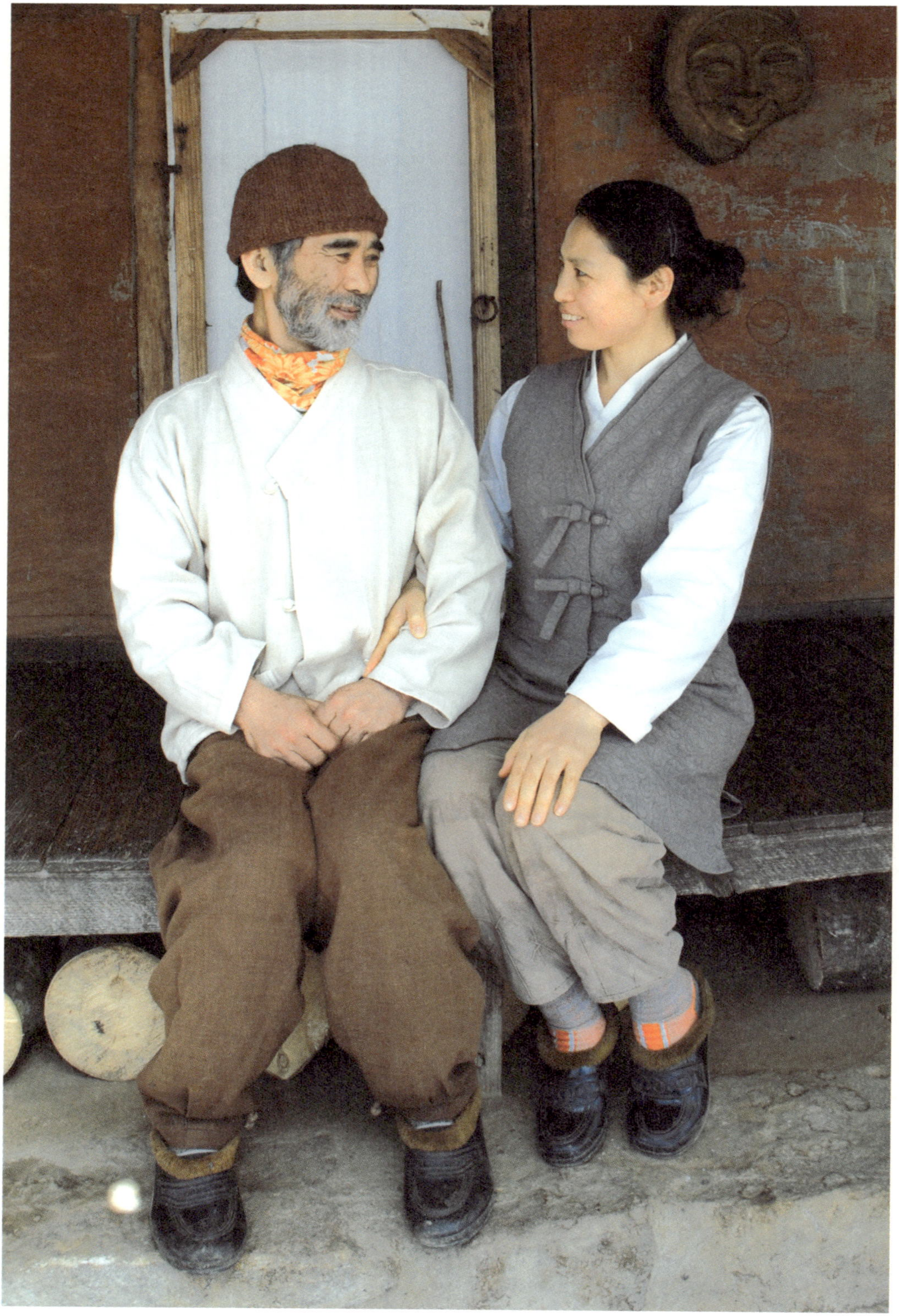

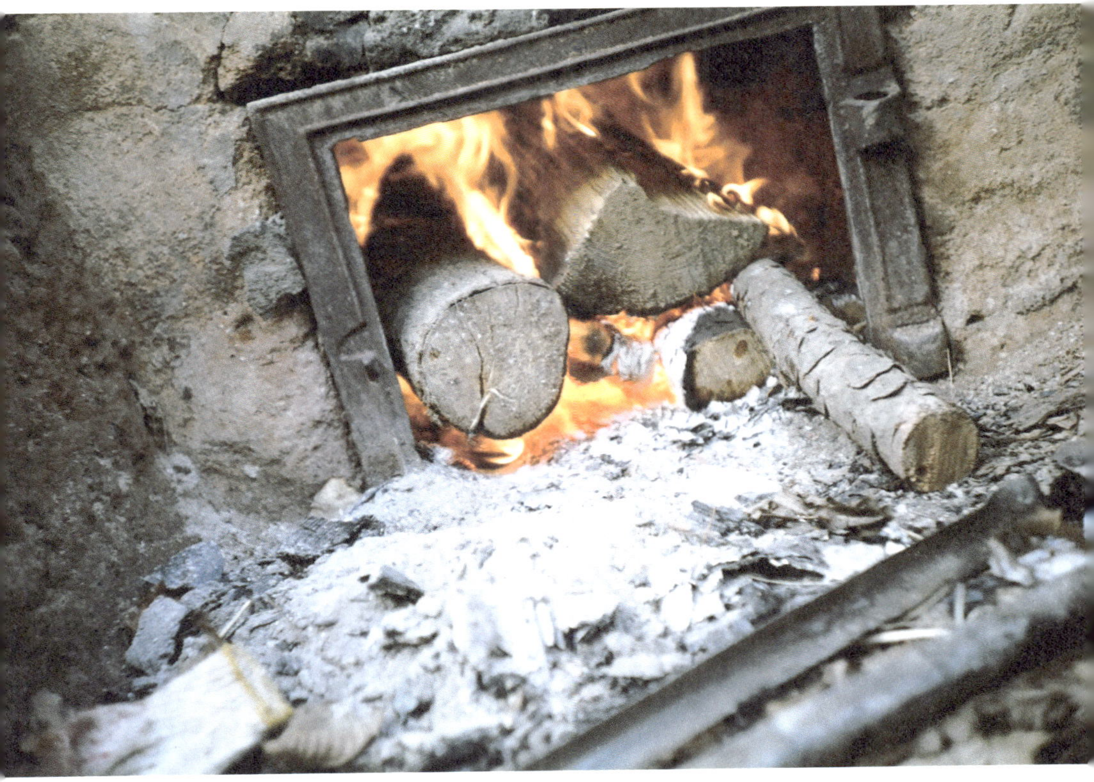

"뱃속 장기들이 생명온도를 잃어 차가워지면 몸은 '병마의 집'이 되고
뱃속이 따뜻해 기운이 넘치면 '참나의 집'이 된다."

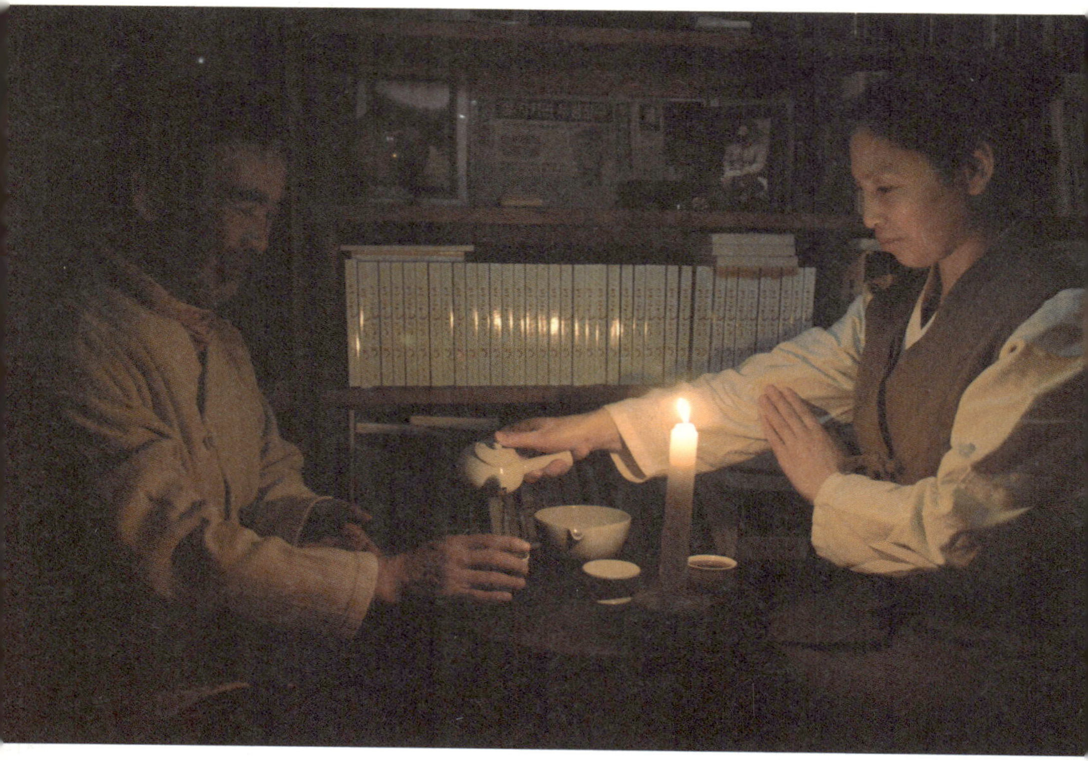

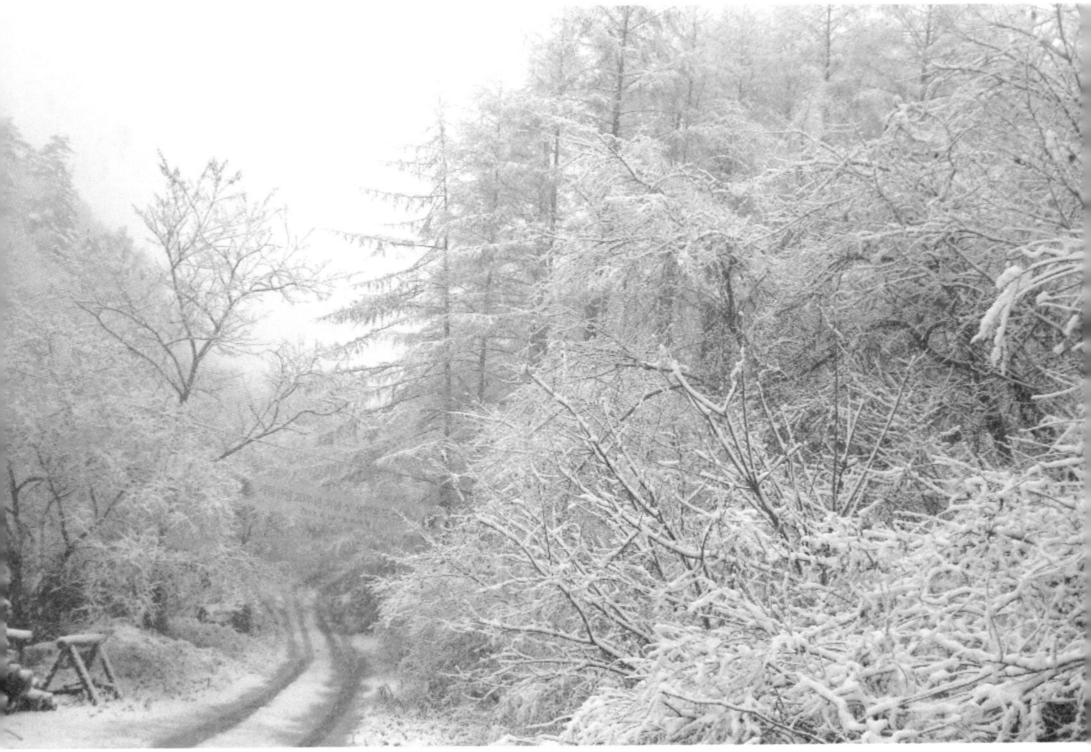

"생명온도를 살리는 일이 몸과 내면의식의 건강을 지키는 일이기에 가정의 건강과 행복과도 직결이 되어 있다는 것을 아는것이 무엇보다 중요하다!"

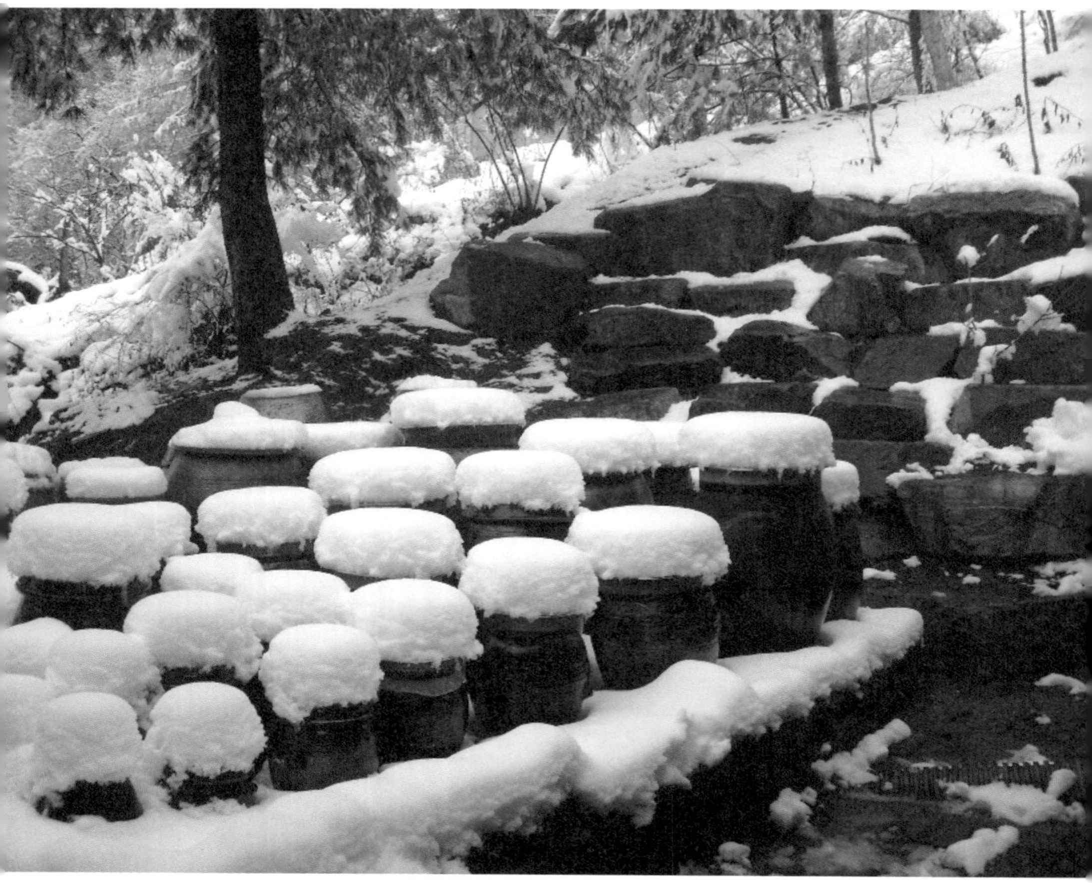

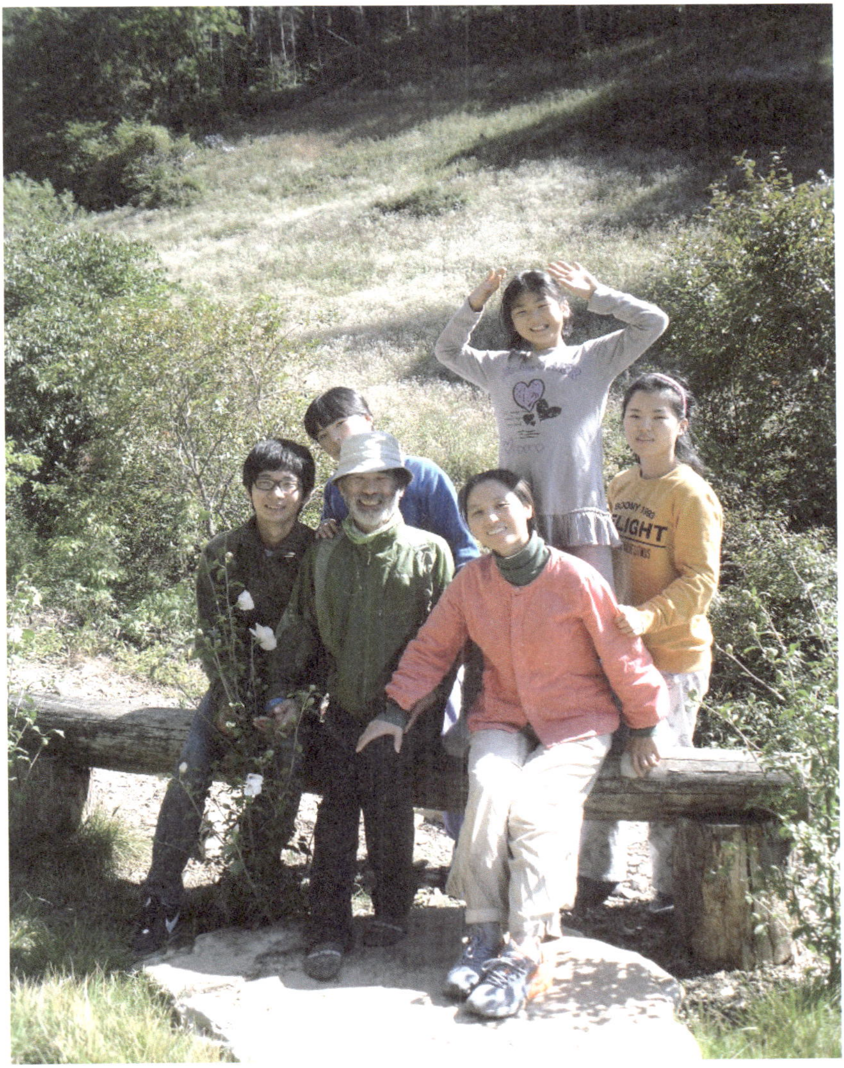

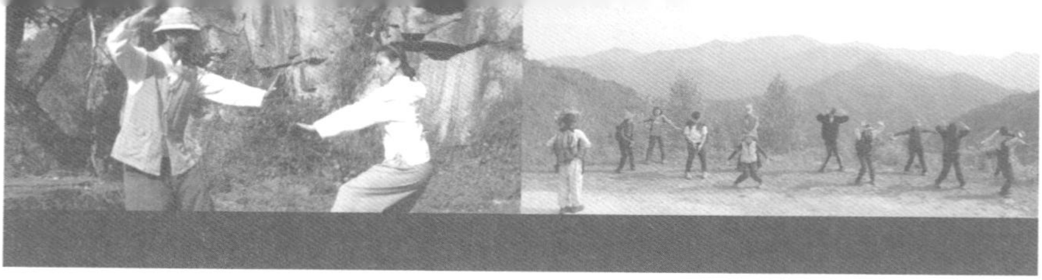

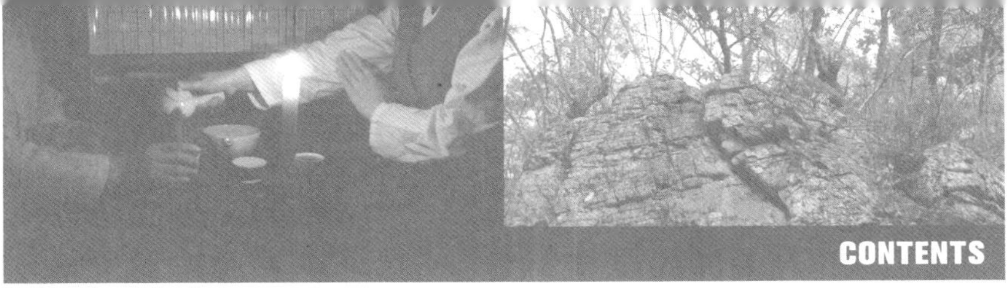
CONTENTS

비만의 근본 원인을 해결하는 '뜨거운 물 단식'

오늘날 전 세계의 수많은 사람들이 비만으로 인한 고통에 시달리고 있습니다. 그러나 다른 한편에서는 만성 기아에 시달리는 후진국 인구가 8억 명에 육박한다는 보도가 있었습니다. 전문가들은 이 같은 지구촌의 빈부격차라는 상반된 두 가지 현상을 통해 비만이 영양과잉에서 비롯된 것이라고 설명하고 있습니다. 미국과 유럽 등에서도 영양과잉과 운동부족을 비만의 원인으로 규정하여 '비만과의 전쟁'을 선포하고 있으며, 오늘 이 시간에도 수많은 자금을 동원하여 관련 시설을 확충하는가 하면 막대한 연구비도 집행하고 있습니다.

목욕탕에서 발견한 비만 문제의 심각성

우리나라에서도 비만을 단순한 사회현상으로 치부하다가 작금에 이르러서는 간과할 수 없는 심각한 질병으로 인식하여 이에 대한 대책을 내놓고 있습니다. 실제 우리나라 20세 이상 성인 중에서 비만 인구는 꾸준히 증가하고 있습니다. 특히 남성들의 비만 인구 증가율이 지난 10년 간 16.4%나 증가하여 심각한 위험에 직면해 있습니다.

몇 해 전, 가족과 함께 온천에 갔을 때였습니다. 온천에 들어가 목욕을 하면서 사람들을 살펴보니 어린 아이, 청년, 중년, 노인 할 것 없이 뱃살이 안 나온 사람이 없었습니다. 과거에는 이렇게까지 심하지는 않았는데, 요즘에는 비만이 너무 심하다는 것을 느꼈습니다. 그래서 목욕을 끝낸 후 아내에게 여탕은 어떠냐고 물었더니 마찬가지라고 했습니다.

"왜 지금 이 사회에 집단적으로 이런 현상들이 생기는 것일까?" 자문해 보았습니다. 영양과잉이 비만의 원인이라면 적게 먹음으로써 해결될 것입니다. 그러나 실제로 적게 먹어서 살을 뺐다는 경우는 많지 않습니다. 오히려 폭식으로 인해 더 살이 쪘다는 경우가 비일비재합니다. 운동부족이 원인이라면 열심히 운동을 하면 됩니다. 그래서 각 자치단체는 조그만 공원에도 각종 운동기구를 설치하여 주민들이 언제나 이용할 수 있도록 하고 있습니다. 개인 가정집에도 몇 개씩의 운동기구들이 있고, 뱃살을 빼준다는 제품들도 홈쇼핑 채널에서 불티나게 팔리고 있습니다. 그럼에도 불구하고 비만인구는 급격히 늘어나고 있습니다. 이 모순된 상황에 대해 저는 일반적으로 알려진 비만의 원인에서 그 문제를 찾고 있습니다. 비만이 생기는 원인에 대해 잘못된 인식을 가지고 있기 때문에 해결방법이 없는 것처럼 보이는 것입니다. 다시 말하자면, 비만에 대한 기존의 수많은 지식과 이론으로는 우리 사회에 만연하고 있는 비만문제를 근본적으로 해결할 수 없습니다. 그러나 이치를 알면 길이 보이는 법입니다.

생명온도를 살리는 것이 비만의 근본 해결책

그렇다면 비만의 원인은 무엇일까요?

한마디로 표현을 한다면 비만은 피로 스트레스 등등으로 뱃속의 오장육부가 생명온도를 잃어 차가워져서 순환이 안되어 부어서 비만이 된것이라고 할수있습니다.

움직이기 위해 기운을 쓰게 되는데, 그 기운은 어디에서 나오는 걸까요? 바로 뱃속에서 나옵니다. 이것이 부모님으로부터 물려받은 '선천지기先天之氣'라는 것입니다. 태어날 때부터 부모님으로부터 물려받은 가장 귀하고 오래 가는 기운입니다.

살아서 생각을 하고 말과 행동을 하는 모든일은 뱃속의 기운이 팔, 다리를 움직이기 위해 밖으로 빠져 나가는 것입니다. 기운이 있는 만큼만 사용하면 상관이 없으나 과하게 몸을 혹사시키면 기운이 빠져나가면서 피로가 쌓여 뱃속의 생명온도는 차가워지게 되고, 차가워지면 기운도 없어집니다. 뱃속의 기운이 없어지면, 그 결과 뱃속 세포들이 하나 둘 죽어가게 됩니다. 처음에는 기운이 없어지다가 그 다음으로 붓게 됩니다. 부으면 아프게 되고, 아픈 뒤에는 단단해지게 됩니다. 단단해진 것은 썩게 되고, 썩은 것은 없어지게(死) 됩니다. 이것이 자연계에 존재하는 모든 생명들의 순환 법칙입니다.

많이 먹으면 소화 흡수에 더 많은 에너지를 사용하므로 역시 뱃속은 차가워집니다. 선진국에서의 비만은 보통 이것이 원인입니다. 그러나 선진국이든 후진국이든 비만의 직접적인 원인은 뱃속이 차가워져 있기 때문입니다. 차가워지면 기운이 없어집니다. 얼마나 먹느냐 하는 것은 중요한 문제가 아닙니다. 억지로 하는 운동도 밖으로 에너지를 발산시켜 뱃속을 차갑게 합니다. 운동도 굶주림이나 과식과 마찬가지로 뱃속을 차갑게 하여 원기元氣를 손상시킨다는 점에서 동일합니다. 따라서 영양과잉과 운동부족이 원인이라는 지금까지의 이론으로는 비만을 해결할 수 없으며, 다이어트도 뱃속을 따뜻하게 하는 것으로 시작해야 합니다.

지금까지 우리는 해결 안 되는 지식과 이론을 붙잡고 매달렸으며, 그 결과 수많은 사람들이 비만에서 탈출하지도 못했을 뿐더러 더 많은 비만인구를 양산하고 있는 실정입니다. 기존의 이론은 다만 그들만의 생계수단으로 전락하고 있으며, 불쌍한 국민들만 고통을 당하고 있는 것입니다. 그래서 필자는 기존에 갖고 있던 지식과 이론들을 머릿속에서 모두 지워버리고 누구도 거부할 수 없는 '대자연의 이치' 에 입각하여 이 글을 쓰게 되었습니다.

다이어트를 넘어 인류 건강을 위한 메시지 담은 책

이미 저의 책 『따뜻하면 살고 차가워지면 죽는다』와 『두한족열 건강법』에서 기술한 바 있으므로, 기존 저서를 읽은 국내외의 많은 분들로부터 비만으로 인한 질병과 고통에서 탈출했다며 고맙다는 인사를 받기도 했습니다. 그러나 기존 저서는 '따뜻한 문화'를 중심으로 저술했기 때문에 비만에 대한 세부적인 설명이 부족하다는 지적이 있었습니다. 따라서 이번에는 비만에 대한 모든 내용들을 따로 정리하여 세계에서 처음으로 '뜨거운 물 단식'이라는 내용을 소개하게 되었습니다. 기존의 '생수 단식'이나 '효소 단식' 등 많은 단식법을 두고, 왜 따로 '뜨거운 물 단식'이라고 명명했는지 여러분은 이 책을 통해 알게 될 것입니다. 물론 이 책에는 단식법만 있는 것이 아니며, 효과적인 운동법과 명상요령 등 다이어트를 넘어서 인류 건강을 위한 메시지가 모두 함축되어 있습니다.

이 글을 읽는 독자 여러분께서는 필자의 주장을 있는 그대로 느껴보고 살펴보고 바라보면서 밝은 판단을 통해 지혜로운 인생을 만들어 가시기를 기대합니다. 더불어 저는 이 책을 통해 많은 분들이 대자연의 이치를 깨달아 불행과 고통을 없애고 '참나眞我'를 찾아 자유롭고 행복한 삶을 살아가시길 기원합니다.

내가 내 '몸과 내면의식'에 구속된 상태에서는 근본적으로 비만과 그로 인한 질병에서 벗어날 수 없습니다. 다이어트를 '몸'으로만 해서는 안 되는 이유가 여기에 있습니다. 이제 더 이상 전 세계 인류사에 비만이라는 해괴한 질병이 존재할 수 없도록 필자의 모든 지혜를 오롯이 담

았으니 독자 여러분 모두 아름답고 건강한 인생을 만드시기를 간절히 바랍니다.

비만이란 한마디로 피로와 스트레스로 뱃속의 생명온도를 잃어서 차가워져서 순환이 안되어 부어서 생긴 자연현상입니다. 누구나 피곤하면 몸이 붓는 것입니다. 인생살이가 피로에 누적이 되면 저절로 몸은 순환이 안되어 붓고 아프고 굳고 썩어 갈 수밖에 없는 대자연이 법칙이 있습니다. 그런데도 불구하고 다이어트를 위해서 차가운 생수를 마시라고 기존의 단식도서들은 강조를 하고 있습니다. 생명온도가 남은 젊은 사람들은 차가운 물이 들어오더라도 어느정도 견딜수있지만, 생명온도를 잃어서 몸이 부어 무기력증과 비만이 된 사람들은 차가운 물을 마시면서 몸이 더식게 되어 결국은 싸늘하게 식어가 단식을 하다 죽은 사람들이 한두 사람이 아니라는 사실을 아시길 바랍니다.

그리고 뜨거운물 단식이라는 용어를 책제목으로 하기 위해서 전세계를 검색했습니다. 미국 영국 독일 프링스 일본등등의 어느나라에도 뜨거운물 단식이라는 용어가 없습니다. 단식은 러시아가 제일 발달된 나라입니다. 자본주의가 발달된 서양은 서양의학이 발달되었지만, 러시아는 자연의학이 발달되었기 때문이지요. 그런데 러시아도 뜨거운물 단식이라는 용어가 없더군요. 뜨거운물 단식은 전세계에서 처음으로 대한민국에서 만들어진 용어입니다. 앞으로 전세계에 뜨거운물 단식이라는 용어가 퍼져 나갈것이라고 예상을 하고 있습니다.

그리고 뜨거운물 단식은 보식이 필요없습니다. 차가운물 단식은 오랫동안 음식을 안먹어서 살은 빠지지만 뱃속의 장부들이 생명온도를 잃어서 굳어있기에 단식후 음식을 먹게되면 장이 꼬이면서 죽을수도 있습니다. 그러니 보식이 필요하지요 그래서 기존의 단식법들은 보식을 단식보다 더욱 중요하게 강조를 하는 것입니다. 뜨거운물 단식은 보식이 필요없습니다. 단식기간에 생명온도를 잃고 차가워지면서 기능이 떨어진 장부들을 뜨거운물을 마시면서 생명온도를 보충해놓았기 때문에 제기능이 살아나있어 음식을 바로 먹어도 소화시킬수 있는 힘이 있기 때문입니다.

다시정리하면 뜨거운물 단식은 배고픔이 없고, 보식이 필요없고 요요현상이 없는 최상의 다이어트법이라고 말하고 싶습니다. 피로와 스트레스로 뱃속의 장부들이 생명온도를 잃어 부어서 비만이 되는 것이 대자연의 이치이기 때문에 머지않아 대한민국의 모든 사람들이 이치를 알아차리고 뱃속의 생명온도를 살리시어 건강하고 비만이 없는 균형잡힌 몸매를 가진 사람들이 많은 나라가 되는 날이 오리라고 확신합니다.

2012년 초가을에

민둥산 기슭 기림산방氣林山房에서 개정판을 내면서…

1장

몸매 가꾸려다 목숨 잃는 현실

이 귀한 몸은 내 것인가? 내가 이 몸 만드는 것에 무슨 기여寄與를 했나. 아, 이 귀한 몸은 부모님이 주신 선물이로다. 그러니 부모님 살아 계실 적에 내 몸인 양 함부로 다루지 말라. 아프게도 하지 말고 추하게도 하지 말라. 불가능하다고도 말하지 말라. 다만 지금까지 시도하지 않았다고 하라. 이제 시작하면 된다. 여기 대자연의 원리에 따라 실패하지 않는 법을 펼쳐 놓았으니 그 길을 따라 가면 된다.

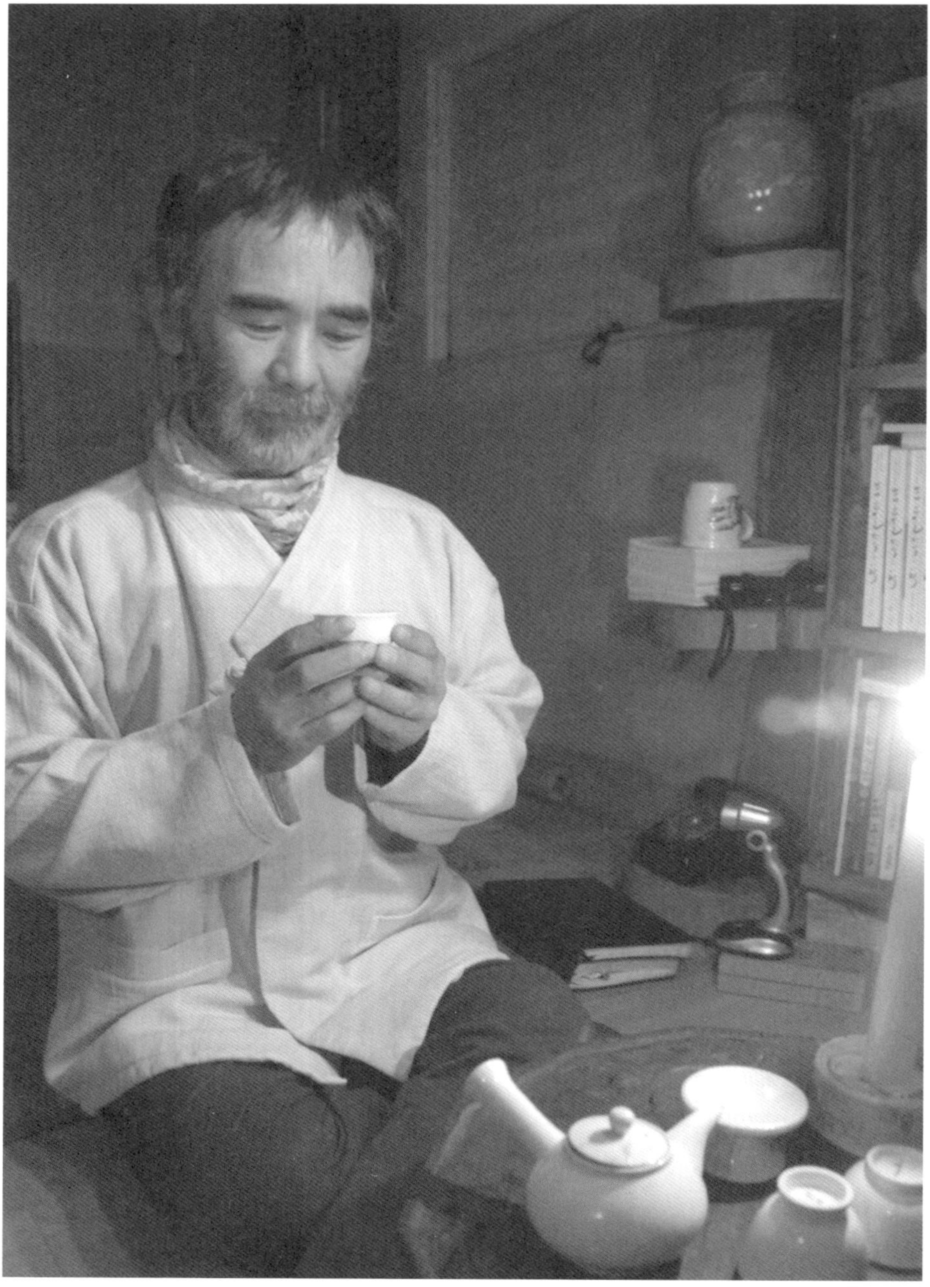

1. 책임질 수 없는 의료 실험의 희생자들

전 세계적으로 지방흡입술을 시술받다가 사망했다는 이야기는 더 이상 뉴스 거리가 되지 못하는 세상이다. 원-푸드One-Food 다이어트라는 이름으로, 어떤 특정 음식만을 먹는 것이 다이어트에 도움이 된다고 하여 편식하다가 심각한 후유증을 앓는 사람들의 이야기도 이제는 평범하게 인식될 정도이다. 단식이 좋다는 얘기를 듣고 너도나도 단식원에 몰려들어 생수단식이니 효소단식이니 하면서 오히려 원기만을 손상시켜 요요현상이나 거식증, 폭식증 등으로 더 깊은 상처만을 남기는 사례도 무수히 많다.

이들은 공통적으로 누구도 책임지지 않는 의료 실험의 희생자라 할 수 있다. 그리고 지금까지 우리는 너무도 많은 실패를 하면서도 '칼로리와 운동'이라는 두 가지 고정관념에서 벗어나지 못하고 있다. 이제 여러분은 이 두 가지 허상虛想의 세계에서 벗어나 새로운 길을 가는 진입로에 서 있다. 그 첫 페이지를 연 것이다.

식사 장애를 병病이라고 생각지 않는 현대인들

지난 4월 한 인터넷 매체에 보도된 기사에 따르면, 25~45세 미국 여성 4,023명 중 65%가 식사장애를 일으킬 수 있는 식食습관을 가지고 있다는 보도가 있었다. 그 중 10%는 신경성 식욕부진, 신경성 대식증,

폭식 장애와 같은 식사장애 증상들을 보였다고 한다. 조사 결과 37%가 살을 빼기 위해 끼니를 거르고, 26%는 탄수화물을 먹지 않는 등 음식을 골라 먹고, 16%는 살을 빼기 위해 하루에 1,000칼로리 이하를 섭취하고 있었다고 한다. 또한 31% 이상의 여성들이 몸무게를 줄이기 위해 구토를 억지로 하거나 배뇨촉진제, 다이어트 약을 복용한 적이 있으며, 이 중 50% 이상이 매일 또는 적어도 일주일에 한두 번 이와 같은 행동을 하고 있다고 응답했다고 한다.

아마 우리나라 여성들이라고 해서 특별히 다르지는 않을 것이다. 그리고 이 같은 식사장애를 아름다움을 가꾸기 위한 필수불가결한 생활의 일부라고 생각할 것이다. 단지 조금 불편할 뿐이라고, 이 정도 고생도 안 하면서 어떻게 세상을 살겠느냐고……. 반면, 어떤 여성은 '미친 짓'이라고 단정하며 무엇이든 닥치는 대로 먹는다. 잘 먹고 죽은 귀신은 빛깔도 좋다는 말을 덧붙이면서……. 이 모두 병病이다.

지나친 운동을 자기계발이라고 착각하는 사람들

얼마 전 '거북이'라는 그룹의 터틀맨 임성훈 씨가 갑작스럽게 사망했다는 소식이 있었다. 당시 YTN이 보도한 바에 따르면 서울 금호동 자택에서 급성심근경색으로 숨진 채 발견됐다고 하는데, 평소 비만했던 임성훈 씨는 운동과 다이어트를 꾸준히 해서 10kg 이상 감량에 성공했다고 알려져 있었다. 그러나 사망 직전에 다시 체중이 불어나면서 위험이 가중된 것으로 보도되었는데, 왜 이 같은 현상이 일어나는 것일까? 운동을 통해 살을 뺐다면 부작용이 없었을 텐데, 아마 '요요현상'

때문일 것이라고 예단할 것이다. 아니다. 이것도 심각한 병이다. 이제 여러분은 필자가 왜 위의 두 가지 사례를 제시했는지, 이 책을 읽으면서 한번 생각해 보시기를 바란다. 이 두 가지 사례에 대한 해답을 여러분 스스로 구할 수 있기를 기대하며, 이제 비만을 극복하는 가장 안전하면서 효과적인 여행을 떠나고자 한다.

자기 몸을 공부하지 않는 자의 어리석음을 한탄한다

많은 이들이 비만과 그로 인한 질병에 대해 걱정하면서도, 한편으로는 너무도 동일한 방법으로 부작용을 감수한다. 아니 심지어 생명을 담보로 한 엄청난 도박을 거리낌 없이 남의 손에 맡기고 있는 실정이다. 특히 최근에는 다이어트 부작용으로 인한 고통이나 우울증으로 인한 자살 등을 심도 있게 보도하고 있지 않은가? 그 폐해에 대한 인식이 이와 같은데도, 남들 따라가는 다이어트 행렬은 그칠 줄을 모른다. 지방흡입수술, 단식, 운동, 식이요법을 비롯해 최근에는 황제 다이어트나 햄버거 다이어트에 이르기까지, 마치 절벽으로 난 길을 줄 서서 걸어가는 영혼 없는 존재처럼 그렇게 간다. 분명히 수많은 언론매체에서 그 길의 위험성을 알려주고 있는데도 정해진 길을 가는 무리들처럼 그 길만을 고집하고 있다. 이유가 무엇인가? 알고 있는 길이 그 길 밖에 없기 때문이다. 과대광고를 하는 병원이나 피부관리 숍의 문제인가? 아니다. 무엇보다 가장 큰 이유는 본인에게 있다.

스스로 살이 쪘다고 생각되거나 비만을 해소하려고 생각하는 사람이라면, 가장 먼저 비만에 대해 공부를 해야 한다. 그러나 대부분의 경우 스스로 깨우쳐서 알려고 하기 보다는 병원부터 찾는다. 의사를 만나서 막무가내로 살을 빼달라고 한다면, 그 의사가 신이 아닌 다음에야 무슨 수로 갑자기 살을 빼줄 수 있겠는가? 또한 살을 빼는 것이 목적이라 하더라도 건강하다는 전제 하에 살을 빼는 것이지, 목숨을 걸고 살을 뺀다면 실로 소가 웃을 일이라 하겠다.

살이 찌면 건강을 위협하게 되고, 몸매도 엉망이 되어 다른 사람의 눈살을 찌푸리게 만든다. 사랑받고 싶어 하는 마음과 주목 받고 싶은 마음에서 나오는 욕구를 십분 활용하여 상업화하고, 이를 통해 부를 축적하는 것이 세상 인심이다. 그러므로 스스로 배우지 않으면 자신의 몸을 실험도구로 제공하는 줄도 모르는 채 수많은 부작용으로 인해 인생을 망치게 된다. 이제 여러분은 건강과 다이어트가 별개가 아니며, 아름답고 지혜로운 다이어트는 어떻게 해야 하는 것인지 스스로 공부하고 깨우치는 안내를 받게 될 것이다. 그리고 그것은 지금까지 여러분이 알고 있던 그 길과는 많이 다를 것이다. 새로운 길에 대한 저항도 생길 것이다. 그러나 이 길만이 태어날 때부터 알고 있던 바로 그 길이었음을 알아야 한다.

2. 비만에 대한 오해 3가지

먼저 비만의 실체가 무엇인지를 살펴보자.

비만이란 '지방이 많아서'인가? 아니면 정상적인 '건강한 세포들이 많아져서'인가? 이것은 대단히 중요한 질문이다. 지방이 많아서 비만하다면 지방을 빼면 된다. 정상 세포 수가 많아서 그렇다면 잘라내든, 도려내든 세포 수를 줄이면 된다. 그렇지 않기 때문에 비만은 해결 불가능한 질병으로 인식되는 것이다.

비만은 세포의 사멸과 관련이 있다

건강해서 탄력과 윤기가 있으며, 기운이 있어 순환이 잘되는 건강한 세포들이 많으면 결코 비만이 생길 수 없다. 건강한 세포는 우리의 체온을 따뜻하게 유지시켜주며, 스스로 일정 시간이 지나면 소멸하기 때문이다. 주지하다시피 정상 세포에는 '아폽토시스'라는 자살 프로그램이 있는 것으로 알려져 있다. 반면 암세포에는 이것이 없다. 암세포는 '죽은 세포'들의 덩어리이기 때문이다. 비만도 이와 다르지 않다. 다만 아직은 덩어리 형태가 아니어서 지방이 '죽은 세포'들을 감싸고 있다는 차이만 있을 뿐이다. 비만은 세포들이 생명을 유지할 수 있는 온도(필자는 이를 '생명온도'라고 부른다.)를 잃어가면서 차가워지고, 순환이 안 되어 붓고, 굳고 죽어가는 건강하지 못한 세포들이 많아져서 생긴 것이다. 즉,

비만인들은 몸이 차가워지면서 세포들이 순환이 안 되어 붓고 굳어가기를 반복하면서 정상적일 때보다 점점 몸이 커지고 체중이 늘어난 것이다. 그래서 오늘날 청소년들이 뱃속을 차갑게 하여 몸이 붓고 굳어가서 '체격'은 커졌지만, 반면 뱃속은 차가워지면서 기운이 없어서 '체력'이 약한 현실에 처해 있는 것이다.

첫 번째 오해 : 지방이 비만을 만드는 것이 아니다

다시 질문을 해보자! '육식을 많이 섭취해서 비만이 된 것인가?'라는 질문을 한다면 필자는 웃을 수밖에 없다. 사람들은 비만의 원인을 '지방'이라고 하면서 저지방 식품을 권장하고, 채식을 하라고 강권한다. 또, 지방을 연소시키기 위해서 운동을 하라고 한다. 과연 그러면 비만이 해결되나? 현실적으로는 비만인들이 줄어들기는 커녕 오히려 전 세계에서 비만과의 전쟁이 치열하게 전개되고 있다. 따라서 이것만으로도 그 이론의 오류가 명백하게 드러나는 것이다. 다만, 보다 분명한 원인을 규명하지 못하므로 '지방'이라는 원흉이라도 만들어야 세인들의 따가운 질책을 피할 수 있기 때문에 더 많은 분석과 대안을 만들어 내고 있지는 않은가 되묻고 싶다.

지방이 무슨 죄가 있나? 지방은 따뜻하면 분해가 되고 차가워지면 굳어가도록 조물주께서 대자연의 법칙으로 만들어 놓은 것이다. 육식이 비만의 원인이 아니라, 육식을 한 결과 체내에 들어가는 지방을 '제대로 분해하지 못하는 차가운 몸'이 문제라는 것을 알아야 한다. 오늘날 우리들의 생활공간을 모두 장악하고 있는 차가운 생활문화로 인해 지방이 분해되지 못하는 것이 문제의 핵심임을 필자는 분명히 밝히고자 한다. 건강하지 못한 사람이 기름기를 먹으면 지방이 뱃속에 들어가서 차가운 곳으로 모여 식고 굳을 수밖에 없지 않은가? 뱃속이 따뜻하면 지방은 분해가 잘되어 필요한 것은 흡수하고 불필요한 것은 배출하면 되는데, 뱃속을 차갑게 하는 생활을 하여 지방이 굳어버린 것이지 지방 자체가 비만과 무슨 관계가 있어서 이처럼 억울한 누명을 씌우는 것인가? 도대체 지방이 무슨 죄가 있나?

강연을 다니다 보면 오늘날의 이론은 '지방'을 비만의 범인으로 만들었지만, 이는 사실과 다르다는 것을 쉽게 입증할 수 있다. 여자들은 기름진 음식을 먹고 난 다음 설거지를 하는데, '뜨거운 물에 설거지를 하면 세제도 필요없이 깨끗히 닦이고, 차가운 물에 설거지를 하면 세제를 써도 잘 안 닦인다'면서 필자의 강연에 동조를 한다. 많은 사람들이 잘 알고 있는 상식인데, 학자들은 지방을 비만의 범인으로 누명을 씌웠다! 상식을 떠남으로써 몰상식이 되었는데 안타까운 일이다. 전 세계 인류들이 편견에서 벗어나길 바란다. 그동안 억울한 누명을 쓴 '지방'에게 어떻게 보상을 해야 할지는 모르겠지만 필자라도 명예를 회복시켜주기 위해서 다음과 같이 지방에 대한 명예 회복 선언을 하고 싶다.

—지방은 모든 생명이 살아가는데 필요한, 조물주께서 만들어 놓으신 필수영양분이다. 비만이 범인이 아니다! 무죄를 선언한다!-

뱃속을 따뜻하게 하는 생활을 해보라! 지방이 서서히 녹아가며 체중이 빠져버리는 것을 스스로 느낄 수 있으니, 지방흡입술로 지방을 빼다가 죽었다는 신문 기사를 접한다는 것은 너무나 안타까운 일이다!

두 번째 오해 : 채식으로 다이어트가 되지는 않는다

다시 한번 질문을 해보자! '채식을 하면 비만이 없어지나?'라는 질문을 하면 필자는 또 웃을 수밖에 없다. 나는 오히려 '채식촌에 가보면 비만이 없나?'라고 거꾸로 질문을 하고 싶다. 비만이란 세포들이 차가워지면서 붓고, 그 결과 배출능력이 없어져서 생긴 것이지, 채식을 한다고 비만이 없어지는 것은 아니다. 육식을 하면 소화 시키기 위해서 많은 기운을 소모시킨다. 생명온도가 강한 사람은 기운이 강하여 소화능력이 좋아서 육식을 해도 비만이 되질 않지만 피로와 스트레스가 쌓이면서 장부에 생명온도를 잃은 사람들은 소화능력이 약하여 육식을 하면 뱃속이 차가워지면서 붓게된다. 누적이 되면 비만이 심해지는데 이때 채식을 하면 육식보다 소화 에너지를 덜쓰기 때문에 붓는 것이 약해진다. 그래서 채식을 하는 것인데 근본원인이 차가워져서 비만이 된 것인데 채식을 해도 생명온도를 살려주질 못하니 채식주의자들 아랫배는 모두 부어서 '볼록' 나와 있다는 사실을 알아야 한다

세 번째 오해 : 운동이 다이어트의 지름길은 아니다

다시 한번 질문을 해보자! '운동을 하면 지방이 연소가 되어 비만이 해소 되나?'라는 질문에는 또 웃을 수밖에 없다. '그럼 운동 선수들은 모두가 비만이 없나?'라는 역질문을 해보고 싶다. 천만의 말씀이다. 운

동을 하면서 팔다리를 움직이면 순환이 되면서 열이 생기어 땀도 나고 비만 해소에 도움이 되는 것 같지만, 이는 '단방 요법'에 불과하다. 다시 말해 운동은 비만의 근본 해결책이 아니라는 뜻이다. 운동을 하면서 몸을 움직이면, 팔다리에는 근육이 생기면서 탄력과 윤기가 있지만 이 기운은 모두가 뱃속에서 나온 것이다. 그래서 운동을 할수록 뱃속은 열을 팔과 다리로 빼앗겨 뱃속은 차가워지게 되고, 뱃속이 차가워지면서 다시 붓고 지방이 굳어서 복부비만이 될 수밖에 없다는 것을 알아야 한다. 운동한 경력이 오래 될수록 뱃속이 차가워지면서 붓고 굳어서 비만뿐만 아니라 각종 질병이 심해진다는 것을 알아야 한다.

비만의 주범은 차가운 생활 문화에 있다

앞에서 살펴본 바와 같이 일반적으로 우리가 알고 있는 비만의 원인은 사실과 다르다. 오히려 일반적인 상식이 역설적으로 비만의 원인이 되기도 한다. 이처럼 비만의 원인을 모르다 보니 웃지 못할 코미디가 연출되는 경우도 자주 일어난다. 지난 2007년 7월 14일자 《중앙일보》 신문기사를 보면, 비만을 초래할 수 있는 식품에 '비만세fat tax'를 물리자는 주장이 영국에서 나왔다고 한다. 옥스퍼드대학 공중보건 연구팀은 〈유행병과 공중보건 저널〉에 발표한 논문에서 '지방, 설탕, 소금 함량이 높은 음식에 17.5%의 부가가치세 비만세를 매기자'라고 제안했다고 BBC방송이 12일 보도했다는 것이다. 만약 비만세를 적용할 경우 소비가 줄어 뇌졸중, 심장마비 등 심혈관 질병으로 인한 사망률을 1.7% 낮출 수 있다는 것이다. 나아가 사망률이 1.7% 낮아질 경우 매년 3,200명의 생명을 구할 수 있다는 보도였다.

이처럼 비만뿐만 아니라 뇌졸중, 심장마비 모든 질병들이 생명온도를 잃고 차가워져서 생긴다는 사실을 모르고, 영국의 석학들을 비롯해 전 세계가 수많은 자금, 시설, 인원을 동원하여 엉뚱한 쪽으로 파고드는 것이 작금의 현실이다. 그러니 비만인구가 줄어들기는커녕 갈수록 감당할 수 없는 수준에 이르고 있는 것이다. 따라서 이제는 '기존의 이론들'을 다 버릴 수밖에 없다. 다시 말해 비만의 근본원인 즉, 비만의 주범은 건강한 세포들을 붓고 굳게 만든 '차가운 생활 문화'라고 얘기하는 것이 옳은 것이다.

2장

아름다운 몸은 생명온도에서 나온다

쓰러졌으면 거기에서 일어나야 한다. 만약 당신의 몸과 마음에 병이 들었다면 반드시 병이 든 곳에서부터 고쳐야 한다. 당신은 무엇 때문에 병이 들었는가? 왜 비만해졌는가? 부모님이 주신 귀한 선천지기를 어디에 써버렸는가? 바로 거기에 다이어트의 지름길이 있다. 쓰러졌으면 쓰러진 그 자리에서 다시 일어나라.

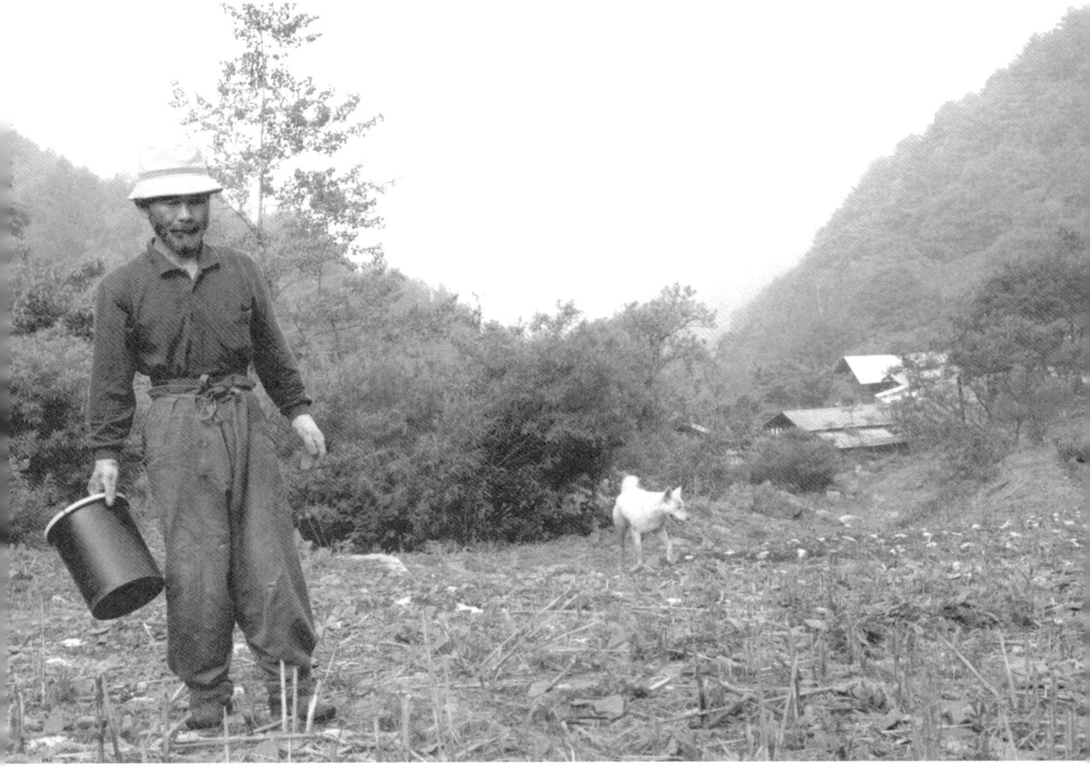

1. 생명온도는 삶의 근본

생명온도란 필자가 세상에서 처음으로 세상에 놓은 단어다. 생명온도의 뜻을 다음과 같이 정의를 내릴수가 있다.

생명온도란 생명체가 생명활동을 건강하게 유지할 수 있는 온도를 말하는데, 생명활동을 할수 있는 기운이 뱃속의 오장장부에서 나오기 때문에 뱃속장부들의 건강온도를 생명온도라고 한다.

여기서 말하는 생명활동이란

몸을 움직이는 활동, 생각을 하는 의식 활동, 훌륭한 자손을 생산할 수 있는 성 활동을 말한다.

뱃속의 장부들이 생명온도가 있어 따뜻해야 순환이 되어 제 기능이 순조로워 소화 흡수 배설기능이 잘 이루어지고 뱃속에서 순조롭게 기운(에너지)을 보내주어야 몸 의식 성 능력이 건강하게 유지할 수 있는 것이다.

뱃속에 생명온도를 잃어 차가워지면 수축이 되면서 순환이 안 되어 제 기능이 약해져서 소화 흡수 배설기능이 약해지고 기운(에너지)을 보내주질 못하니 몸은 순환이 안 되어 모든 질병 노화 생기게 되어, 의식은 떨어지게 되어 지혜가 없어지고, 성 능력도 약하게 되면서 결국에는 생명을 잃고 싸늘한 죽음에 이르게 되는 것이 대자연의 이치인 것이다.

그래서 뱃속이 따뜻하여 생명온도가 있으면 뱃속의 장부가 순환이 잘

되어 제기능이 좋아 질병과 노화가 없이 죽는 날까지 건강하고, 의식이 맑은 생활이 되어 지혜가 있고 건강한 자손을 얻어 화목한 가정, 건강한 사회, 강한 국가가 될 수 있는 근본이 되기에 뱃속의 온도를 '생명온도'라고 명칭을 붙이게 되었고 이를 진정한 '건강온도'라고 보는 것이다.

—생명온도는 체온과 다르다.

오늘날 건강한 사람의 체온을 36.5도라고 하는 것은 몸(겉)의 온도를 측정한 것을 의미하는 것이지, 건강한 삶을 유지해줄 수 있는 뱃속 장부들의 온도, 즉 생명온도를 말하는 것은 아니라는 것을 인식 하길바란다.

생명온도는 생명체마다 서로 다르다

생명온도란 대자연 속에서 존재하는 모든 생명체가 고유의 생명활동을 영위하는 데 필요한 최적의 온도를 말한다. 만약 이상기온이 발생하거나 생명을 손상시킬 특별한 변화가 예상될 경우 각 생명체는 그들만의 특이한 방식으로 이를 회피하거나 적응하게 되는 것이다. 우리가 주변에서 이 같은 원리를 가장 쉽게 알 수 있는 것이 뱀이나 개구리의 '동면'이라 할 수 있다. 뱀과 개구리는 자신이 활동하기에 부적합한 온도에서는 동면을 통해 생명온도를 유지하는 지혜를 스스로 알고 있는 것이다. 씨가 땅에 떨어져서 겨울에 싹이 트는 경우는 드물다. 대부분 생명온도가 맞추어지는 봄이라야 생명이 움트기 시작하는 것이다. 해수면 온도가 1℃ 상승할 때 마다 물고기는 대규모 이동을 시작하게 된다. 대류공기의 경우에도 따뜻한 공기는 위로 상승하고, 차가운 공기는 밑으로 내려가게 되면서 적절한 생명온도를 유지시키는 작용을 하게 된다. 모든 존재하는 것은 이처럼 생명온도를 가지고 있다.

생명온도에서 기운이 나온다

과학자들은 뇌에서 명령을 내리면 몸이 움직인다고 한다. 자율신경계는 뇌의 명령을 기다리지 않고 즉각적인 반응을 하므로 반드시 그렇다고 단정할 수는 없지만, 대체로 걷는다든가 듣는다든가 하는 행위는 자율신경계보다는 뇌의 명령에 의존하는 것으로 일반적으로 알고 있다. 하지만 깊이 생각해보면 자율신경계가 아니더라도 반드시 우리 몸이 뇌의 명령을 듣는 것은 아니다. 내 몸을 내 뜻대로 움직이지 못하는 사람이 얼마나 많은가? 이는 뇌의 명령으로 사람의 몸이 움직이는 것은 아니라는 주장을 반증하는 것이라 할 수 있다.

그렇다면 우리의 몸을 움직이는 것은 무엇인가? 그 본바탕은 기운이다. 기운이 있은 다음에야 뇌에서 우리 몸을 통제할 수 있다는 뜻이다. 기운이 없으면 아무리 움직이고자 하는 마음이 있어도 몸은 움직이지 않는다.

한 가지 더 질문을 해보자. 생명의 바탕이 되는 기운은 어디에서 나오는 것인가? 뿌리에서 나온다. 누구도 식물의 잎사귀를 보고 그 나무가 수명이 다했다고 말하지는 않을 것이다. 나무는 뿌리가 깊고 튼튼하면 기운이 있기 때문에 오래 산다. 마찬가지로 사람의 뿌리는 뱃속에 있다. 우리가 어머니 뱃속에 있을 때에는 탯줄을 통해 그 기운을 받아서 움직인다. 그러나 세상으로 나올 때 탯줄을 자르는 순간, 기운이 들어오는 자리는 막히게 되고 뱃속은 서서히 차가워지게 된다. 이는 오랜 시간에 걸쳐 서서히 진행되며, 탯줄을 통해 받은 기운과 내 몸 속에 자리 잡고 있던 따뜻한 기운이 완전히 소진되는 날 우리는 죽음을 맞이하게 된다. 이처럼 모든 생명은 고유의 생명온도를 가지고 있으며, 생명온도를 유지하는 기운은 뿌리에 있다. 따라서 건강하게 오래 사는 지름길은 뱃속을 따뜻하게 하는 것이다.

비만은 '죽은 세포'의 덩어리다

우리 몸의 세포는 너무 뜨거워도 죽게 되고, 너무 차가워도 죽게 된다. 세포가 죽으면서 나타나는 현상이 통증인데, 머리는 뜨거워지면서 통증이 생기게 되고 몸은 차가워지면서 통증이 생기게 된다. 또한, 세포가 죽으면 수축이 일어나게 되고 세포가 살아 있으면 팽창을 하게 되는데, 이 같은 세포의 수축과 팽창이 반복적으로 지속되면 경련이 생기다가 어느 순간 지속적인 수축현상을 초래하게 되는데 이를 마비라고 한다. 이처럼 세포가 지속적으로 수축을 일으키게 되면 우리 몸의 특정 부위는 단단해지게 된다. 이것을 '경화' '경직' ' 경색'이라고 하며, 바로 '죽은 세포'의 덩어리라고 일컫는다. 살아있는 세포는 팽창하고 죽은 세포는 수축하는 이 같은 원리를 이용하여 살아있는 세포를 강하게 만들어서 죽은 세포를 떨어져 나가게 하는 것이 기림산방의 생명온도 건강 수행법이라 할 수 있다.

비만은 우리 몸의 세포가 수축과 경화의 과정을 거치면서 붓고 굳어서 나타나는 현상이다. 비만을 정상세포가 많아져서 그렇다거나 영양과잉에 따른 것이라고 주장하는 것은 비만의 본질적인 속성을 간과한 것이며, 우리 몸과 세포의 기능을 지나치게 경시한 결과라고 할 수 있다.

이제 우리는 살아있는 정상세포에서는 비만이 발생할 수 없다는 것을 알게 되었다. 즉 비만은 정상적인 세포수가 증가한 결과가 아니라, 세포들이 차가워지면서 죽어가는 과정에서 나타나는 자연현상이다. 이를 해소하지 않으면 다음 단계로 차가워진 세포들의 기능이 떨어지게 되고 썩어가면서 각종 염증과 암을 맞이해야 한다.

오늘날 어떤 의학에서도 생명온도에 대해 관심을 가지지 않는다. 그 결과 세포들이 차가워지는 과정에서 나타나는 증상만을 대증요법으로 해결하려 하고 있다. 질병의 근본 원인인 차가운 생활문화를 방치하면 더 큰 질병과 고통, 그리고 죽음으로 이어지게 된다는 대자연의 법칙을 외면하고 있으니 실로 안타까움을 금할 수 없다. 이는 마치 가려운 곳은 오른쪽인데 엉뚱한 왼쪽을 긁는 격이며, 헛발질을 하고 있는 셈이다.

요즘 많이 발생하는 의료사고 분쟁을 보자. 환자가 병원을 들어갈 때에는 아직 생명온도가 남아 있어서 자기 발로 걸어 들어가지만, 나올 때는 생명온도를 모두 잃어서 싸늘하게 식은 몸으로 나오게 되니 누가 가만히 있겠는가? 필자는 이 같은 현실을 탈피하고 생명온도의 중요성을 알리기 위해 이 글을 쓰게 되었다.

2. 생명온도를 잃으면 나타나는 증상들

몸이 비만이 되면 여러 가지 질병들이 함께 나타나게 된다. 다른 곳에는 질병이 전혀 없으면서 비만 현상만 따로 나타날 수 없는 것이다. 이를 흔히 말하는 '비만 합병증'이라고들 하는데, 이는 엄격히 따져보면 비만 합병증이 아니라 '생명온도를 잃으면서 함께 나타나는 증상들'이라는 표현이 맞는 말이다. 흔히들 예전에는 비만과 함께 나타나는 질병들을 '성인병'이라 일컬었으나, 최근에는 어린이와 청소년들에게도 광범위하게 나타나고 있어서 지금은 '생활 습관병'이라고 부르기도 한다. 이 질병의 대표적인 증상으로는 '고혈압' , '당뇨', '비만'이 있으나, 공통적으로 모두가 뱃속 오장육부가 차가워지면서 저체온이 되어 나타나는 현상이다.

예를 들어 독감과 장티푸스 등이 생기면 고열이 나기 시작하는데, 이 때 발생하는 고열은 오장육부의 열이 밖으로 빠져 나가는 현상이다. 심할 경우 40℃가 넘어 정신을 차릴 수 없는 경우도 있다. 이처럼 고열이 발생하면 뱃속이 차가워지게 되어 설사를 일으키게 된다. 만약 누군가 독약을 마시게 되면, 갑자기 온몸을 사시나무 떨듯이 떨면서 고열에 시달리다가 죽게 된다. 이 때 온몸을 떠는 증상은 기운이 나가기 때문이며, 고열이 발생하는 것은 뱃속의 열이 나가기 때문이다. 뱃속의 열이 나가면서 차가워지게 되고 그 결과 죽음을 맞이하게 되는 것이다. 생명온도를 잃은 죽은 세포들이 많으면 항상 뱃속은 차갑다. 이처럼 성인병 뿐만이 아니라 우리 몸에 질병이 발성하면 모든 세포들이 생명온도가 꺼져가고 있음을 온몸으로 나타내 보여주게 된다. 이때 나타나는 증상들을 크게 세 가지로 분류해 보면 첫째, 뱃속의 오장육부의 기능이 약해진다. 둘째, 말단 신경과 세포가 약해진다. 셋째, 머리의 뇌신경과 세포가 굳어가 내면의식에 질병이 생기게 되는 것이다.

뱃속 오장육부가 생명온도를 잃어 기능이 약해진 결과 생기는 현상들

뱃속에 있는 오장육부 생명온도를 잃으면서 기운이 없어서 무기력증이 생기면서 기능이 떨어지게 된다. 기능이 떨어지니 질병이 생기는 것이다. 예를 들어 위장병이라고 하면 다른 장기들은 건강하고 위장만 질병이 있다고 생각하는 것은 어리석은 일이다. 위장이 생명온도를 잃고 차가워져있으면 옆에 붙어있는 장기들도 저체온이 될 수밖에 없다. 모든 장기들이 저체온이 되는데 가장 먼저 생명온도를 잃고 썩어가는 것이 위장이라서 위장병이 된 것이다. 뱃속에 생명온도를 잃어서 부어서 비만이 되는 것인데 더불어 장부의 건강들도 함께 약해지면서 질병이 나타나는 것이다

그로 인한 병증들을 알아보자.

당뇨병

췌장은 인슐린을 생산하는 장기臟器이다. 피로 스트레스로 장부가 생명온도를 잃고 차가워지면서 기능이 떨어져서 나타난현상인 것이다.

그런데 췌장에서 인슐린을 생산하는 능력을 상실했을 경우에는 어떻게 할까? 일반적으로 외부에서 억지로 인슐린 주사를 통해 체내에 투여하게 된다. 그러나 조금이라도 인슐린을 생산할 수 있는 기능이 남아 있을 경우에는 인슐린 주사를 사용하는 데 주의할 필요가 있다. 우리 몸은 고도의 항상성을 유지하기 위해 췌장의 기능이 살아 있는 한 소량이나마 인슐린을 생산하기 위해 노력한다. 그런데 외부에서 인슐린 주사약을 주입하게 되면, 췌장은 일을 할 필요도 없고 만들 필요도 없게 된다. 굳이 췌장에서 인슐린을 만들지 않더라도 인체 항상성이 유지되기 때문이다. 그 결과 췌장의 기능은 퇴화되며, 당뇨환자는 평생 인슐린 주사에 기댈 수밖에 없게 된다. 따라서 '당뇨환자 = 인슐린 주사'라는 등식으로 스스로 몸을 망치는 선택을 해서는 안 된다. 여기서 한 걸음 더 나아가 조금만 깊이 생각해 보면, 당뇨병은 뱃속이 차가워지면서 췌장이 기운을 잃어서 제 기능을 못하는 것이므로 따뜻하게 해서 순환을 시켜주는 방법을 써야 한다. 그럼에도 불구하고 췌장의 세포들이 기운을 모두 잃어 죽게 될 때까지 당뇨약을 먹으면서 결국 췌장암으로 발전하게 만든다. 이처럼 뱃속을 따뜻하게 해주면 췌장의 세포들이 살아나 제 기능을 발휘해 약이 필요 없게 되는데, 오늘날의 의학은 당뇨를 평생 조절해야 되는 질병으로 사람들 머릿속에 학습을 시켜 놓았다. 뱃속이 차가워지면서 기운이 떨어지니 말단인 발끝까지 기운이 안 가니 발이 차가워지면서 붓고 굳어가면서 썩게 되고 다리를 절단하고, 말단인 눈까지 기운이 못가니 시력이 약해지면서 실명을 하게 되는 것이다. 그런데 이를 당뇨합병증이라면서 뱃속을 생명온도를 살려주면 비만이 없어지고 췌장이 살아나고 말단인 발과 눈까지 기운이 가기 때문에 건강을 회복하는데, 따뜻하게는 안하고 당뇨관리를 평생을 하게 만들었다. 몇해전에 후배가 당뇨합병증으로 발을 절단했다는 소리를 듣고 너무나 안타까운 현실에 가슴이 아팠다.

심장병

심장의 세포들이 차가워지면서 기운이 없고, 순환이 안 되고, 아프고, 굳어가니 심장세포들이나 혈관세포, 혈장이나 혈구 등도 기운이 없어 굳고 썩어가는 것이 심장 관련 질환이다. 이런 경우 혈전이 생기고, 어혈이 되고, 콜레스테롤도 생기고, 그러다가 죽은 피가 되면 동맥경화, 백혈병, 혈우병, 심장마비, 심근경색 등이 되는 것이다. 그러나 처음에는 원인을 모르고 사혈침으로 사혈을 하거나 각종 약으로 해결하려고 한다. 물론 이 같은 처방이 전혀 효과가 없는 것은 아니다. 그러나 얼마 안가서 다시금 재발하게 되는데, 이 모든 것이 근본원리가 아닌 응급처방 치료에 지나지 않기 때문이다. 물론 그러다가 안 되면 안타깝게도 혈액을 바꿔치기 할 생각을 한다. 모두가 단방 요법이다. 혈액은 따뜻하면 순환이 잘되고, 차가워지면서 저체온증이 되면 순환이 안 되는데, 그러한 원리 때문에 당연히 나타나는 증상들이다.

혈압병

뱃속의 세포들이 차가워지면 머리로 열이 올라가게 된다. 머리의 뇌신경과 세포들은 몸통과 반대로 열을 받으면 붓고 굳고 썩어간다. 심한 충격, 스트레스로 인해 머리로 한꺼번에 열이 올라가면서 뇌졸중, 뇌경색, 뇌출혈이 생기거나 졸도, 의식불명이 일어나게 되는 것이다. 이 같은 증상이 나타날 경우 빨리 뱃속을, 몸을 따뜻하게 해주어야 머리가 차가워지면서 기운이 생긴다. 그러면 살아있는 세포들이 힘을 얻어 순환되면서 뇌신경과 세포가 살아나는데, 안타깝게도 뇌수술을 하거나 한번 손상되어 굳어버린 신경과 세포는 회복이 안 된다는 주장을 하면서 치료를 포기하거나 새로운 시도를 주저하는 경우를 많이 보게 된다. 아는 것만큼 보이고, 보이는 것만큼 느끼게 된다.

식자識者들이여! 여러분이 아는 수준만이 전부는 아니므로 늘 새로운 의문을 가지고 도전하며 시도하는 노력을 하길 바란다. 하물며 자신의 몸이 아닌 남의 생명을 다루는 사람들이라면 자신의 눈높이에만 안주하려는 자세를 가져서는 안 된다. 그것이 죄악이다. 혼자의 고집으로 숱한 생명을 유기하는 엄청난 죄악임을 알아야 한다. 다시 한번 말하지만 열이 천천히 올라 항상 머리에 열이 차 있으면, 머리는 순환이 안 되어 붓고 아프고 굳어가면서 뇌막염, 뇌종양이 된다. 뱃속을 따뜻하게 하면 머리가 차가워지면서 순환이 되어 자연스럽게 없어지는 병인데, 약과 수술에만 의지하고 뱃속을 따뜻하게 해주지는 않는다.

고혈압이라는 것도 뱃속이 차가워질수록 머리로 열이 올라가면서 압력이 세지면서 '안압眼壓'이 높아지고, '고혈압'이 되는 것이다. 이 때 뱃속을 따뜻하게 하여 기운을 키우고 머리를 차갑게 하면 압력이 뚝 떨어지는데, 따뜻한 생활은 안 하고 혈압을 떨어뜨려 준다는 약이나 혈전 용해제에만 의지하면서 차갑게 하는 생활을 고집하고 있으니 안타깝게도 죽는 날까지 약을 달고 살게 만든다.

간질환

앞에서도 언급한 바와 같이 피로와 스트레스 등의 차가운 생활문화는 머리로 열이 올라가게 하고, 그 결과 뱃속을 차갑게 만든다. 뱃속이 차가워지면 저절로 간세포들도 차가워지면서 붓고 굳고 썩어갈 수밖에 없다. 다른 세포들은 생명온도를 잃어가면서 죽겠다고 비명(통증)을 지르는데, 간세포들은 죽어가도 아프다는 비명을 지르지 않는다. 간통증, 간경련이라는 병명이 없는 이유이기도 하다. 그러나 간세포들도 생명온도를 잃으면 붓고 부종과 지방간, 굳어가고 간경화, 썩어간다. 생명온도를 잃으면서 썩어가는 세포나 죽은 세포에는 저절로 세균 바이러스가 달라붙으면서 분해分解를 통해 소멸시키는 작용을 하게 되는데, 따라서 간염과 간암이 생길 수밖에 없다. 그런데 현대 과학자들은 과학이라는 미명 하에서 바이러스라는 것을 찾아내어 약으로만 죽이려고 하는데, 이름도 성姓도 모르는 수많은 존재들이 인체 내 세포 수보다 더 많이 있다. 이렇게 수많은 바이러스들을 찾아낼 때마다 제약회사에서는 늘 새로운 약을 만들려고 한다. 여러분들이 지금 느끼는 것처럼 그것은 불가능한 일이다. 왜냐하면 세균 바이러스도 생명체이기에 그들이 살수 있는 생명온도가 있다는 사실을 알아야한다. 인간이 생명온도가 강한사람은 세균 바이러스의 생명온도보다 고열이기에 침범을 못하고 피로와 스트레스로 생명온도를 잃어버린 저체온이 된 세포들이 세균 바이러스들이 살기위한 조건이 되어 극성을 부리는 것이다. 생명온도를 살려주면 꼼짝을 못하는 존재들인데…….

그 수많은 바이러스들은 생명온도를 잃은 세포들을 먹고 살려고 덤비는 존재들인데 그때마다 조류독감이니 사스니 하면서 이름을 짓는다는 것이 무슨 의미가 있겠는가? 결국 불치병 난치병 희귀병등등의 병명病名만 양산하여 사람들에게 공포감을 불어넣을 뿐이다.

따뜻한, 살아있는, 생명온도가 있는 세포들에게는 세균, 바이러스, 염과 암이 덤벼들 수가 없다는 사실을 알아야 한다. 이처럼 따뜻하게 해주는 것이 근본 해결책인데, 차가운 생활을 하게 하면서 약과 수술로만 해결하려고 하니 끝이 안 보이는 것이다.

말단 신경과 세포가 약해져서 생기는 탈모, 안질, 비염, 이명, 구강염, 무좀, 피부염 등

뱃속이 차가워지면서 기운이 없어지게 되면, 뱃속의 오장육부뿐만 아니라 저절로 말단 신경과 세포들도 순환이 안 되어 기운을 잃어가면서 여러 가지 이상 현상이 생기게 된다. 먼저, 머리카락은 기운이 없어져서 가늘게 되거나 변색變色, 또는 탈모가 되며, 눈은 안압이 높아지면서 시력이 약해지고 그 결과 녹내장이나 백내장 같은 병이 생기게 된다. 눈꺼풀 세포는 기운이 빠져나가 무거워지면서 '껌뻑 껌뻑'하다가 나중에는 기운을 잃어 붓거나, 눈이 작아지게 된다. 눈 주위 세포들도 차가워지면서 순환이 안 되니 피부가 변색이 되면서 '다크 서클, 기미, 주근깨'가 생기다가 너구리 눈처럼 시커멓게 변하게 된다.

한편 콧속은 기운이 떨어지면서 바깥의 차가운 기운이 콧속으로 파고 들어오게 되는데, 이로 인해 콧속이 부으면서 축농증, 비염, 알레르기, 코골이가 심하게 된다. 또한 차가운 기운이 호흡기를 따라 들어오니 콧물감기, 목감기, 폐부종, 폐암, 천식 등을 만들기도 한다. 엉뚱하게 생명온도를 살리어 몸을 따뜻하게는 안하고 꽃가루, 진드기 타령을 하고 있는 현실이다. 귀는 기운이 약해지면서 신경과 세포가 굳어가니 청력이 약해지고 이명현상으로 웅~웅 거리는 소리가 들리게 된다.

입은 차가워지면서 잇몸이 붓고 시리고 썩어 들어가게 되며, 입술은 붓고 트다가 검은 색으로 변색되고 주름이 생기고, 목소리는 기운이 없어서 기어 들어가고 갈라지다가 결국에는 아름답던 목소리를 잃게 된다. 손은 기운이 미치질 못하니 차가워지면서 붓고 아프고 굳어서 신경통, 류마티스가 오게 되며, 탄력과 윤기가 빠져 혈관과 뼈가 튀어 나오고 틀어지고 변색이 된다. 발은 발가락이 휘고 굳은살이 생겨 썩어가니 무좀도 심해지고 방치하면 통증으로 고생을 하게 된다. 또한 피부는 순환이 안 되어 탄력과 윤기가 없어지고, 변색되어 늘어지면서 주름이 생기게 된다.

약한 피부는 열꽃이 나와 아토피 등의 피부병으로 발전하기도 한다. 이때 강한 피부는 점점 두꺼워지면서 '경피증'이 되고, 약한 피부는 죽어가면서 헐고 통증을 부르니 '대상포진'이 된다. 이 모두가 뱃속이 차가워지면서 기운이 없어진 결과 말단에 나타나는 현상인데, 사람들은 보조재료인 약으로만 해결하려 하고 차가운 생활은 계속하면서 뱃속을 따뜻하게는 해주질 않고 있다.

머리가 뜨거워지면서 생기는 의식이 떨어져 내면의식 질병인 정신병 마음병 영혼병

내면의식의 질병을 마음병, 정신병, 영혼병이라고도 하는데, 모두가 의식의 크기에 따라서 생기는 내면 질병이다. '의식의 크기'의 결정은 정신과 마음이 주관을 한다. '정신'은 생각의 폭을 결정하는 그릇인데, 기억력, 순발력, 판단력, 창조력을 주관한다.

'마음'은 생각의 깊이를 결정하는 그릇인데, 집중력, 지구력, 이해력을 주관한다. 따라서 정신과 마음의 그릇이 커야 전체를 볼 수 있는 '통찰력'이 생기게 된다. 사람이 기운이 있으면, '정신'이 맑아지면서 '기억력'이 좋아서 많은 것을 알 수가 있다. '정신'이 맑으면 한 생각을 일으켜도 살펴볼 수 있는 힘이 있어 올바른 판단력(지혜)이 생기게 되고, 모르는 일이라도 두려움 없이 긍정적으로 헤쳐 나가는 창조력이 있는 사람(하늘이 무너져도 살아날 수 있는 사람)이 된다.

또한 '마음'이 차분해지면 한 생각을 일으키더라도 끝까지 살펴볼 수 있는 '집중력', '지구력'이 생기게 되어 성공과 보람이 따르게 된다. 이런 사람은 생각이 깊어서 이해력이 있으며, 남을 아프게 하지 않고, 이해와 용서, 배려와 격려, 사랑과 평화 그리고 안정과 행복을 갖춘 큰 사람이 된다. 이처럼 맑은 정신과 차분한 마음을 가진 영혼이 '건강한 영혼'이 되는 것이다.

그러나 피로와 스트레스 등 몸을 차갑게 만드는 생활문화는 머리를 뜨겁게 만들고 뱃속을 차갑게 만들어 기운을 잃게 만든다. 이러한 생활이 반복되면, 뇌신경과 세포가 굳어가면서 정신이 맑지 못하고 마음이 급해진다. 사람이 기운이 약해지면, '정신' 이 맑지 못하여 기억력과 판단력이 약해지면서 생각의 폭이 좁아져 '앗~차' 하는 일이 많아진다. 이로 인해 저절로 각종 사고가 생기게 되어 불행해진다. 살아가면서 모르는 일이나 어려운 일에 부딪혔을 때, 정신이 맑은 사람은 이 생각 저 생각을 해도 정리가 되어 올바른 판단을 하게 된다. 그러나 머리가 무거워져 정신이 맑지 못한 사람은 문제해결을 위해 많은 생각을 하게 되면 정신이 없어지면서 '정신분열'이 오게 된다. 저절로 불안, 걱정, 우울, 두려움, 공포, 기피, 공황장애가 되어 '부정적인 사고'의 사람이 된다.

두려움에 사로잡힌 사람은 타인에 대해 공격적으로 변하게 되어 시비를 걸고, 조그만 자극에도 벌써 전투모드로 돌변하여 살인이라도 일으킬 기세를 보이게 된다. 이는 용기 있는 것이 아니며, 오히려 '마음'이 급해지면서 생각의 깊이가 짧아진 결과이다. 저절로 생각을 깊게 못하니 다른 곳으로 가게 된다. 그래서 보는 것마다, 듣는 것마다, 생각나는 것마다 생각이 따라 돌아다니니 '산만함'이 생기게 된다. 또한 생각이 짧아 자기밖에 모르니 인류, 국가, 민족, 가족도 필요 없고, 오직 돈밖에 모르는 사람이 되고 만다. 사람이 이와 같으니 보는 것과 생각하는 것마다 '욕심'이 저절로 생기게 된다. 자연히 사소한 일에 짜증과 화를 잘 내고, 신경질적이 되어 큰소리, 쌍소리 폭력, 살인, 자살이 생기게 되니 이는 누구도 피할 수 없는 대자연의 법칙이다.

생각이 통제가 안 되면 깊이가 없어지게 되고 고집만 부리면서 마비, 중독 증세들이 생기게 된다. 아무리 생각의 영역이 큰 인재라고 해도 머리가 뜨거워지면서 지쳐버리면 모든 것을 살펴볼 수 있는 통찰력이 없어지게 된다. 정신이 없어져서 현실 판단력이 없을 뿐만 아니라 과거의 잠재의식과 습관의 지배를 받게 된다. 그래서 '한 말 또 하고'가 반복되면서 본능(먹고, 자고, 섹스하고)만 남는다. 또 생각을 통제하지 못해서 보는 것마다 생각이 빠져버리는 마비, 중독 증세가 나타나게 되어 '지친 영혼'이 될 수밖에 없다. 지쳐버린 영혼은 모든 것이 귀찮아 지게 되어 돈, 명예, 재산도 다 버리고 내면의 안정(참나)을 찾아 방황하게 된다.

오늘날 몸을 차갑게 만드는 생활문화로 인하여 이 같은 과정을 거치면서 지치고 불쌍해진 영혼들이 많이 있다. 그럴수록 빨리 몸을 따뜻하게 하고 머리를 차갑게 하여 맑은 정신과 마음의 안정을 찾아줄 생각은 하지 못하고, 차가운 생활문화를 계속하면서 약으로만 해결하려 하고 있다. 많은 사람들이 산만함, 욕심, 고집, 중독, 자살 등의 문제를 해결하기 위해서 노력을 하지만, 근본원인이 차가운 생활문화로 인하여 기운을 잃어서 내면의 세계에 질병이 생긴다는 점을 모르고 있다.

이상에서 살펴본 바와 같이 우리가 흔히 알고 있는 대부분의 병증들은 생명온도를 잃음으로써 나타나는 비만의 합병증인 경우가 많다. 고혈압, 당뇨, 비만이 아니더라도 생명온도를 잃어 가면서 온몸 전체가 기운이 없어지고 기능이 떨어지게 되면 종합선물세트처럼 모든 질병이 함께 진행이 된다는 것을 알아야 한다. 간경화라고 진단을 받았다고 해서 간만 나쁘고 다른 장기 세포들은 건강하다는 것은 있을 수 없는 이야기다. 지금 이 순간에도 세포들은 생명온도를 잃어가는, 식어가는 순서대로 대자연의 법칙에 따라 썩어가고 있을 뿐이다. 그리고 몸이 피로와 스트레스로 인하여 생명온도를 잃게 되면 정신과 마음, 생각과 영혼 등 내면의 세계에까지 함께 합병증이 온다. 이는 누구도 거부할 수 없는 대자연의 법칙이라는 사실을 알아야 한다. 그래서 옛 어르신들은 이러한 이치를 이미 알고 계시기에 '정기신일精氣身一'이라 하셨다. 이는 정신(내면세계) 건강과 몸 건강이 모두가 하나이고 기운이 있어야 한다는 뜻이다. 그런데 오늘날은 대자연의 따뜻하고 차가운 두 기운의 이치를 모르고 몸과 마음, 정신과 영혼, 그리고 생각 등에 생기는 문제들을 각각 따로 해결하려고 하니 안타까운 일이다.

3. '죽은 세포'가 비만의 원인

필자가 산 속으로 들어오기 전에는 도시 생활에 지친 정신과 영혼, 몸과 마음을 살려 내려고 부단히 노력을 했었다. 그래서 널리 알려진 이 수행법, 저 수행법을 찾아 헤매었던 시간이 얼마였는가 싶다. 하지만 필자가 접한 어떤 수행법도 지친 정신과 영혼에 위안이 되지 못했을 뿐 아니라 엉망으로 무너져가는 몸과 마음을 바로 세우는 데 결정적인 기여를 하지는 못했었다. 특히 30대 후반에 들어서면서 몸에 갖가지 증상이 나타나고 있었다. 때문에 더 이상 지체할 수 없어 그동안 터득한 나름대로의 수행법을 정하고 40세가 되던해, 모든 것을 버리고 산 속으로 들어왔던 것이다.

수행에 정진할 당시, 어떤 날은 밤낮을 가리지 않고 일주일을 호흡만 붙잡고 밀고 나간 적도 있었다. 그렇게 호흡에 집중하다 보면 뱃심이 생기고 그로 인해 기운이 일어난다. 기운이 강하게 일어날 때면 몸은 새털처럼 가벼워지고 머리가 맑아지면서 기분이 좋았다. 하지만 어찌된 일인지 맑은 기운이 하루를 넘기지 못했다.

왜 그럴까? 호흡공부를 통해 내공이 쌓여 기운이 생겼는데, 왜 기운이 다시 없어지면서 몸이 무거워지는 것일까? 도대체 원인을 찾을 수 없었다. 당시에는 내 몸 속에 죽은 세포들이 있을 것이라고는 전혀 상상을 하지 못하고 있었기 때문이다.

죽은 세포들의 존재들을 찾아내다!

—어느날, 50일 단식을 하였다.

단식을 하고 나니 뱃속이 편해지고 기운이 생겨서 머리가 맑아지고 기분이 좋았다. 그런데 저 아랫배 깊숙히 '싸르~르'한 통증이 느껴진다. 그런 후에는 어김없이 그 맑은 기운이 며칠을 가지 못하고 없어진다. 왜 이럴까?

어느 날은 운동을 한다.

산봉우리를 오르락내리락하면서 여러 동작수련으로 땀을 흘리며 일주일을 보냈다. 기운이 생기고 맑은 상태가 되어 느낌이 좋았다. 그런데 좋은 기운이 또 다시 며칠을 가지 못한다. 왜 이럴까?

각종 수련을 통해 비로소 나타나는 '참나'의 맑은 정신과 차분한 마음이 오랫동안 유지되었으면 좋겠는데, 왜 얼마 가지 않아서 사라져 버리는 것일까? 이러한 궁금증이 항상 내 머릿속에서 떠나질 않았다.

— 수련일지 중에서 —

오랜 시간 수행 생활을 거친 뒤에야 몸 세포가 차가워지면서 나타나는 대자연의 6대 법칙을 찾아내게 되었고, 비로소 생명온도을 잃으면서 내 몸 속에 쌓여있는 죽은 세포들의 존재와 그 실체를 파악하게 되었던 것이다. 그 결과 기존 이론과 전혀 다른 생명온도에 대한 개념을 처음으로 체계화시켜 발표하게 된 것이다.

죽은 세포들도 원래는 살아있는 세포들이었다. 온몸의 살아있는 세포들이 생명온도를 잃은 결과 죽게 된 것인데, 우리 몸의 피부 표피층에 나타나는 '때'라는 것도 이들이 모인 결과물이라 할 수 있다. 예를 들어 발뒤꿈치의 '굳어있는 살' 즉, '굳은살'이라 불리는 각질이 바로 '죽은 세포' 의 전형적인 모습이라고 할 수 있다.

필자는 오랜 수행을 통해 사람의 기운이 어머니로부터 기운을 받았던 탯줄이 있던 자리 즉 뱃속으로부터 나온다는 것과 뱃속 오장육부에 기운이 없어지면서 말단 신경과 세포들에게까지 기운을 전달하지 못해 말단세포가 사멸하는 것임을 알았다. 이렇게 죽어가는 말단세포가 발가락에 나타나기도 하고, 손가락이나 뇌혈관에 나타나기도 한다. 때로는 무좀이라는 형태로 드러나기도 하고, 때로는 각질, 비듬이라는 형태로 자신이 죽어가고 있음을 드러내 보이는 것이다.

다시 정리해 보면, 피곤할수록 뱃속의 열이 머리로 올라가므로 뱃속이 차가워지고 기운이 없어지는 반면, 머리는 뜨거워지면서 말단 신경과 세포가 죽게 되어 '때'가 된 것이라는 원리를 어렵지 않게 이해할 수 있을 것이다. 즉, 피로와 스트레스가 쌓일수록 뱃속의 오장육부 세포들은 생명온도를 잃게 되어 붓고, 아프고, 굳어가서 죽은 세포들이 많아질 수밖에 없지 않겠는가? 그래서 큰 스트레스가 있을 때에는 말단 피부세포에서 때가 많이 나오게 되고, 스트레스가 많은 사람은 저절로 때가 많게 되는 것이다. 필자의 과거 생활을 회상해 보건데, 평소 직장생활에 지치고 피로와 스트레스를 풀기 위해 과음을 자주 하다보면 몸이 차가워지면서 울화가 치밀고 두통이 생기는 등 전형적인 '죽은 세포' 의 호소를 떠올릴 수 있다.

죽은 세포들은 병마病魔의 집

결론부터 말하자면, 필자가 수행과정에서 느낀 '죽은 세포'의 존재가 바로 '병病과 마魔의 집'이다. 따라서 '죽은 세포'는 '병病'을 만들기도 하지만, '죽은 세포'가 빠져 나올 때에는 '마魔'가 극성을 부리게 된다. 결코 간단하게 빠져 나오지 않는다. 이를 '호전반응'이니 '명현반응'이니 표현하지만, 실제로 건강이 위중한 사람일수록 상상을 초월할 만큼의 극심한 고통을 겪게 된다. 현실적으로 아무리 뛰어난 의사라 하더라도 환자의 몸 속에 존재하는 '죽은 세포'를 끄집어 내주지는 못한다.

역설적으로 어떤 의사도 여러분의 질병을 완치시켜줄 수 없다는 의미이기도 하다. 이것을 명심해야 한다. 의사가 무능해서 여러분의 질병을 고쳐주지 못하는 것이 아니다. 약이 효과가 없거나 수술이 잘못되어서 몸매가 바로 잡히지 않는 것이 아니다. 그리고 비만으로 인한 여러 가지 합병증, 예를 들어 고혈압이나 당뇨같은 병이 의사의 무능력으로 인해 치료되지 않는 것도 아니다.

당신의 병은 당신 혼자만이 고칠 수 밖에 없다. 그 병의 원인이 어느 누구도 대신해 줄 수 없는 대자연의 법칙에 기인하고 있기 때문이다. 단지 의사는 증상만을 호전시키는 역할을 해줄 수 있을 뿐이다. 증상이 호전되면 본격적으로 '죽은 세포'를 몰아내고 '살아있는 세포'에게 기운을 주는, 이른바 생명온도를 살려내는 일을 시작해야 한다. 그러나 그것은 오로지 당신 혼자만의 힘으로 해내야 한다.

사람이 태어나고 죽는 것을 누가 대신해 줄 수 없듯이 병들고 늙어가는 것도 자연의 법칙이다. 누구도 어떤 존재도 여기서 예외일 수 없다. 생명온도를 잃고 죽은 세포들이 많아지면 살아있는 세포들은 열을 빼앗기게 되므로 온몸의 세포들은 붓고, 아프고, 굳어가면서 결국은 싸늘하게 식어 영혼과 육신이 분리되어 죽을 수밖에 없다.

그렇다면 생명온도를 잃은 '죽은 세포'들은 어떤 존재인가? 왜 생기는 것이며, 우리 몸 안에서 이들은 어떤 역할을 하는가? 살아있던 세포들이 왜 생명온도를 잃어서 '죽은 세포'가 되었을까?

누구나 어머니 뱃속에서 따뜻하게 성장 발육을 하여 원기가 강한 상태로 이 세상에 태어나므로, 어릴 적에는 탄력과 윤기가 그대로 남아있고 아무런 편견과 고정관념등의 잠재의식이 없는 맑은 영혼이었다. 그러나 점차 환경에 적응하는 과정에서 어린 아기때부터 세상의 기준에 맞추어야 하고, 학습해야 하고, 주위의 기대에 부응해야 하는 스트레스를 받게 된다.

자라면서부터 하루 종일 공부하거나 일하다 보면 머리가 뜨거워지고 뱃속이 차가워진다. 뱃속이 차가워지면 저체온이 되면서 기운이 없어진다. 이를 우리는 '피곤한 상태'라고 한다. 피곤하게 한 일은 세포와 근육을 붓고 굳게 만든다. 또, 굳어버린 세포와 근육 속에는 그 생각이 습관이나 잠재의식으로 변하여 굳어 있게 된다. 이때 충분하게 피로를 풀어주면 굳었던 신경과 세포, 그리고 근육들이 따뜻하게 살아나면서 의식이 맑아져 정신도 맑아지고 마음도 차분해지고 잠재의식에서 벗어나게 된다. 그러나 충분하게 피로를 풀지 못한 세포와 근육들은 생명온도를 잃어 굳게 되면서 '죽은 세포'가 생기게 되는 것이다. 뿐만 아니라 그 생각과 습관이 잠재의식의 형태로 '병마病魔의 집'에 남아있게 된다.

이처럼 '피곤한 상태'가 누적되면 피로를 만들게 한 수많은 생각들이 잠재의식으로 변하게 되며, 잠재의식이 많아질수록 '죽은 세포'들도 점점 많아지게 된다. 생명온도가 있는 살아있는 세포들이 자신의 '맑은 영혼의 집'인데, 살아있는 세포들이 적으니 정신과 영혼이 맑지 못하고 마음이 불안정하게 된다. 점차 생명온도를 잃은 차가운 세포들로 인해 몸은 순환이 안 되어 '병마病魔의 집'이 나를 지배하게 되고, 그 속에는 잠재의식, 고정관념, 편견, 습관, 본능으로만 가득 차게 된다. 그래서 몸이 차가워지고 정신이 없을수록 잠재의식, 습관, 본능이 나와서 주인 노릇(거짓 나)을 하는 것이다. 이런 사람들은 자기 생각밖에 없는 고집, 마비, 중독 증세에 휩싸인 채 남들에게 심대한 고통을 안겨 준 뒤에야 나중에 정신(참나)을 차리고 나서 후회를 하게 된다. 다시 설명하겠지만, 생명온도를 잃게 만드는 것은 스트레스, 충격, 피로 등의 '차가운 생활문화' 때문이다. 우연이란 없다. 모든 것은 만들어지는 것이다. 바로 필연이다!

죽은 세포에는 잠재의식이 깃든다

각종 충격과 스트레스로 생긴 아픈 추억, 미움, 원한, 분노 등의 기억을 다 던져 버리라고 충고하기는 쉽다. 고정관념을 버리고 '참나'를 찾으라고 말하지만, 내 몸 속에 쌓인 죽은 세포가 주인 노릇을 하는 한 그 모든 것이 '생각'에서 일어나는 망상에 불과하다는 것을 모른다. 망상이 망상을 낳고, 다시 허상을 쌓아 결국 꿈속을 헤매는 것이 오늘날 우리의 현실이다. 물론 생각으로는 던져 버릴 수도 있겠지만 이는 불가능하다. 이들이 만들어질 때 차가운 세포들을 만들어 잠재의식의 집(병마病魔의 집)을 만들어 놓았기 때문에 살아있는 세포들이 약해지면 잠재의식이 다시 나와서 주인 노릇을 하기 때문이다. 그 결과 한번 생겼던 미움, 원한, 분노 등의 추억과 기억은 내 잠재의식에서 빠져 나갈 수 없는 것이다. 이와 같이 일상생활 속에서 피로와 충격, 스트레스 등으로 만들어진 잠재의식이나 본능, 습관들이 많을수록 내 정신과 영혼은 지쳐가고 약해지게 된다. 그러다가 이 같은 생활이 누적되면 결국에는 내 정신은 온 데 간 데 없고, 잠재의식이 내 몸을 지배하는 '치매의 상태'가 되어 인생을 졸업하게 되는 불쌍한 영혼이 되는 것이다.

반대로 잠재의식이 없을수록 내 정신과 영혼이 맑아지고 마음의 안정을 찾을 수가 있다. 맑은 정신과 영혼, 그리고 차분한 마음(참나)을 찾기 위해서는 잠재의식의 집인 죽은 세포들을 없애고, 생명온도가 있는 살아있는 세포들을 강하게 만들어야 하는 것이다. 그러면 죽은 세포들은 '병마病魔의 집'이기에 모든 질병은 보너스로 저절로 없어지고, 맑은 영혼과 건강한 몸으로 멋지고 귀한 인생으로 다시 태어나게 된다.

4. '죽은 세포' 는 생명온도가 없다

필자의 오장육부에는 생명온도를 잃은 죽은 세포들과 생명온도가 있는 살아있는 세포가 함께 붙어 있다. 이런 상태에서는 죽은 세포가 살아있는 세포들의 온도를 빼앗아 갈 수밖에 없지 않은가? 그래서 필자가 아무리 수행을 통하여 기운이 생기고 정신이 맑아지고 그 결과 마음이 차분해졌다고 하더라도, 죽은 세포들이 온도를 빼앗아 가니 다시 몸이 차가워지면서 기운이 없고 쉬 피로를 느끼게 되며, 머리가 무겁고 기분이 좋지 않게 되는 것이다. 필자 또한 몸 속에 있는 죽은 세포들의 존재를 몰랐기 때문에 그것을 찾아내기가 쉽지 않았다.

내가 죽은 세포를 만나게 된 과정

어느 날 호흡수련을 하는 동안 호흡을 길게 한 적이 있었다. 호흡을 길게 하면 괄약근쪽은 힘이 가는데 배꼽밑에서 치골인 아랫배에는 아예 기운이 전달 안 되고 윗배와 괄약근쪽에만 기운이 전달이 되는 기이한 현상을 느꼈다. 필자로서도 많은 궁금증과 의혹이 일어나는 것을 어찌 할 수 없었다. 돌이켜 보면 생명온도를 잃은 세포들은 기운이 전달되지 않는 것이 당연하고, 살아있는 세포들만 내 뜻대로 기운이 전달되는 것도 자연의 이치이건만 당시에는 그것을 알 길이 없었다. 다시 말해 살아있는 세포들은 신경이 살아 있어서 느낌을 전달해주는데 반해, 생명온도를 잃은 죽은 세포들은 신경이 죽어서 감각 전달을 막는 것이라 할 수 있다. 호흡을 깊게 하면 살아있는 세포와 죽은 세포가 전달해 주는 메시지가 다르다는 것을 알 수 있다. 살아있는 세포신경들은 살아있는 세포들 말단에 차갑다는 느낌을 전달해준다. 이처럼 살아있는 세포들은 호흡을 할 때마다 느낌을 전달해주는 반면, 죽은 세포들은 느낌이 없다. 내 몸과 나 사이의 의사소통이 단절되는 것이다.

피곤하면 죽은 세포들의 존재가 강해져 호흡이 짧아지는 반면, 피로가 없을 때에는 호흡이 더욱 깊어진다. 어느 날, 이 느낌을 전달받고 가만히 그들의 존재를 생각해 보았다. 이들의 존재가 강해질수록 뱃속이 붓고 아픈 반면, 이들의 존재가 약해질수록 뱃속이 편하고 호흡을 해도 기운이 잘 전달되는 것을 알 수 있었다. '이들의 존재가 무엇인가?'하는 의문을 떨칠 수 없었는데, 며칠 후 '맞다! 죽은 세포들이 단전에 쌓여 있었구나!'라는 사실에 비로소 다다르게 되었고, 이를 정리하여 세상에 내놓게 된 것이다.

'참나'를 찾기 위해서 잠시도 호흡을 놓치지 않고 며칠 밤을 지새우며 끝까지 밀어붙여 보지만, 한계점에 부딪히며 가로막는 이 존재들…….

수많은 단식을 하면서 인간의 한계점까지 밀어붙여 보려고 하면 어김없이 가로막고 나섰던 이 존재들…….

수많은 땀을 흘려가면서 수련과 수행을 밀어붙여 보았지만 한계점에서 가로막는 이 알 수 없는 존재들…….

나는 이들의 존재를 알기 위해서 생사의 한계점을 얼마나 들락날락

했던가?

—바로 이 존재들이 지금까지 나의 '수행'을 막았고, 이 존재들이 나의 몸에 '질병'을 만들어 놓은 '범인'이었던 것을 비로소 알게 되었다. 이 존재들에 대한 지식과 이론은 오늘날 지구상 어떠한 수행법에도 나와 있지 않다. 물론 어떠한 의학에서도 존재하지 않는 이질적인 존재이다. 하지만 그 존재는 늘 나와 함께 했던, 내 생명의 파수꾼이었던 살아있는 세포였다. 단지 어리석은 나로 인해 어느 순간 죽은 세포가 되어버렸지만……—.

— 수련일지 중에서 —

"궁하면 통한다."는 말이 있듯이 너무나 오랜 시간 싸워왔던 존재였기에 막혀 있던 생각이 한번에 뚫리면서 '눈물을 흘리면서도 기분이 좋은' 감격의 눈물 맛을 보게 되었던 기억이 있다. 앞으로 많은 식자識者들이 이 존재에 대한 관심을 갖고 더욱 연구하고 발전시켜 많은 사람들을 구하는 일을 해주길 기대한다.

죽은 세포를 없애는 방법

필자의 경험으로는 '참나'를 찾기 위한 선결조건으로 '병마病魔의 집'인 죽은 세포들을 어떻게 해서든 빼내야 한다. 그렇다면 생명온도를 잃고 주위의 살아있는 세포들까지 위협하는 죽은 세포를 어떻게 청소할 것인가? 이 문제는 필자를 더욱 고민하게 만들었다. 당시까지 죽은 세포들의 존재를 찾아내기도 힘들었지만, 생명온도를 잃은 죽은 세포들을 청소하는 방법에 대해서는 선인先人들이 남기신 가르침에서 세세한 방법을 찾기가 힘들었기 때문이다. 이제는 지식에서 벗어나 스스로 몸으로 부딪치면서 깨우치는 방법 밖에 없었다. 누구한테 물어볼 수도 없고, 가르쳐주는 사람도 없다. 한마디로 산 너머 큰 산이다. 험산이다!

아! 참나를 찾기 위해서 홀로 넘어가지 않으면 안 되는 운명의 산이었다. '병마病魔의 집'인 죽은 세포들의 존재들을 찾았을 때에는 잠시 '기쁨의 눈물'을 흘렸었지만, 죽은 세포들을 해결해야만 '참나'를 찾을 수 있는데 이를 해결할 길이 보이지 않았다. 참으로 답답한 심정이었다.

피곤할수록 머리가 무거워지면서 정신이 맑지 못하고 마음이 급하여 생각 길이 보이질 않는 법이고, 정신이 맑아지고 마음이 차분해지면서 생각 길을 살펴보고 느껴보고 바라보면서 올바른 판단력(지혜)이 생기게끔 조물주께서는 길을 열어 놓으셨다.

어느 날 수련을 하면서 땀을 흘리고 나니 머리가 맑아지고 마음이 차분해지면서 생각이 보이기 시작한다. 다시 초심으로 돌아가 '죽은 세포'들을 가만히 떠올려 본다. 생명온도를 잃은 죽은 세포들은 몸 밖으로 드러나기도 하고, 몸 안에 내재內在되어 있기도 한다. 몸 밖으로 드러나 피부에 나타나는 죽은 세포를 '때'라고 하는데, 겉에 있는 죽은 세포 때들은 닦아낼 수 있다. 그러나 뱃속 오장육부에 죽어있는 세포들은 닦아낼 수도 없고 이를 어떻게 떨쳐버리나? 그것이 문제였던 것이다. 고민을 하던 중 **'살아있는 세포들을 움직여서 죽은 세포들이 삭아서 떨어져 나오게 하자'**는 생각을 하게 되었다. 살아있는 세포들은 내 말을 들어주지만, 죽은 세포들은 내 말을 안 듣기 때문에 건드릴 수 없다. 살아있는 세포들을 강하게 만들면 가능하겠다는 생각이 일어나게 되었고, 그 후 '살아있는 세포'를 더욱 활성화시키는 데 용맹정진하여 오늘에 이르고 있다. 이 같은 과정을 거쳐 오늘날 생명온도를 살리어 '참나'를 찾는 '기림산방 7대 건강 수행법'이 만들어지게 된 것이다.

그러나 필자의 주장과 달리 앞서 예시한 것처럼 영국 옥스포드대학의 연구팀이 주장하는 바와 같이 지방, 설탕이 많은 식품에 비만세를 물리자는 별난 주장도 있다. 이는 생각이 짧아서 대자연의 이치를 모르기 때문에 나오는 발상이라 할 수 있다. 오늘날 대부분의 학자들은 한번 굳어버린, 죽어 버린 세포들(뇌, 오장육부, 어깨와 등, 마비되어 가는 다리 등)을 다시 살려내는 것은 있을 수 없는 일이라는 주장을 정설로 알고 있다. 물론 쉬운 일은 아니지만, 길만 알면 어려운 일도 아니라고 생각한다. 죽은 세포들은 살아있는 세포들이 강해지면 삭아서 떨어져 나간다. 살아있는 세포들을 강하게 하는 방법은 두 가지가 있다. 먼저 겉에 있는 신경과 세포들은 일반적인 근력운동을 통해 강하게 만들 수 있다. 그러나 속에 있는 오장육부들의 세포들은 호흡이 깊어져야 살아난다.

살아있는 세포들이 많을수록 호흡은 깊어진다. 호흡이 깊어질수록 깊숙이 숨어있는 차가운, 굳어있는 세포들을 건드리게 된다. 굳어있는 세포들은 생명온도를 잃고 기운이 없어지면서 붓고 아프고 굳었기 때문에 역순으로 증세가 나타나는데, 차가운 기운이 강해지면서 오히려 호흡이 짧아지는 부작용이 나타난다. 이때는 호흡이 깊게 안 들어가므로 무리하게 호흡을 길게 하기보다는 호흡이 들어가는 부분까지만 호흡을 하되, 대신 호흡을 놓치지 말아야 한다. 만약 호흡을 놓친 상태에서 차가운 기운이 강해져 버리면 맥을 못 추게 된다. 다시 하루 정도가 지나면 차가운 기운이 가라앉으면서 호흡이 깊어지게 된다. 이런 과정을 거치면서 호흡이 더욱 깊어지면 '내공'이 생기게 된다. 누구나 내공이 있는 기초 위에서 운동을 해야 외공이 생기는 것이다. 내공이 약한 사람은 운동을 해봐야 근기根氣가 없어 쉬 피로하여 외공이 생기질 않는다. 오히려 뱃속을 차갑게 만들어 예상치 못한 질병을 일으킬 수도 있다.

뱃속 세포들이 생명온도를 잃어 차가워지면 머리는 정신이 없고 마음은 급해지니 참나가 약해져 거짓 나(잠재의식, 습관, 본능 등)가 주인 되어 속아 사는 추한 인생되고

뱃속을 따뜻하게 하면 머리는 차가워지면서 정신이 맑고 마음이 차분해져서 참나를 찾아 아름다운 인생 된다네.

뱃속 세포들이 차가워지면 저체온 되어 기운 잃으니,
붓고 아프고 굳고 썩어 질병에 시달리고
뱃속 세포들이 따뜻해지면 기운 생기니,
붓고 아프고 굳고 썩어가는 질병도 덩달아 사라지리.
뱃속 세포들이 차가워지면 기운 없어 순환이 안 되니,
내 몸 기능 떨어져 노화 생기고

뱃속 세포들이 따뜻해지면 기운 생기어 순환이 잘되니,

평생을 병없이 건강하고 나이보다 점점 예뻐지고 젊어지고.

의식은 점점 밝아져 지혜의 문이 열리어 안정과 평화 그리고 행복이 있구나~

이 모두가 조물주께서 만들어 놓으신 누구도 피할 수 없는 대자연의 법칙이라네.

— 수련일지 중에서 —

넘어졌으면 넘어진 자리에서 일어나야 한다

이처럼 차가워진 세포들이 많을수록 점점 저체온이 되어 싸늘하게 식어가니 죽음에 가까워지고, 따뜻한 세포들이 많을수록 병없이 건강하고 장수할 수밖에 없다. 모든 질병이 생명온도를 잃어 저체온이 되면서 서서히 식어가는 것이 죽기 전에 나타나는 현상이라는 것을 알아야 한다. 생명온도를 잃으면서 죽은 세포들은 다시 질병을 만들게 된다. 이를 해결하는 쉬운 방법으로 대부분 수술이나 약을 동원하는데, 이는 단방요법에 불과하다는 사실을 알아야 한다. 차가운 생활문화로 몸이 점점 붓고 굳고 썩어가서 약이나 수술로 해결하기 어려워지면, 의학자들은 이들을 불치병, 난치병, 희귀병으로 분류해 놓고 치료에 대한 책임으로부터 멀리 떨어져 있게 된다. 그러나 비록 의사는 포기했어도 나는 내 몸을 포기할 수 없다.

내 몸을 내가 죽였음을 안다면 내 몸을 살리는 것도 나 자신으로부터 비롯되어야 함을 자각해야 한다. 넘어졌으면 넘어진 자리에서 일어나야 한다. 내게 병이 왔으면 병이 온 그 원인에서 치료할 방법을 찾아야 한다. 약을 먹지 않아서 병이 생겼는가? 때때로 수술을 해주지 않아서 병이 생겼는가? 실로 가당치 않다. 내 몸을 차갑게 하고 부모로부터 물려받은 기운을 쓸데없이 소모하기만 했기 때문에 질병에 시달리는 것이다. 그렇다면 내 몸을 살리는 방법도 바로 거기에서 시작해야 한다. 무릇 존재하는 모든 것은 차가워지면 질병이 생기는 것이고 따뜻하게 하면 모든 것이 순환이 되면서 질병에서 해방이 되는 것이지, 이 세상에 불치병, 난치병, 희귀병은 없다고 필자는 주장한다!

5. 뱃속을 차갑게 만드는 생활습관

사람은 뱃속이 따뜻해야 기운이 있고, 오장육부가 제 기능을 발휘하면서 소화 배출능력이 좋아지게 되는 것이다. 뱃속이 건강하지 못하다는 것은 오장육부가 생명온도를 잃어가면서 뱃속이 차가워졌다는 것이다. 이 불변不變의 사실을 모르고 오늘날의 도시 문화는 뱃속을 엄청나게 차갑게 만드는 생활들을 하고 있다. 먹을거리도 늘 냉장고에 보관하여 차가운 상태로 먹고 마신다. 젊은 시절에는 아름다운 자태를 뽐내고 싶어 몸을 드러내놓고 다닌다. 특히 일부 여성들은 조금만 날씨가 풀린다 싶으면 배꼽을 드러내놓고 거리를 활보한다. 자신을 봐 달라는 무언의 호소인지는 모르겠으나, 배꼽은 우리 몸의 뿌리다. 식물이 뿌리를 드러내면 죽는다. 남자건 여자건 배꼽을 드러내놓고 다니면 바깥의 찬 기운에 휩쓸려 질병을 유발하게 된다는 점을 심각하게 받아 들여야 한다.

남자들은 땀을 뻘뻘 흘리면서 피트니스 센터에서 근육을 키운다. 겨우내 얼었던 땅이 풀리면 등산객들은 서로 재잘거리며 이 산 저 산을 오른다. 간혹 운동이나 식이요법으로 다이어트에 실패했던 경험이 있는 사람들은 단식에 도전한다. 찬 물을 마시거나 차가운 음료를 마시며 하루 종일 기진맥진해 있다. 이 모두가 우리가 모르는 사이에 우리 몸을 차갑게 만드는 일이다. 그리고 우리 몸은 차가워지면 붓는다. 그것이 비만의 첫 걸음이다.

물론 남들이 효과를 봤다는 다이어트를 따라해서 당장 몸매는 날씬해질 수도 있다. 그러나 잠시 후 닥쳐올 부작용은 까마득히 모른 채 그 순간만을 즐기고 있을 뿐이다. 뱃속이 차가워지면 기운이 없어지면서 만사가 귀찮아지고, 내 몸이 말을 듣지 않을 뿐만 아니라 소화 배출능력이 없어지면서 오장육부의 건강을 잃게 되는 것이다. 동서고금을 막론하고 사람 사는 곳이면 어디에나, 욕심을 감추고 거짓으로 진실을 왜곡하여 어리석은 사람들을 현혹하고 선동하는 이들이 늘 존재한다. 그러나 이를 비난할 자격이 있는가? 부모로부터 귀하고 귀한 몸을 받아 태어나고서는, 제 몸 귀한 줄 모르고 제 몸이 어떤 것인지 공부조차 하지 않는 스스로를 비난하는 것이 마땅할 것이다.

몸 공부 중 첫째가 "내 몸은 내 것이 아니라 부모로부터 물려받은 것이므로 내 것인 양 함부러 다루어서는 안 된다."는 것이다. 그런 기본을 안 연후에야 "몸은 내공이 있어야 혈액이 말단까지 쉽게 공급될 수 있다."는 사실을 아는 몸 공부도 필요한 것이다. 몸 공부 중 첫째가 기운 공부다. 기운이 왜 없어지는가? 차가워지기 때문이다. 기운이 없어지면 순환이 안되면서 붓기 시작을 하면서 비만이 되는데 비만의 종류를 알아보자!

열심히 일하는 것은 좋지만 모두가 뱃속장부들의 생명온도를 소모시키는 일이다. 한참일을 하다보면 뱃속이 차가워지면서 기운이 없어진다 이때가 피로의 상태인 것이다. 여기서 살펴보아야 할대목이 피로는 뱃속의 장부들이 생명온도를 잃어 저체온이 되었다는 뜻이기에 피로를 푼다는뜻은 차가워진 장부들의 생명온도를 보충을 해주는 것이 진정한 피로를 푸는것이라고 정의를 내린다. 그런데 이세상 어디에도 진정한 피로회복이 생명온도를 보충하는것이라고 가르쳐주는 곳이 없다. 계속 피로가 누적이 된다는 것은 장부들은 계속 차가워지는것이라는 뜻이다. 그리고 장부들의 건강상태가 모두가 다똑같은 것은 아니다. 타고난 원기에 의해 장부들이 건강하거나 혹은 약한 장부들이 있다. 이러한 조건에서 피로와 스트레스가 쌓이게 되면 장부들이 약한장부는 빨리 차가워지면서 기운을 잃고 붓고 굳어가고 강한 장부들은 천천히 붓고 굳어가기 때문에 비만의 종류가 달라지게 된다.

크게보면 비만의 종류를 네가지로 나눌수가 있다.
상체비만 하체비만 복부비만 전신비만이다.

윗배(심장 폐 간 위등)가 차가워지면 기운이 없어 장부들의 소화 호흡 순환기능이 떨어지면서 윗배가 부어 윗배비만이 되면서 등이 굽고 목이 없어지게 되면서 상체로 기운을 보내주질 못하니 순환이 안되어 '상체비만'이 되어 어깨 가슴 목 얼굴 팔 손이 붓는다.

아랫배(신장 방광 대장등)이 차가워지면 기운이 없어 장부들의 배설기능이 떨어지면서 아랫배가 부어서 아랫배 비만이 되어 볼록 나오면서 말단인 하체쪽으로 기운을 보내주질 못하니 하체로 순환이 안되어 다리가 기운이 없어지면서 무릎이 벌어지며 각종하체 질병들이 생기고, '하체비만'이 되어 엉덩이 허벅지 다리 발이 붓게된다.

중간배(소장)가 차가워지면 기운이 없어 장부의 영양흡수, 말단공급, 대소변분리기능이 떨어지면서 중간배가 부어서 중간배 비만이 되어 가운데 배가 볼록 튀어나오면서 허리가 딸려들어가 협착이 되면서 명문이 막히게 되면서 요통등의 허리병이 오게 된다.

장부의 건강상태에 따라서 비만의 종류가 생기게 되는데 장부 전체가 생명온도를 잃고 차가워지면 윗배, 중간배, 아랫배 전체 장부가 순환이 안되어 복부전체 비만이 되니 복부에 층이지는 비만이 되고 저절로 상체 하체인 말단도 순환이 안되어 붓게 되면서 전신비만이 되는 것이다.

'비만'을 해결하는 지름길

지금까지 필자는 "비만은 살아있는 세포들이 생명온도를 잃어가면서 저체온이 되면서 나타나는 현상이며, 세포들이 점점 죽어가는 중간과정에서 붓고 굳어서 나타나는 누구도 피할 수 없는 자연법칙" 이라고 설명하였다. 그렇다면 '비만'을 해결하는 지름길은 없는가? 있다!

이치를 모르면 길이 보이질 않지만 이치를 알면 길이 보이는 법이다. 오늘날 세상에서는 비만과의 전쟁을 치르면서도 이치를 모르면서 이치와 동떨어진 방법으로 해결하려니 길없는 길이 상식이 되어 비만의 문제를 전인류가 해결이 안되는 고약한 질병으로 생각을 하게 된 것이다.

해결법은 뱃속의 장부들이 피로와 스트레스로 생명온도를 잃었기 때문에 생명온도를 다시 살려주면 순환이 되어 부기가 빠지고 장부들이 제기능이 살아나면 해결될 수 있는 문제인 것이다. 장부들의 생명온도를 살리는 것은 뱃심을 키우는 것이다. 배에 힘이 생기면 의식이 맑아지면서 길이 보이고 희망이 있고 자신이 있고 두려움이 없어지고 온몸의 순환이 잘 되면서 밝은 지혜의 문門을 열 수 있게 된다. 그때라야 비로소 내 몸의 소중함을 알게 되어 함부로 몸을 망치는 습관에서 벗어날 수 있다. 뱃속 오장육부가 건강하면 살아있는 세포들을 통해 느낌과 감각이 뇌로 전달이 되어 느껴보고 살펴보고 바라볼 수 있는 힘이 생기는 것이다. 모든 실체를 정확히 판단할 수 있는 지혜가 있어서 판단을 그르치는 성급한 결론을 내리지 않는다. 마음은 두려움이 없어지면서 백척간두에서도 한 걸음 앞으로 나아갈 수 있는 참된 용기가 일어나게 된다. 몸은 몸매의 균형이 잡히게 되고, 군살 즉 죽은 세포가 없어지면서 피부는 윤기가 흐르고 살결은 뽀얗게 변하면서 부드럽게 된다.

살아있는 세포가 많아질수록 몸은 부드러워지고 붓고 굳었던 근육은 자연스럽게 풀리게 된다. 이때에 이르러 비만은 스스로 해소되면서 타고난 몸매와 탄력 있는 피부를 가지게 되는 것이다.

즉, 생명온도를 다시 살려놓으면 저절로 건강을 찾고 지혜의 문이 열리게 된다는 대자연의 이치를 인식하길 바란다.

S라인에 열광하는 사람들

오늘날 많은 여성들이 S라인을 만들기 위해서 안달이다. 물론 요즘은 V라인이니, U라인이니 하면서 미인의 다양한 몸매 구조를 만들어내기도 한다. 대체로 여성 연예인들을 묘사하는 데 활용되지만, 일반인들의 우상화 정도가 너무 심하다. 도대체 S라인이란 무엇인가? 허리가 잘록하게 들어가고, 엉덩이가 통통하게 나온 몸매를 일컫는다. 대표적인 연예인으로 이효리 씨를 지목하는 사람들이 꽤 많다. 그런데 이 몸매를 너무 좋다고 맹신하는 것은 금물이다. 젊은 시절 많은 남성들로부터 주목을 받을 수 있는 이점이 있지만, 불행하게도 대단히 건강에 위험한 생활문화라 할 수 있다. S라인을 만들기 위해서는 허리가 '쏙~'들어가야 한다. 바로 허리가 들어가는 인체 부위가 '명문혈'이 위치한 곳이다. 명문命門은 '생명의 문'이라는 뜻으로 오장육부의 기운내공을 머리와 팔, 다리로 보내는 역할을 하는 곳이다. 그토록 중요한 역할을 수행하는 명문이 막힌다면 어떤 현상이 생길까? 우리 몸의 상부와 하부간에 기운이 소통되지 않는다. 그 결과 먼저 허리가 차가워지면서 아프고 요통, 변색이 생기게 된다. 그 다음으로는 척추에 기운이 없어지면서 등이 굽고 틀어지는가 하면 굳어가게 된다.

아랫배(신장, 방광, 대장, 자궁)는 힘이 없어지면서 기운이 없어지며 붓고, 굳으면서 배(비만)가 나오기 시작 한다. 물론 지금은 젊어서 살아있는 세포들이 많기 때문에 탄력과 윤기가 있다. 그러나 과도하게 S라인에 집착하는 여성들은 나이가 들면서 점점 아랫배가 차가워지고 비만에 이르다가 심각한 질병에 노출되고 만다. 더구나 여성들이 이러한 자세로 지속적인 생활을 하게 되면 아랫배가 차가워지면서 순환이 안 되어 생리 불순이 생기게 된다. 생리 불순이 생기게 되면 그쯤에서 자신이 집착하는 바를 놓아야 한다. 그럼에도 그 같은 생활이 계속 누적되다 보면 끝내 자궁의 세포들이 붓고 굳어 근종이 생기고, 나아가 자궁이 차가워지면서 불임이 되기도 한다.

만약 불임이 되었다면 이제 어떻게 할 것인가? 뱃속을 따뜻하게 해야 한다. 아직 늦지 않았다. 굳어있는 죽은 세포를 풀어내면 아기를 가질 수 있다. 그러나 불임의 원인도 모르는 채 기도하러 다니다가 내 몸의 세포들이 썩어 암이 되어서야 뉘우치게 된다. 이 얼마나 어리석은 인생인가? S라인 좋다고 매달리지 말라. 생명의 문이 닫히는 것임을 늘 경계하라. 그래서 기림산방 수행공부에서는 허리가 들어가지 않고 '쭉~' 펴지면서 명문이 뚫려있는 자세를 강조하고 있다. 만약 기림산방이 강조하는 몸매라인이 마음에 들지 않는다면 열심히 외공에 매달려 유산소 운동에 전념하라. 몇 년 동안 뭇 사람들의 시선을 끌겠지만, 결국 더 많은 시간을 부작용과 질병에 시달리며 그 대가를 치르게 될 것이다.

아랫배에 힘이 들어가야 장부에 내공이 강해지고 정신이 맑아지면서 마음이 차분해지게 된다. 이를 통해 내면의 안정과 평화가 생기면, 붓고 굳는 것이 없으니 비만이 저절로 해소가 되면서 생리가 건강하게 된다. 또한 자궁 순환이 잘되면서 생리불순이나 자궁 이상에서 벗어나 건강한 자손을 얻게 된다. 아이가 건강하지 못한 것은 대부분 엄마의 건강에 문제가 있기 때문이다. 우리나라 여성들이 참으로 건강한 몸매를 갖게 된다면 아토피를 비롯한 소아질병의 대부분이 사라질 것이다.

건강한 엄마와 건강한 아이가 건강한 민족의 초석이 된다. 이웃나라에 비해 땅도 좁고 인구도 적은 우리 민족이 살 길은 건강하고 지혜로운 인재를 양성하는 길밖에 없다. 그처럼 훌륭한 인재는 결코 S라인에서 비롯되지 않는다. 이 점을 명심해야 한다.

뱃속을 따뜻하게 하는 생활습관 13가지

일상생활에서 몸을 차갑게 하면 세포가 죽으면서 붓는다. 몸이 붓게 되면 이것을 비만이라고 하는데, 비만을 막기 위해서는 일상생활 속에서 몸을 차갑게 하는 생활을 버려야 한다. 다음의 자료를 토대로 생활습관을 돌아보는 기회가 되었으면 한다. 비만에서 탈출하였다고 해도 일상생활 속에서 다시 차가운 생활을 하게 된다면 건강은 추락할 수밖에 없다.

1. 그 날의 피로는 그 날 풀어야 한다

많은 사람들이 '피로가 쌓였다', '지쳤다', '피곤하다'라고 말하지만, 실제로 피로가 무엇인지 제대로 모르는 것 같다. '피로'란 육체와 생각을 많이 써서 정신이 없고 마음이 급해지며 뱃속의 장부臟腑에 있던 탄력과 윤기(기운)가 팔, 다리 혹은 머리로 빠져 나가게 된 것을 일컫는다. 그 결과 뱃속의 오장육부 세포들이 차가워지면서 기운이 없고, 머리는 뜨거워지면서 정신이 없어 마음이 급해져 있는 상태를 말하는 것이다. 즉, 뱃속의 오장육부 세포들이 갖고 있던 생명온도를 육체와 정신에너지로 소모시켜 기운을 잃은 결과, 머리는 뜨거워져서 정신이 맑지 못하고 뱃속은 저체온이 되어있는 상태를 말한다. 따라서 '피로 회복'이란 것은 뱃속을 따뜻하게 함으로써 생명온도를 통해 기운 순환이 잘되도록 하는 것이다. 그 결과 머리는 차가워지면서 정신이 맑고 마음을 차분하게 하는 상태가 피로를 푸는 것이라고 할 수 있다. 그런데 오늘날 이러한 이치를 모르니 사람이 기계처럼 계속 신경(정신노동)을 쓰고 몸을 움직이니 육체노동 피로가 누적되어, 결국에는 생명온도를 빼앗김으로써 세포들이 기운을 잃어 붓고 아프고 굳고 썩어가니 질병을 감당하지 못하는 시대가 된 것이다. 그 날의 피로는 그 날에 풀어야한다. 피로해지면 차가워진 뱃속을 빨리 따뜻하게 만들자.

2. 배가 부르면 몸이 고생한다는 것을 늘 생각하자

음식을 먹는다는 것은 소화 → 흡수공급 → 배출'의 과정을 거친다는 뜻이다. 그렇다면 소화 → 흡수 → 배출 과정은 어떻게 이루어지는지 살펴보자

'소화과정'은 윗배에서 하는 일인데, 담당은 입, 혀, 식도, 위가 움직이면서 딱딱하고 질긴 음식들은 부수고, 씹고, 소화액을 분비하고, 발효를 시키는 일을 한다. 이 과정을 통하여 음식물을 겔gel형태로 만들어서 소장小腸으로 보낸다.

'흡수'와 '공급' 그리고 '분리수거' 과정은 소장小腸에서 한다. 위에서 발효된 음식물이 적당한 온도와 겔gel형태로 소장小腸으로 내려오면, 소장小腸에서는 영양분을 '흡수'하여 온 몸의 성장발육 유지에 필요한 것을 '공급'하고, 불필요한 것은 대장과 방광으로 내려 보낸다. 이때 건더기 형태는 대장쪽으로, 수분은 신장과 방광 쪽으로 '분리수거'해서 보내게 된다.

'배출과정'은 대변은 대장 쪽으로, 소변은 신장, 방광, 요도를 통해서 배출된다.

이러한 과정이 소화, 흡수, 공급, 분리수거, 배출 과정인데, 이는 오장육부가 생명온도가 있어서 기운이 있어야만 제 기능을 발휘할 수 있도록 되어 있다. 그러나 오장육부가 생명온도를 잃어서 차가워지면 기능이 떨어져 속이 쓰리고, 소화가 안 되며, 그 결과 각종 위장질환이 생기게 된다. 만약 소장小腸의 기능이 떨어지면 아무리 먹어도 흡수 및 공급이 안 되어 살이 안 찌게 되며, 또한 분리배출 능력이 떨어져 불필요한 수분이 대장으로 잘 못 가서 설사가 나게 되고, 신장, 방광, 대장에 질병이 생기는 것이다.

과식은 자신이 소화 및 흡수, 배출할 수 있는 능력보다 지나치게 많이 먹는 것이다. 과하게 먹은 음식을 소화시키기 위해서는 몸 속에 있는 모든 기운(체열)이 소화기관으로 몰리게 된다. 이때 기운이 강한 사람들은 이겨낼 힘이 있지만, 생명온도가 약한 사람(피로가 쌓인 사람, 원기가 약한 사람 등)은 기운이 부족하여 뱃속의 장기들이 차가워지면서 기운을 잃게 되어 무기력증, 체냉이 생기면서 붓게 된다. 윗배(위)가 부으면 윗배 비만(위무력증), 가운데 뱃속(소장小腸)이 부으면 가운데 배 비만, 아랫배가 차가워지면 복부신장, 방광, 대장 비만으로 나타나게 된다. 그러면서 호흡이 짧아지고 숨이 차게 되어 결국에는 심장과 폐에 무리가 가는 것이다

3. 밤늦게 먹고 싶을 땐 따뜻한 물을 마시자

하루종일 보고, 듣고, 신경 쓰고, 일하는 등의 일은 모두가 뱃속의 기운(생명온도)을 쓰는 것이다. 특히 피곤할 때에는 밤이 깊어질수록 뱃속이 차가워지면서 배고픔증이 생기기 쉽다. 이는 밤이 깊을수록 몸이 차가워지기 때문이다. 낮 동안의 노동으로 인해 오장육부가 차가워져서 저체온이 되어 피곤한 상태인데, 밤늦게 음식을 먹게 되면 음식을 소화시키는 과정에서 엄청난 열을 소모시키게 된다. 오장육부가 피곤하여 저체온이 된 상태에서 그나마 남아있는 기운마저 먹은 음식을 소화시키기 위해서 윗배로 몰려가게 만드는 꼴이다. 그 결과 나머지 장부臟腑들은 더욱 차가워지면서 기운이 없어져 세포들이 붓기 시작한다. 굳이 실험하고 싶다면 저녁 늦게 음식을 먹고 잔 다음 아침에 어떤 일이 일어나는지 확인해 보면 된다. 아마도 몸이 충분하게 부어 있을 것이다. 이러한 생활이 반복되면 체중은 급속도로 불게 된다. 따라서 하루 일과를 마친 후에 피곤이 누적되면 빨리 따뜻한 차를 마셔서 뜨거운 열을 뱃속에 전달해주어야 한다. 늦은 밤, 배고플 때 따뜻한 물 한 잔이 여러분의 허기를 가시게 해줄 것이다.

4. 피곤할 때에는 가볍게 2~3일 '뜨거운 물 단식'을 하라

사람이 죽는다는 것은 못 먹어서 생기는 현상이 아니다. 생명온도를 잃어서 몸이 식으면서 죽는 것이다. 그리고 비만은 생명온도가 식어가는 과정에서 나타나는 자연현상이다. 너무나 피곤할 때는 저체온이 되어 만사가 귀찮아진다. 이 세상에 게으르고 지저분하고 싶어서 태어난 사람은 없다. 내 몸이지만 피곤해지면 천근만근 무거워지면서 말을 듣지 않는다. 정신이 없어지면서 불안, 우울증이 생기게 되고, 점차 마음은 급해지면서 저절로 짜증이 잘 나고 신경질적이게 된다. 만약 이때 신경 쓸 일이 생기면 사소한 일이라도 누구나 화가 나고 모든 걸 던져버리고 싶어진다. 뱃속의 오장육부도 마찬가지다. 이때는 오장육부도 생명온도를 잃어서 소화, 흡수, 배출 기능이 떨어져 있는 상태다. 쉬게 해주자. 가볍게 2~3일 뜨거운 물을 마시면서 단식을 해주자. 뜨거운 물을 마시면서 단식을 해주면 배고픔도 없어지고, 정신이 맑아지며, 불안하거나 우울한 마음도 없어지게 된다. 따라서 마음이 차분해지면서 뱃속의 신경과 세포들도 휴식을 취하고 다시 살아나면서 부기(비만)도 빠지고 기운이 생기어 몸이 가벼워진다.

5. 술은 약이니 건강할 땐 마시지 말자

술은 몸을 빨리 따뜻하게 할 수 있는 약이다. 그래서 술은 백약지장百藥之長이라고 했다. 건강한 사람은 술을 마시지 못한다. 백약지장百藥之長이라는 뜻은 건강하지 못한, 생명온도가 식어가는 사람들이 찾는 약이 술이라는 뜻이다. 생명온도가 있는 건강한 어린아이가 술을 마시면 충격이 되어 머리로 열이 올라가서 얼굴이 벌게지고, 머리는 어지럽고, 뱃속은 차가워지면서 기운을 잃게 된다. 그러나 피로와 스트레스로 머리가 뜨거워지고 뱃속이 많이 차가워져 기운을 잃어갈 때 마시는 한 잔의 술은 즉시 기운을 회복하게 하는 묘한 효과가 있다. 기운을 잃으면서 붓고 아프고 굳어가는 마비 증세가 올

때, 이 한 잔의 약은 뱃속에 불을 질러서 뜨겁게 만든다. 아프고 마비되고 굳어가던 증세는 완화되고, 다시금 기운이 생기면서 머리는 차가워지고 정신이 돌아오게 된다. 이처럼 약을 약답게 사용해야 하는데, 우리는 너무 자주 약을 남용하여 '술이 원수다'라는 말까지 듣게 된다. 약이 좋다고 일 년 치 약을 한꺼번에 마시는 폭탄주 같은 음주문화는 독毒이 되는 원리다. 한 두 잔의 술은 몸을 따뜻하게 해서 기운을 순환시켜 주지만, 과다한 술은 머리를 뜨겁게 만들고 뱃속을 차갑게 만든다. 그래서 머리는 정신이 없고 기억력이 떨어지면서 판단력도 흐리멍텅해진다. 이때 잠복되어 있던 '잠재의식'이 나와서 반복적으로 '한 말 또 하는' 자기 생각(잠재의식)에 빠지게 된다.

'잠재의식'이 밖으로 드러나면 고집이 세어지고 본능이 강해지면서 저절로 이성異性을 찾게 된다. 그래서 술 마신 다음 주색酒色을 밝히게 되는 이유다. 판단력이 없어지면서 상대방이 누구인지 알 수도 없으니 성폭력, 성희롱이 생기는 것이다. 쉽게 말해서 과음過飮으로 만취가 되면 정신상태가 기억력 판단력이 없어지는 '일시적인 치매 상태'가 되는데, 이를 '술에 취했다'고 하는 것이다.

또한 뱃속은 차가워지면서 장부에 기운이 없고, 붓고, 아프고, 굳게 되어 아침에 일어나면 몸이 붓고 뱃속이 통증으로 쓰리게 된다 이같은 붓고 굳는 과정을 통해 비만과 간경화 등 각종 질병이 꼬리를 물고 나타나게 되는 것이다. 뱃속이 따뜻하면 순환이 잘되어 건강한 오장五臟이 되지만, 뱃속이 차가워지면 환장換腸이 되어 내상內傷을 입게 되며, 기운이 없고 쓰리고 아프고 굳어간다. 이때에는 빨리 따뜻하게 생명온도를 보충해야 한다. 해장解腸은 내상입은 오장을 풀어내는 것을 말하는데, 선조들은 해장국을 모두가 맵고 뜨겁게 하여 생명온도를 보충을 해주도록 만들었다. 이 얼마나 자연의 법칙에 충실한 밥상인가? 그런데 맵고 짠 것을 먹지 말라고 하니 참으로 가관이라 아니할 수 없다.

한잔의 술은 보약이다. 지혜롭게 마시어 영육이 아름다운 인생이 되게 하자, 과음은 비만을 포함한 각종질병의 원인이다.

6. 음료수, 음식 등은 따뜻하게 먹자

만약 아이스크림 하나를 먹는다면 그 차가운 얼음이 우리 몸 안에 들어가서 생명온도를 유지하기 위해 얼마나 많은 열을 잃게 만들까? 정확한 데이터는 필자가 알지 못한다. 그러나 아이스크림을 먹은 다음 뱃속이 급격히 차가워지고 머리가 몽롱해지는 느낌은 충분히 느낄 수 있다. 차가운 것들을 먹고 마실 때마다 뱃속의 세포들은 열손실을 가져오게 되며, 결국 저체온이 되어 비만으로 발전한다. 이처럼 입으로 들어가는 모든 것이 사람의 생명온도보다 차가우면 그만큼의 열손실을 초래하게 되어있다. 젊어서 기운이 있을 때에는 얼음을 씹어 먹어도 이겨낼 수 있는 생명온도가 있지만, 피곤하거나 나이가 들었을 때에는 이겨내지 못하고 한기가 몸에 들어와서 붓고 아프게 된다는 점을 알아야 한다. 차가운 음식을 먹으면 위와 장의 세포들이 생명온도가 강할때는 차가운 음식을 이겨내지만 피곤하거나 약한 노약자는 위와 장이 수축 되면서 오그라들면서 꼬이게 된다. 생명온도를 잃어가면서 세포들은 죽겠다고 비명을 지르는 것이니 복통이 생기지 않을 수 없다. 심할 경우에는 몸이 빳빳하게 굳어 가면서 생명의 위험까지 초래할 수도 있다. 이때 빨리 뜨거운 물을 마시어 열을 보충해주면 복통과 장꼬임이 풀어지면서 뱃속이 편해진다.

7. 밤을 지새우는 일은 하지 말자

잠이란 피로해진 신경과 세포들이 피로를 회복시키도록 조물주가 주신 시간이다. 모든 생명체들은 낮과 밤의 조화에 순응을 하는데, 인간은 전기라는 것을 만들어서 잠도 안 자고 욕심을 내어 출세와 성공을 하고자 한다. 물론 생산적이고 사회를 발전시키는 역할도 하겠지만 결국에는 몸에 피로가 쌓여 붓고(비만), 굳고(마비), 경화, 경색, 아프고(통증), 썩어가(암)면서 불행한 미래로 치닫게 된다. 인생은 빨리 성공하고, 빨리 돈 벌고, 빨리 출세하는 단거리 마라톤이 아니다. 잠자는 시간을 줄여가면서 많이 움직일수록 뱃속의 장기들은 차가워지면서 붓고, 굳고, 썩을 수밖에 없어진다. 결국 노년에 이르러 영혼과 육신은 질병으로 고통을 받게 된다. 충분한 수면으로 몸을 따뜻하게 해주면 순환이 잘되어 비만이 없어진다. 충분한 수면으로 몸을 따뜻하게 하고 머리는 차갑게 하여 아름답고, 귀하고, 건강한 인생이 되게 하자.

8. 스트레스는 바로 바로 풀자

스트레스가 비만의 원인이자 질병의 가장 큰 원인이라는 것을 이제는 세상 사람들 모두가 알고 있다. 그러나 스트레스로 인해 머리로 열이 올라가 뱃속의 오장육부 세포들이 생명온도를 잃어가면서 저체온이 되어 질병이 생긴다는 이론은 아직 없다. 이는 아직까지도 생명온도에 대한 관심이 없다는 뜻이기도 하다. 예를 들어, 강한 스트레스를 받으면 빅쇼크Big shock가 되면서 열이 머리로 강하게 올라간다. 그와 동시에 졸도, 의식불명, 뇌졸중, 뇌경색, 뇌출혈 현상이 일어나게 된다.

열이 머리로 올라갔으니 뱃속의 오장육부는 생명온도를 잃어 갑자기 차가워지면서 기운이 없고, 굳어가다가 식물인간, 반신불수, 중풍, 마비가 오게 된다. 이때에는 빨리 뱃속과 몸을 따뜻하게 하고 경락을 풀어주어야 한다. 기운이 순환을 하게 되면 머리가 차가워지면서 의식이 돌아오고 마비되었던 몸도 동시에 회복되는데, 아직은 몸을 따뜻하게 해주는 생명온도에 대해 의학적으로 접근하는 식자識者가 없다.

강한 스트레스는 빠르게 생명온도를 빼앗아가므로 누구나 이해할 수 있지만, 피로와 약한 스트레스는 서서히 생명온도를 뺏아가면서 몸을 차갑게 만들기 때문에 이를 이해하기가 쉽지 않다. 하지만 대부분의 의사나 과학자들도 급성질환보다 만성질환이 더 치료하기 어렵다는 점에 대해서는 공감하고 있다. 만성질환이 발전하는 과정을 잘 살펴보면 서서히 몸이 차가워지는 과정과 동일함을 알 수 있다.

먼저 기운을 잃게 만들어 각종 무기력증, 붓고(비만), 아프고(각종 통증), 굳고(간경화), 동맥경화, 고혈압, 당뇨, 근골 경직증, 썩어가면서(각종 염증과 암) 결국에는 싸늘하게 식어서 죽음에 이르게 되는 것이다. 오늘날은 특히 일상생활 자체가 엄청난 스트레스의 홍수라 해도 과언이 아니다. 많은 사람들이 치열한 경쟁으로 인한 스트레스로 인하여 생명온도를 잃어가고, 한편으로는 부어서 비만이 되는 현실이다. 이제는 일상생활 속에서 따뜻한 생활문화를 통하여 스트레스를 풀어가는 지혜가 필요한 때이다.

9. 노출이 비만을 부른다

잘 나가는 처녀 시절에는 살아있는 세포들이 많고 생명온도가 있어서 피부도 탄력과 윤기가 있으며, 균형 잡힌 몸매로 날렵한 개미허리를 만들 수도 있다. 그러나 나이가 들어갈수록 피로와 스트레스로 인해 점점 세포들이 차가워지면서 붓기 시작한다. 이렇게 몸을 차갑게 하는 생활이 계속 반복되면서 어느 틈엔가 덜컥 나와 버린 아랫배를 쳐다본다. 그리고 청바지 위로 불룩 삐져 나온 뱃살들이 그렇게 미울 수가 없다. 쉽게 찌지만 죽어도 안 빠지는 뱃살, 피부가 순환이 안되어 탄력과 윤기가 빠지며 변색이 되고 주름이 생기는일들…… 모두가 생명온도를 잃어 차가워져서 생긴 일이라는 것을 알아야 한다. 특히 노출을 많이 하는 여성일수록 서서히 냉기冷氣가 들어와서 몸이 붓게 되어 비만이 되고 피부가 변색과 주름등의 노화가 된다. 배꼽티를 입어서 배꼽을 노출하는 시간이 많을수록 배꼽주위가 차가워지면서 부어서 점점 배꼽이 '쏙~' 들어가게 된다. 이것은 뱃속의 소장이 붓는 현상이다 소장小腸의 기능은 영양분을 흡수하고 온몸의 말단까지 기운을 공급하고 대소변을 분리수거하는 역할을 하는 곳이다. 아무리 더운 날이라도 보온을 하는 지혜가 필요하다.

10. 목욕은 생명온도를 보충해주는 역할을 한다

피곤하면 몸이 저체온이 되면서 붓는데, 피로를 풀고 부기를 빼는 제일 빠른 방법은 약(피로회복제와 이뇨제)이 아니라 빨리 체온을 올려주어 저체온에서 탈출하는 것이다. 이때 제일 좋은 방법은 목욕이다. 목욕을 하면 몸에 열이 보충되면서 순환이 되어 기운이 생기게 된다. 그 결과 순환이 되면서 피로가 풀리고, 막혀서 순환이 안 되던 곳은 땀이 나면서 부기(비만)가 빠진다. 주의할 점은 목욕 후 다시 차가운 것들을 마시는 것을 금해야 한다. 실컷 목욕을 해서 몸을 따뜻하게 만든 다음 차가운 음료를 마셔서 저체온으로 만드는 것은 어리석은 짓이다. 오히려 목욕 후 뜨거운 차를 천천히 마시면서 뱃속 오장육부의 온도를 보충해주면 더욱 몸이 가벼워지고 정신이 맑고, 마음이 차분해진다.

11. 환절기에는 따뜻하게 입자

환절기란 온도의 변화가 극심한 계절이다. 계절이라는 것이 선을 긋듯이 봄, 여름, 가을, 겨울로 정확하게 구분되는 것이 아니라 온도가 올라갔다 내려갔다 하면서 본격적인 다음 계절로 접어드는 것이다. 만약 늘 사계절이 일정한 온도라면 사람의 몸은 그 온도에 대한 적응력을 갖출 수 있을 것이다. 그러나 사계절이 바뀌는 환절기에는 기후에 적응하지 못한 우리 몸에 문제가 생긴다. 생명온도가 강한 사람은 이 같은 기후 변화를 이겨낼 수 있지만, 생명온도가 약한 사람들은 온도의 변화를 이겨내지 못하고 차가운 기운이 몸 속으로 파고 들어와 콧속이 부으면서 각종 호흡기 질환에 잘 걸리게 되어 감기 단골 손님이 된다. 차가운 기운이 호흡기를 통해 들어오면 뱃속에 남아 있는 따뜻한 기운들은 밖의 차가운 기운들을 막아내기 위해서 나가게 된다. 그러면 저절로 뱃속은 차가워지면서 기운이 없고, 붓기도 하며, 배가 아프기도 하고, 때로는 약해진 뱃속의 세포들이 위염, 장염 등의 세균 공격을 받게 되기도 한다. 이것이 환절기에 나타나는 알레르기 질환의 원인이다. 특히 지금 시대는 지구 온난화로 인하여 기후 변화가 심각하다. 지혜로운 사람은 환절기 때 목에 스카프를 두르기도 하고, 속옷과 겉옷을 충실하게 준비하기도 한다. 독자 여러분께서도 이 같은 생활의 지혜를 발휘한다면 지긋지긋한 환절기 알레르기로부터 해방될 수 있을 것이다.

12. 운동은 뱃속을 차갑게 한다

오늘날의 이론은 비만이 운동 부족에서 비롯된 것이라고 강변한다. 이로 인해 일반인들도 누구나 운동을 해야 지방이 연소가 되고, 그럼으로써 비만이 해소된다는 생각을 가지게 되었다. 정말 운동을 하면 비만이 해소될까? 그렇게만 된다면 누구나 워킹화를 신고 산책이라도 나갈 것이다. 당장 내일 아침부터 자전거라도 한 대 사서 신나게 달려보자. 아마 허벅지에 근육만 생길 것이다. 물론 이것을 기쁘게 받아들이는 사람들도 있다. 그들은 이것을 건강해진 증거라고 할 것이다. 그냥 그렇게 말하도록 내버려 두자(사실 근육은 몸속 세포가 굳은 것이므로 별로 자랑할 것이 못된다. 진정한 건강한 세포는 어린아이처럼 탄력과 윤기가 있는 부드러운 우유빛 피부이다).

운동을 하면 기운이 움직이면서 순환이 되고 땀이 난다. 당장은 지방이 소모되는 것 같아도 이는 단방요법이지 근본적인 문제해결이 아니다. 무엇보다 움직이는 모든 기운은 뱃속 오장육부 세포와 근육에서 나온다는 것을 알아야한다. 가벼운 운동은 뱃속에 무리를 주지 않지만, 오래하거나 빨리하는 운동은 팔, 다리, 근육 등에 순환이 촉진되면서 열이 나고 땀이 흐르게 된다. 따라서 일견 팔다리 근육에 힘이 생기는 듯하지만, 불행하게도 뱃속의 세포와 근육들은 기운을 잃게 되어 차가워지면서 붓고 굳게 된다는 점을 알아야 한다. 팔과 다리의 움직이는 기운은 모두 뱃속에서 나왔기 때문에 결국 겉의 기운은 왕성하지만, 뱃속의 기운은 차가워지고 있는 것이다. 격한 운동을 오래 한 사람치고 장수한 사람이 있는가? 여러분은 이것만으로도 쉽게 이해할 수 있을 것이다. 운동은 하면 할수록 뱃속이 차가워지면서 오히려 복부비만이 늘어날 수밖에 없다. 다만 외공으로 이를 일시적으로 감추고 있는 것에 불과하다. 더군다나 운동을 하다가 뱃속이 차가워지면서 기운을 잃고 마비가 되어 사망에 이르는 사람들이 한 두 명이 아니다. 코미디언 김형곤 씨가 뛰다가 죽고, 각종 마라톤에 열심히 참가한 사람들이 어느 날 갑자기 돌연사를 하고, 높은 산을 정복한다며 열심히 오르다가 죽는 등 잘못된 이론으로 인해 너무나도 귀한 생명을 잃게 만드니 참으로 안타까운 심정이다. 이제 독자 여러분께서는 오장육부를 살려낼 수 있는 방법으로는 오직 호흡밖에 없다는 것을 숙지해야 한다. 약이나 수술, 운동, 음식으로는 결코 근본적인 해결을 할 수가 없다. 오직 호흡밖에 없다. 이제부터 운동을 호흡 위주로 하자. 호흡이 깊어질수록 오장육부가 살아나고 호흡이 짧아질수록 오장육부가 기운을 잃고 죽어간다는 점을 명심하자!

운동과 동시에 호흡을 차분하게 하면 팔, 다리의 근육과 뼈도 살리지만, 특히 오장육부의 세포와 근육들을 함께 살릴 수 있다. 겉이 멀쩡하면 무엇하나? 정작 중요한 것은 뱃속의 오장육부를 살려내는 일이 더 중요한 것이다.

13. 과도한 성생활은 피해야 한다

남자가 사정을 하는 것은 오장육부의 기운이 있어야 가능한 것이다. 오장육부가 기운이 있고 건강해야 정자도 기운이 있어서 난자까지 도달되고, 오장육부가 건강한 자손을 얻게 되는 것이다. 오장육부가 건강하니 이목구비耳目口鼻가 또렷한 기운 있고 총기 있는 아이가 잉태되는 것이다. 사정을 하는 것은 내공(오장육부 세포들의 힘)을 소모시키는 일이다. 내공이 있어야 정신이 맑고 온몸에 기운이 있어서 말단신경과 세포가 건강한 것인데, 무리한 사정은 내공을 소모시키어 뱃속을 차갑게 만든다. 그래서 성생활을 하면 할수록 정신력이 떨어지고 말단 세포와 피부에 노화가 생기는 것이다. 젊은 신혼 때에는 내공이 강해서 무리한 사정도 이겨낼 수 있으나, 기운을 많이 소모시킨 약한 사람이나 노인이 무리한 사정을 하면 뱃속의 장부臟腑들은 내공을 잃어 몸이 식게 되면서 싸늘하게 죽는다. 이를 복상사腹上死라고 하는 것이다. 무리한 사정으로 설사 복상사까지 가지는 않더라도, 자꾸 몸을 차갑게 만들어서 몸이 기운을 잃어 무기력하게 되고 부어서 비만이 된다는 점을 명심하길 바란다.

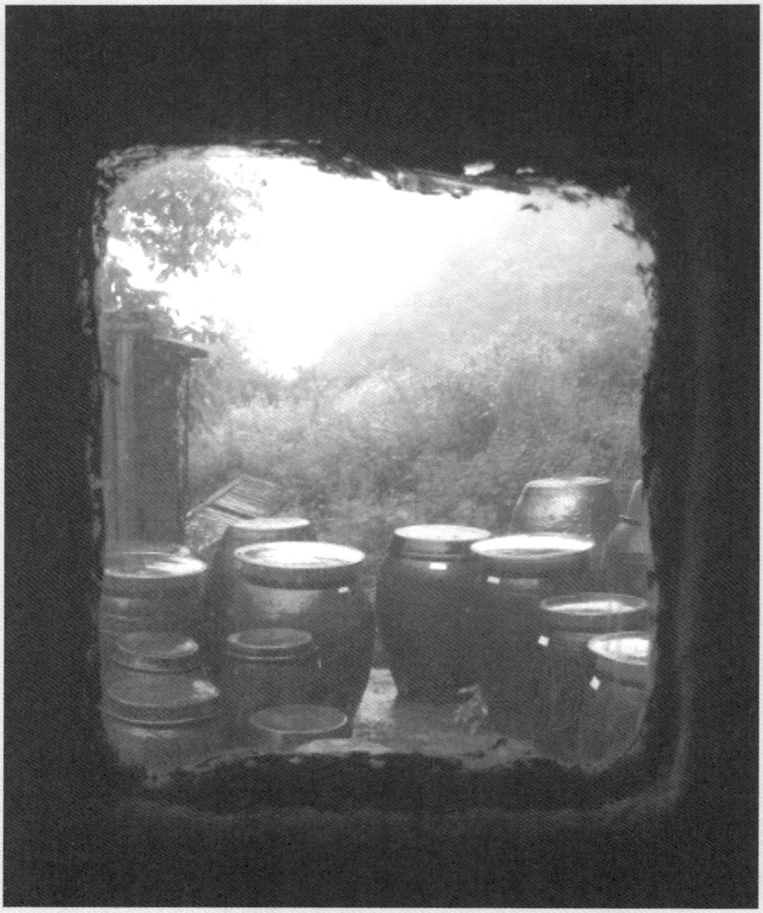

▌무릇 존재하는 모든 생명들은...

생명온도를 잃고 차가워지면 면역성이 떨어지며 질병이 생기는 것이고 따뜻하게 하면 모든 것이 순환이 되면서 질병에서 해방이 되는 것이지, 이 세상에 불치병, 난치병, 희귀병은 없다고 필자는 주장한다!

3장

왜 배고픔을 느끼는가?

진정한 건강은 얼짱, 몸짱이 아니라 '속짱' 이 되어야 한다. '속짱' 이 되면 저절로 기운이 생기어 말단 신경과 세포들이 살아나면서 겉과 속이 함께 건강 해지는데, 속은 차가운 생활을 하면서 스스로를 죽이면서도 멋진 겉모습만(몸짱, 얼짱) 등을 유지하려는 것은 헛발질에 다름 아니다.

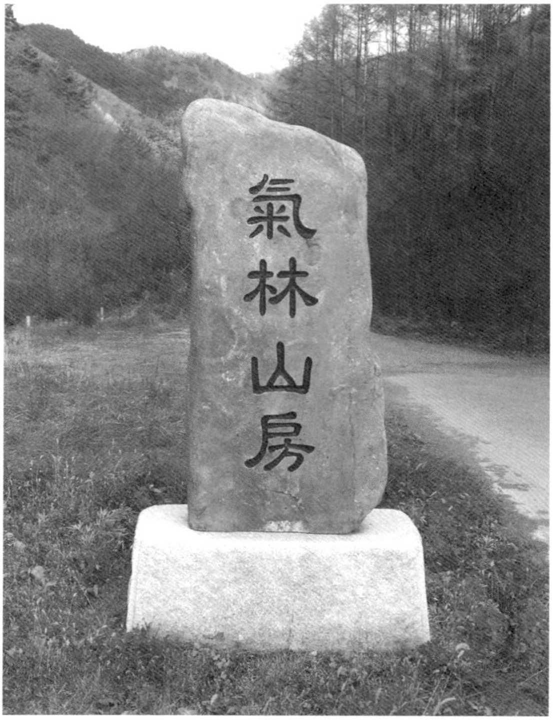

이글을 읽는 님들은 행복한사람~~~

생명온도를 살리는 기림산방 7대수행법이 대한민국에서 태어났고 이 세상에 만들어 졌다는 점만해도 엄청나게 행복한 일이다. 어떻게 해야 할지… 물어볼데도 없고 가르쳐 주는곳도 없어… 고통을 이겨내며 이를 찾아내고 정리하느라고 20여년이 걸렸다.

님들은 이제 오직 몸으로 수행만 하면 비만없이 질병없이 맑은 의식으로 살아갈 수 있는 인생무기 만났기 때문이다. 80대노인들이 수행을 하면서 탄식을 한다. —왜 이런 것을 몰랐을까? 인생 헛살았다고 탄식을 한다. 젊었을 때 만났으면 더 행복이지만 지금 만난것만 해도 나는 행복하다고 아무리 비만을 해결하려고 다이어트를 시도해 봐도 얼마가지 않아 도로아미타불이 되는 경우를 허다하게 경험했을 것이다. 필자는 이를 '죽은 세포' 때문이라고 하는데, 아무리 그렇더라도 배가 고프면 먹게 되고 먹게 되면 살이 찌지 않느냐고 항변하는 이들이 분명히 있다. 그렇다. 과도한 식사량으로 인해 뱃속의 따뜻한 기운을 음식물 소화하는 데 다 써버리고 나면, 다시 뱃속은 차가워져서 부으면서 '죽은 세포'를 양산하는 악순환에 빠지게 된다. 그렇다면 이 악순환의 고리에서 빠져나오는 방법은 없을까? 배고픔증을 느끼지 않으면 된다. 먼저 몸을 따뜻하게 하여 뱃심을 기른 다음, 생각에 이끌리지 않고 스스로를 지키는 방법이다. 따라서 아름다운 몸매를 오래도록 가꾸려면 생각을 다스리는 힘이 있어야 한다. 그리고 그 힘은 뱃심에서 나온다.

기림산방은 산속에 있어서 전기가 없다. 어쩌다가 아랫동네에 내려가 TV를 보면 500kg이상의 고도비만인 사람을 보게 된다. 도저히 사람이라고 할 수가 없다. 몸집이 불어나서 자기 혼자 힘으로는 움직일 수도 없다. 어쩌다 이동을 할라치면 여러 사람들의 도움을 받아야한다. 그런 상태에서도 그는 여전히 무엇인가를 먹어댄다. 안 먹으면 저렇게 될 수가 없는데 왜 먹어서 저렇게 되는 것일까? 이는 바로 '배고픔증' 때문이다. 자신의 몸 안에 많은 영양분들을 축적해놓고도 이를 소모시키지 못하고, 또 먹으라는 신호를 보내는 것이다. 왜 충분히 먹었는데도 얼마 안 가서 다시 배고픔을 느끼는 것일까? '배고픔증'은 '배고프다는 생각'을 만들고, 바로 그 '배고프다는 생각' 때문에 조금 있다가 다시 음식을 먹게 되는 것이다. 사실 '배고픔증'만 생기지 않아도 저렇게까지 비만이 되지는 않는다. 이번에는 비만의 근본원인인 배고픔증이 왜 생기는지 알아보자.

1. 배가 고픈 것도 통증이다

배고픔증을 이해하기 위해서는 기운에 대해서 알아야 이해하기 쉬우므로 먼저 기운의 움직임에 대해서 알아보자. 기운이란 움직이는 모든 세포들의 생명 에너지를 말한다. 다시 한번 말하지만, 대뇌의 명령으로 우리 몸이 움직이는 것만은 아니다. 대뇌를 움직이게 하는 힘도 바로 이 기운에서 나온다. 기운이 없는 사람은 대뇌에서 아무리 일어서야 한다고 명령을 해도 손가락 하나 자기 마음대로 움직이지 못하는 것이 당연하다. 따라서 기운을 '힘'이라고도 표현 하는데, 독자들이 혼동 없기를 바란다. 기운은 살아있는 세포에만 있고, 차가워진 세포에는 기운이 없다. 살아있는 세포들이 많이 몰려있는 부위는 기운이 있어 탄력과 윤기가 있고, 차가워진 세포들이 많은 부위에는 기운이 없어 탄력과 윤기가 없고 변색과 질병(붓고 아프고 굳고 썩고 죽어간다.)이 생긴다. 이를 정리하자면 다음과 같다.

기운	=	힘, 에너지
따뜻하다	=	기운 있다 건강하다 젊음.
차갑다	=	기운이 없다. 건강치 못하다 질병 노화
식었다	=	죽었다

또한, 사람에 따라서 기운이 모두 다르다. 원래 원기가 강하여 어머

니 뱃속에서 열 달 동안을 따뜻하고 편안하게 있던 태아는 세포들의 성장발육이 잘 되어 원기가 강한 사람이 되는 반면, 그렇지 못한 태아는 원기가 약하여 병치레를 많이 하게 된다. 열 달 동안을 피로와 스트레스를 받는 환경에 노출된 산모는 머리로 열이 올라가서 뱃속이 차가워진다. 차가운 뱃속에서 열 달 동안 생활한 태아는 성장과 발육저하로 원기가 약한 아이가 된다. 이제 여러분 주위를 돌아보시라. 아토피를 가지고 태어난 아이가 요즘 왜 이리도 부쩍 늘었는가? 엄마의 뱃속이 차갑기 때문이다. 자궁이 태아의 성장발육에 적절한 상태가 아니기 때문이다. 예전에는 비만과 당뇨를 '성인병'이라고 일컬었다. 그런데 왜 지금은 그렇게 부르지 않는가? 소아비만, 소아당뇨 등 어린 아이들에게도 예전의 '성인병'이 많이 발생하고 있기 때문에 '성인이 되어서 나타나는 질병'이라고 할 수 없게 되었기 때문이다. 그 결과 지금은 이를 '생활습관병'이라고 부른다.

그렇다면 어째서 10~20년 사이에 갑자기 소아들이 성인에 버금가는 질병을 가지게 되었는가? 도시환경은 발달했고, 보건위생도 더 나아지고 있다. 의사나 한의사 수는 급격히 증가하고 있으며, 각종 의료시설도 개선되고 있다. 식품산업에 대한 국민들의 의식도 괄목할 만큼 나아져서 가히 선진국에 진입했다고 자부할 만하다. 이 같은 사회 전반적인 발전에도 불구하고 우리의 아이들은 오히려 조로早老현상이 나타나고 있으니, 이를 어떻게 설명해야 하는가? 이는 요즘 여자들의 자궁이 악화되어 아기에게 원기를 충분히 주지 못하기 때문이다. 그렇게 태어난 아기는 면역력이 떨어져 즉, 뱃심이 약하다는 뜻이다. 태어나면서 부터 노화가 시작되는 불운을 겪게 되는 것이다.

"여자들이여, 자신의 아름다운 몸매를 위해서도 그렇지만 태어날 아기를 위하여 이 말을 명심하소. 내 뱃속을 따뜻하게 하는 것은 내 남편과 후손의 복을 바라는 내가 할 수 있는 가장 쉬운 일이라는 것을…….

이마저도 안 하면서 자식에게 '공부 못한다, 운동 못한다, 너는 왜 음악에 소질이 없느냐? 그림도 잘 그려라, 영어도 잘해라. 이도 저도 마음에 안 들면 너 그러다 뭐 될래?' 이렇게 함부로 다그치지 마소. 태어날 때부터 원기를 잃은 우리 아이들이 당신이 내뱉는 말 한마디에 상처받아 그 상처가 평생토록 잠재의식으로 우리 아이를 괴롭히는 짐이 된다는 것을 명심하소."

(필자의 말을 한 귀로 듣고 한 귀로 흘리는 이들이 많아 잠깐 글이 옆길로 빠졌다. 스스로 움직이지 않는 이를 어떻게 움직이게 할 수 있으랴. 가진 복이 그것뿐이라 여기고 기운에 대한 얘기를 계속해 나가기로 하겠다.)

기운은 크게 외공外功과 내공內功이 있다. 팔, 다리, 눈, 코, 귀, 입 등의 세포근육들은 힘이 겉(바깥)에 있기에 외공이라 하며, 외공이 발달한 사람들은 순발력, 기술력이 뛰어나다. 반면, 오장육부에 있는 세포근육의 힘은 뱃속에 있기에 내공이라 하며 지구력, 집중력, 인내심의 원천이 된다. 사람에 따라 외공이 발달된 사람이 있는가 하면 내공이 발달된 사람도 있다. 물론 내외공이 모드 약한 사람도 있으며, 내외공이 균형잡힌 사람도 있다. 오늘날은 피로와 스트레스, 그리고 차가운 것들을 먹고 마시는 생활문화로 인해 뱃속이 차가워지면서 내공이 약해지고 열이 겉으로 나가서 외공으로 쌓인 사람들이 많은 현실이다. 이러한 사람들을 보통 '열체질'이라고 하는데, 이런 사람들은 더위를 이겨내지 못하므로 싫어한다. 반면 추위는 막아낼 수가 있어 차가운 것을 좋아한다. 사상의학에서는 이같은 체질을 '태음인'이라고 통칭하는데(물론 열체질이 모두 태음인은 아니며, 태음인이라고 모두 열체질도 아니다.) 이런 사람을 건강하다고 표현할 수는 없다. 반면, 타고난 원기가 약하거나 원기가 강했었다 해도 후천적으로 기운을 잃어(노인 포함) 내외공이 약해진 사람은 에어컨 바람, 추위, 찬바람을 막아낼 힘이 없어 따뜻한 곳을 좋아한다. 이런 유형의 사람이 찬바람을 맞으면 몸 속으로 차가운 기운이 들어와 살아 있던 세포들이 통증을 일으키게 된다. 따라서 찬 기운이 없는 따뜻한 곳을 좋아하게 되는 것이다.

큰 구들방에 불을 뜨끈뜨끈하게 지피고 10여 명이 함께 자보면 재미있는 현상을 보게 될 것이다. 깊이 잠이 들면 몸이 차가운 사람이나 아픈 사람, 노인들은 따뜻한 아랫목으로 몰리게 되고, 반면 몸이 따뜻한 아이들이나 외공이 많은 열체질인 사람들은 윗목으로 몰려서 잠을 자게 된다. 그 중간에는 내외공이 균형 잡힌 사람이 자고 있다. 내공이 있는 오장육부는 제기능(소화, 흡수, 배출)을 발휘하여 자체적으로 건강을 유지할 수 있도록 지켜주는 역할을 하게 된다. 내공이 있는 사람은 내 생각따라 내 몸이 움직이며, 내 뜻에 따라 삶을 살아가게 된다. 물론 생활 속에서 내공을 쌓기만 할 수는 없다. 쓰기도 하지만 쓴 만큼 모아야 한다. 이를 '축기'라고 하는데, 대부분의 사람들은 내공을 소모하기만 할뿐 쓴 것만큼 다시 모으지를 못한다. 예를 들어 손을 움직여 일을 한다는 것은 처음에는 손에 있는 기운(외공)으로 순발력이 있어 일을 하지만, 외공을 쓰고 나면 다음은 내공을 끌어다 쓰게 되어 있다. 일을 실행하는 데 필요한 보고, 듣고, 판단하는 모든 것이 기운, 정신에너지, 즉 내공을 사용하는 것이다. 이렇게 내공을 쌓지 못하고 계속 소모하다 보면, 차가워진 세포들이 많아서 몸이 아프고 붓고 굳고 썩어가면서 죽고 싶다는 부정적인 생각이 저절로 생긴다. 이 부정적인 생각이 바로 '병과 마의 집'이다. 그 집의 주춧돌은 '죽은 세포'이며, 그 위에 '부정적인 생각'이 대들보를 세우고 있는 것이다. 이 부정적인 생각에 빠지다보면 스스로 자신을 주체하지 못하고, 주인 노릇을 포기하게 된다. 이 순간부터 '배고픔증'과 온갖 욕구와 본능이 '나'를 지배하기 시작한다. 이런 이유로 기운이 없는 사람일수록 '배고픔증'에 쉽게 빠지게 된다.

필자가 말하는 '배고픔증'이라는 것은 뱃속이 차가워지면 '실제로는 배고프지 않은데도 뭔가 계속 먹고 싶다는 욕구'를 말하는 것이다. 건강한 사람은 결코 과식을 할 수 없다. 몸과 마음이 모두 과식을 거부하기 때문이다.

마찬가지로 살아있는 세포가 활발하게 활동하는 사람은 아무리 죽고 싶다고 노래를 해도 못 죽는다. 오히려 죽고 싶다는 그런 부정적인 생각 자체를 하지 않는다. 이처럼 오장육부의 세포가 따뜻해야 진정한 건강인이다.

진정한 건강은 얼짱, 몸짱이 아니라 '속짱'이 되어야 한다. '속짱'이 되면 저절로 기운이 생기어 말단 신경과 세포들이 살아나면서 겉과 속이 함께 건강 해지는데, 속은 차가운 생활을 하면서 스스로를 죽이면서도 멋진 겉모습만(몸짱, 얼짱) 등을 유지하려는 것은 헛발질에 다름 아니다.

다시 한번 강조하지만, 사람은 내공이 있어야 말단 신경과 세포인 눈, 코, 귀, 입, 머리카락, 손끝, 발끝의 기운이 순조롭게 전달되어 제 기능을 유지하게 된다. 나아가 운동에너지를 통해 말단 피부에 탄력과 윤기를 주고, 이목구비가 또렷해지며, 표정이 밝고 균형 잡힌 몸매가 된다. 또한 내공이 있어야 스스로를 지키면서 예전의 잘못된 습관으로 빠지지 않는다. 여러분이 지금까지 해왔던 어떤 다이어트도 스트레스를 끼고 사는 방식에서 벗어나지 않는다. 살이 빠지면 다시 찔까봐 걱정하는 스트레스, 살이 안 빠지면 안 빠지는 데서 오는 스트레스를 늘 가지고 산다. 내공을 키우면 의식에너지가 활성화 되면서 이 같은 스트레스로부터 스스로를 지켜주게 된다. 다이어트를 몸으로만 해서는 안 되는 이유가 바로 이것이다. 수많은 다이어트 방법들이 대부분 심각한 부작용 초래하는 것도 바로 내면의식을 도외시하기 때문이다. 지금까지 필자가 주장한 기운을 정리하면 다음과 같이 설명할 수 있다.

외공 : 오장육부를 제외한 모든 신경과 세포, 근육과 뼈들의 힘(순발력, 기술력)

내공 : 오장육부 세포의 힘(지구력, 집중력, 인내심)

외공은 순발력 기술력등의 몸의 에너지만 줄 수 있고, 내공은 몸에 기운을 보내주어 지구력 집중력 인내심을 주는 에너지이기 때문에 후반전까지 정확하게 할 수가 있고, 성에너지도 보내주기 때문에 남성 여성의 성이 건강하고, 의식에너지도 보내주기 때문에 정신이 맑고 마음이 차분해지면서 지혜 안정 평화 행복이 있는 것이다. 그래서 내공을 생명에너지라고 할 수가 있기에 이를 생명온도라고 하는 것이다.

2. 배고픔증은 차가운 기운이 만든다

사람이 일을 한다는 것은 세포들이 갖고 있는 기운을 쓰는 것이다 아침에 출근을 해서 일을 한다는 것은 '움직이는' 운동에너지와 '생각을 하는' 정신에너지를 함께 쓰는 것이다. 물론 처음에는 운동에너지(외공)를 사용한다. 따라서 외공이 강한 사람은 정신노동자든 육체노동자든 외공이 약한 사람보다는 좀 더 버틸 수 있다. 그러나 누구를 막론하고 외공이 일정 부분 소모되고 나면 내공을 끌어다 쓰게 된다. 일을 오래하여 내공을 소모시켜 뱃속의 세포들이 기운이 없어 차가워지면 통증이 생기게 되는데, 이 통증이 바로 '배고픔증'인 것이다.

즉, 무리하게 일을 하면 뱃속에 있던 기운들을 쓰게 되어 머리로 열이 올라가면서 뱃속이 차가워지기 시작하는데, 이 때 팔 다리를 움직이면 뱃속에 있는 세포들이 '힘이 없다'고 '죽겠다'고 '기운 소모하는 일을 그만하라'고 신호를 보내는 것이다. 이 글이 의심스러운 사람은 배가 고플 때 배에다 손을 대고 가만히 느껴보라!

이때 식사를 하게 되면, 배고픔증은 사라지게 된다. 식사를 하면 눈으로 무엇을 먹겠다는 생각이 일어나게 되고, 그런 다음 손과 팔을 움직여 음식을 입으로 넣게 되며, 입에서는 음식을 씹고 부수어 소화액을 분비한 다음 식도를 통하여 위로 내려 보낸다. 위에서는 발효를 시켜서 장이 흡수 및 분해하기 좋도록 잘 숙성시킨 다음 장으로 내려 보내고, 장에서는 필요한 기운을 흡수하고 불필요한 것은 대소변으로 보내는 역할을 게 된다. 즉, 음식을 먹으면 소화, 흡수, 배출과정을 겪게 되는데 이 과정이 모두가 오장육부에 기운이 있어야 순탄하게 이루어진다. 이처럼 기운이 있어야 음식을 먹을 수 있지만, 한편으로는 음식을 먹는다는 것 자체도 기운을 보충하는 일이다. 이를 '후천지기後天之氣'라 부른다.

앞에서 이미 언급한 바와 같이 이미 내 생명이 세상에 올 적에 받은 기운과 부모로부터 물려받은 기운을 '선천지기先天之氣'라 하여 잘 관리하면 64세를 산다는 말이 도가道家에 전해져 내려온다. 그 이후 얼마를 더 살 수 있는가 하는 것은 오로지 '후천지기後天之氣'에 달렸다고 했으니 결코 음식 먹는 일을 함부로 생각해서는 안 될 것이다.

너무 많이 먹어서도 안 되고 너무 적게 먹어서도 안 되니, 이는 오로지 내 몸과 마음을 정갈히 한 다음에야 스스로 자신에게 맞는 식사량을 알 수 있을 것이다. 내공이 약한 사람이 음식을 먹으면 기운을 소모하게 되는데, 위장에 기운이 없으니 다른 곳에 있던 기운들이 모두가 위로 몰리게 되어 다른 장기들이 도리어 차가워지게 된다. 그 결과 차가워진 장기가 붓게 되어 비만의 원인이 되는 것이며, 내공이 없으니 말단 신경과 세포들이 기운이 없어지면서 차가워지고 체냉體冷이 생겨 소화불량이 되는 것이다. 물론 내공이 강한 사람도 과식을 하게 되면 마찬가지다. 더구나 차가운 음식을 먹게 되면 당장 입과 목은 시원하지만, 뱃속의 세포들은 차가운 음식을 소화시키기 위해 열 손실이 심하여 내상을 입게 된다. 이 정도의 차가운 음료에도 내공이 있는 사람들은 이겨낼 수 있지만, 오장육부 세포들의 기운이 약한 사람들은 차가운 기운을 막아내지 못하여 세포들이 차가워지면서 오그라드니(굳어가니) 장이 꼬이게 된다. 특히 살아있는 세포들은 점점 차가운 기운에 범접을 당하면서 통증이 생기는 고통을 받게 된다. 이때 빨리 뜨거운 물을 한 잔 마시면 세포들이 다시 살아날 수 있는데 대부분의 사람들은 식사 후 차가운 물을 마셔버린다. '따뜻하면 살고 차가워지면 죽는다'는 원리를 조금만 알아도 이런 황당한 행위를 하지는 않을 것이다.

이제 차가운 음료를 좋아하는 사람의 복부세포는 어떻게 변할까? 현명하신 우리 독자들께서는 이미 답을 알고 계실 것이다. 뱃속 세포들은 차가워지면서 기운이 없어 무기력증이 생겨 붓고 늘어지면서 복부 전체를 보기 흉하게 만들 것이다. 이것이 복부 비만이며, 여타의 부분 비만도 그 원리가 이와 같다.

더구나 '죽은 세포'들은 생명온도가 없어서 '살아있는 세포'와 함께 붙어 있으면서 '살아있는 세포'들의 온도를 자꾸 빼앗아 가므로 주위의 세포들을 더욱 아프고(배고픔증) 붓게 만든다. 그래서 뱃속에 차가워진 세포(죽은 세포)들이 많은 사람들은 자꾸 먹게 되는 것이다. 건강하지 못해서 생기는 배고픔증은 아무리 먹어도 허기를 면할 수 없다. 먹은 것을 완전히 흡수한 다음 나머지를 모두 배출시킨다면 더욱 건강해질 것이다. 그러나, 기운이 허약해서 느끼는 '배고픔증'은 체내에서 흡수시키지도 못할뿐더러 기운이 약해서 배출도 제대로 못시키므로 체내에 축적되어 이상 발효를 일으키게 된다. 음식물이 이상 발효되면서 각종 장기를 침범하여 오늘날 불치병이니 난치병이라 부르는 비만 합병증을 유발하는 것이다. 이미 차가워진 신장, 방광, 대장 등이 더욱 차가워져서 대소변의 배출능력도 떨어지게 된다. 그러니 저절로 고도 비만이 될 수 박에 없다.

고도 비만이 된다는 것은 타고난 원기가 강한 사람들에게 생기는 현상이다. 원기가 약한 사람들은 내공이 약해서 조금만 세포가 붓거나 굳어져도 바로 몸 안에 이상을 느끼기 때문에 고도 비만이 될 수가 없다. 원기가 강한 사람들은 오장육부의 살아있는 세포들이 많아서 기운이 강하다. 따라서 일부 세포들이 차가워져 '죽은 세포'들이 있어도 살아있는 세포들이 남아 있어서 버틸 힘이 있다. 그렇기 때문에 '배고픔증'을 해소하기 위해 더 먹을 수 있는 것이다.

다시 정리하자면 비만의 종류가 다양하게 있다고 하나, 그 원리는 하나에 불과하다. 간단히 말해 차가운 기운이 몰려있는 곳은 순환이 안 되어 붓고 굳어서 점점 살이 찔 수밖에 없다는 것이다. 얼굴이 커지고, 어깨, 가슴, 등, 배, 엉덩이, 허벅지, 다리, 근종, 종양 등이 커지는 모든 원인이 오장육부가 차가워지면서 약한 부위부터 순환이 안 되어 생기는 현상이라는 것이다.

3. 많이 먹기보다 잘 먹어야 배고픔을 덜 느낀다

가끔 우리는 빗대어 '먹고 죽은 귀신은 때깔도 곱다'는 표현을 쓴다. 이때 '죽는다'는 것은 '호흡을 하지 못한다'는 의미다. '호흡을 하지 못한다'는 것은 기운이 없기 때문이다. 필자도 음식을 많이 먹으면 호흡을 깊이 하지 못한다. 호흡을 깊이 하지 못하는 사람은 목구멍이나 흉부까지만 숨을 들이쉬고 내뱉을 뿐 뱃속까지 호흡을 하지 못한다. 이런 정도까지 이르면 아무래도 기운이 약해지게 되고, 기운이 모자란 것을 음식으로 대신하려고 하게 된다. 그러나, 아무리 음식을 많이 먹어도 이를 소화, 흡수시킬 기운이 부족해서 세포는 더욱 죽어가게 된다. 바로 악순환의 늪에 빠지는 것이다. 우리가 일반적으로 사용하는 '만성질환'이라는 것은 대부분 이같은 악순환의 늪에 빠져 있는 경우를 지칭하는 말이다.

오늘날 많은 사람들이 건강에 관심을 많이 가지고는 있지만, 건강에 대한 올바른 인식이 부족한 것 같다. 진정한 건강은 뱃속의 오장육부가 건강해야 하는 것이지, 뱃속이 건강하지 못하면 기운이 없어져서 천하장사라도 맥을 못추고 건강을 잃을 수밖에 없다는 점을 알아야 한다. 필자가 100세 이상의 장수 노인들을 찾아다니면서 그들의 음식 문화를 살펴보았을 때 일반인의 식사와 다를 것이 없었다. 필자의 기억으로 장수 노인들에게 '등푸른 생선이 좋다'든가 '채식이 좋다'고 조언했다가 야단을 맞은 적이 있다. 건강하게 오래 사시는 노인들은 오히려 '음식을 가리지 말라'고 하신다. 장수 노인들이 음식을 가리지 말라는 것은 바로 오장육부가 건강하여 생명온도가 있어서 소화 배출할 수 있기 때문이다. 장수 노인들은 기운이, 힘이 있기 때문에 음식을 가리지 않고도 건강하게 장수를 할 수 있는 것이다. 만약 이를 따라한답시고 오장육부가 기운이 약하여 소화 배출능력이 부족한 사람이 아무거나 많이 먹으면 큰 탈이 생길 것이다.

우리 몸은 기운이 약해지면서 소화가 안 되어 음식을 가리게 되고, 질병에 노출되는 것이다. 따라서 '죽은 세포'를 몰아내어 기운이 생긴다면 굳이 '무엇을 먹어야 한다' 는 것은 의미가 없어지게 된다.

4. 차가운 기운의 범인, 변비

음식을 먹어서 배출을 잘하면 저절로 잘 먹게 된다. 잘 빼준다는 것은 오장육부에 생명온도가 살아있는 세포가 많아야 제기능을 발휘하는 것이다. 아무나 잘 빼주는 것이 아니다. 기운이 있는 사람은 소화배출능력이 좋으니 음식을 가릴 필요가 없다. 없어서 못 먹지, 싫다고, 맛없다고 못 먹는 법이 없다. 젊었을 때, 기운이 넘칠 때를 생각해보면 이해가 될 것이다. 만약 음식을 먹어서 건강이 해결 된다면 돈 있는 사람이나 권력 있는 사람들이 왜 질병을 피하지 못하겠는가? 이는 근본 문제 해결이 아니기 때문인 것이다.

음식을 먹어서 잘 빼주는 길은 대변과 소변을 잘 보는 것이다. 불필요한 음식찌꺼기는 대변으로 나가고, 불필요한 수분은 소변으로 나간다. 그런데 대변의 기능이 약해져 설사, 복통, 변비, 치질 등이 생겼다는 것은 대장의 세포들에 이상이 생긴 것이고, 소변에 이상이 생겨 수분을 빼주지 못한다는 것은 신장, 방광, 요도의 세포들에게 이상이 생긴 것이다.

변비는 차가운 기운이 범인이다

오늘날 많은 사람들이 변비로 고생을 하고 있다. 이는 마치 하수도가 막히는 것과 같은 이치다. 하수구가 막혀서 음식 찌꺼기를 잘 빼주지 못하니 저절로 몸 세포들이 붓거나 굳어서 비만이 될 수 밖에 없다. 복통, 설사가 나거나 변이 가늘거나 염소 똥처럼 단단하게 되어 고생들을 하는 것이다. 이같은 병증은 모두가 대장의 세포들이 차가워지면서 죽어가는 과정에서 나타나는 현상이다. 대장이 따뜻하고 기운이 있으면, 대장의 세포들이 기운이 있어서 제 기능을 발휘한다. 그래서 연동운동이 잘되어 음식 찌꺼기들을 잘 배출하게 되는데, 이때 나오는 변은 색이 노랗고 두꺼우면서 긴 형태를 띠게 된다. 우리는 이것을 건강한 변, 곧 쾌변이라고 부른다. 다시 말해 변의 색, 두께, 길이가 대장을 포함한 소화기의 건강을 나타내는 표시자 역할을 하는 것이다. 그런데 피로와 스트레스 등으로 인해 머리로 열이 올라가고, 그 결과 뱃속이 차가워지면 대장의 세포들은 기운을 잃게 된다. 처음부터 세포가 과다사멸하는 경우가 아니라면 대부분 피로가 밀려와도 어느 정도 이겨낼 힘이 있다. 그러나 살아있는 세포들이 점차 줄어들고 '죽은 세포'가 지속적으로 증가하게 되면, 늘 피로하여 스스로 피로한지도 잘 못느끼게 된다. 이처럼 몸을 차갑게 하는 생활이 계속 누적되면서 마침내 대장의 세포들은 차가운 기운을 이겨내지 못하여 붓고 아프고 굳고 썩어가 대장암이 많은 세상이 된 것이다.

대장大腸은 건강의 바로미터

대장에 음식 찌꺼기인 변이 모이게 되면 대장의 세포들이 차가워지게 된다. 이때 대장의 신경들도 함께 차가워지면서 통증을 유발하는데,

이것이 '변마렵다증'이다. 이때 변을 누게 되면 뱃속이 편해지고 머리가 차가워지면서 정신이 맑게 된다. 정신이 맑으니 생각이 잘 되어 변소간에서 참신한 아이디어가 나오게 되는 것이다. 원기가 강한 사람은 생명온도가 강해서 대장의 세포들이 살아있으므로 배출능력이 좋다. 그러나 피로가 누적되어 뱃속이 차가운 사람은 배출능력이 약해지면서 각종 대변, 항문 관련 질병들을 가지게 된다. 우선 대장이 차가워지면 부어서 변이 가늘게 되거나 설사를 하게 되고, 더욱 차가워져서 붓게 되면 막히면서 배변기능이떨어져 변비가 되어 나오질 못하게 된다. 이 상태가 더 진행되면 뱃속이 차가워지면서 장부에 있던 열들이 항문쪽으로 나오면서 치질, 치루, 치핵이 되고 결국에는 대장이 생명온도를 잃고 썩어가니 대장암들이 내 몸 속에 집을 짓기 시작하는 것이다. 대장의 세포들이 붓게 되면 변이 나오는 길은 당연히 좁아질 수밖에 없다. 좁은 길을 나오는 변은 저절로 가늘게 될 수밖에 없다

대장의 세포들은 차가워지면서, 생명온도를 잃으면서 통증이 생긴다. 생명온도를 잃어가면서 죽겠다는 신호, 즉 빨리 따뜻하게 해서 살려달라는 신호를 보내는 것인데 대부분 대장을 따뜻하게 해주지 않고 약에만 의지한다. 약은 일시적인 통증을 해결해준다. 이는 우리 몸이 우리에게 보내는 간절한 메시지를 거부하는 행위이다. 마치 의자왕이 말년에 충언을 하는 신하들을 감옥에 가둔 것과 다를 바 없다. 그 결과 백제가 멸망으로 치달았듯이 대장의 세포들은 대자연의 법칙에 따라 가혹할 정도로 어김없이 '붓고 → 아프고 → 굳고 → 썩어버린다. 이것이 대장에 죽은 세포가 한 겹 생기는 과정이다. 이때 불필요한 수분을 빼주는 신장과 방광쪽이 함께 차가워지면서 소변쪽의 세포들도 차가워지

게 된다. 차츰 신장과 방광의 기운이 없어지면서 붓고 아프고 하는 대자연의 법칙이 발현되면서 저절로 소변 배출기능이 약해지게 된다. 이제 소변 기능이 약해졌으니 불필요한 수분을 대변 쪽으로 보낼 수밖에 없다. 그러나 이미 대장의 세포들이 부어서 좁아진 곳을 불필요한 수분까지 함께 나가니 '설사'가 되고, '복통'이 생기면서 죽어갈 수밖에 없는 운명이 된다. 이러한 이치를 모르는 현대인들은 바쁜 일상생활에서 피로와 스트레스 등이 누적되어 지속적으로 대장의 세포들은 붓고 아프고 굳어 가기를 반복할 수밖에 없다. 좁아진 변의 통로는 심한 스트레스를 받게 되고, 더욱 부으면서 길을 막아버리게 된다. 길이 막혀버린 음식 찌꺼기들은 나갈 길을 잃게 되어 '숙변'이 된다.

숙변의 존재는 생명온도가 없는 존재이다

'숙변'은 몸 속에 살아있는 세포들의 온도를 빼앗아 가는 존재, 즉 몸을 자꾸 차갑게 만드는 존재이다. 따라서 '숙변'이 있는 사람은 저절로 살아있는 세포들의 열을 뺏겨서 붓고 아플 수밖에 없다. 이처럼 숙변은 비만의 원인이 된다. 세포들이 완전히 생명온도를 다 잃었다면 완전히 막혀버리게 되지만, 완전히 굳기 전에는 차가운 기운은 수축을 하고 따뜻한 기운은 팽창을 하게 된다. 한번에 생명온도를 잃어버리면 굳어 버리지만, 두 기운이 서로 수축과 팽창을 거듭하게 되면 이 과정에서 통증과 경련이 생긴다. 이를 '장경련'이라 한다. 만약 살아있는 세포들이 있으나 그 기운 약할 경우에는 연동운동이 약해지면서 배변의 속도가 엄청나게 느려질 수밖에 없다. 이러한 상태에 이르게 되면 변이 나올 듯하여 화장실에 가도 변이 쉽게 나오진 않고 보통 20~30분, 혹은 몇시간을 노력해야 한다. 이를 통칭하여 '변비'라고 하는 것이다.

'변비'가 생기게 되면 우리 몸은 고통을 호소한다. 스스로 몸이 나빠졌음을 인식하게 되어 병원으로 간다. 대부분 수분섭취를 많이 권하며, 경우에 따라 식이섬유나 이온수를 많이 마시라고도 한다. 그러나 이같은 권유를 받고 환자가 마시는 음료는 대부분 차가운 물 종류에 불과하다. 참으로 안타까운 일이다. 차가운 것을 많이 마시고 먹어서 아픈 사람에게 다시 차가운 것을 권하니 일시적으로는 설사가 나면서 변비가 해결이 되겠지만 더 큰 생명의 위협을 초래할 것이 자명하다.

자, 이제 차가운 이온수를 마시면 어떤 현상이 초래되는가 생각해보자. 이온수를 마시면 불필요한 수분들은 소변쪽으로 나가야 하는데, 차가운 기운으로 인해 소변 쪽의 세포들을 붓고 아프고 굳게하여 소변 배출기능을 떨어지게 만든다. 할 수 없이 수분이 대변 쪽으로 몰리게 되면서 설사와 함께 변비를 해소하게 된다. 그러나 이는 '단방 요법'이요, '순간 요법'이라는 점을 알아야 한다. 이로 인하여 한 번은 배변을 하였지만, 남은 것은 차가운 기운이다. 불쌍하게도 우리는 장부의 세포들을 더욱 차갑게 만들어 더 큰 불행을 부르게 된다. 배변을 할 때 괄약근에 힘이 들어가게 되는데, 괄약근은 기운이 많이 모여 있어서 대장의 세포가 차가워져도 어느 정도 힘이 남아 있다. 그러나 앞서의 과정을 거치면서 괄약근이 차가워지게 된다. 괄약근의 안쪽이 차가워지게 되면 그 부위의 세포들이 붓게 되는데, 부은 세포들은 밖으로 삐져나오게 된다. 이를 치질이라고 한다. 여기서 더 진행되어 대장에 차가운 기운이 많아질수록 괄약근 주위로 열이 빠져나오면서 '항문 가려움증'이 생기게 되는 것이다. 이러한 현상이 누적이 되면서 강해지면 '치질' '치루' '치핵'이 되는 것이다

대장大腸의 '불쌍한 운명'이란 무엇인가?

우리 몸에 있는 '죽은 세포'들은 세균 바이러스의 밥이 되어 이 세상에서 없어질 운명이 된다. 즉 썩어가는 과정만 남게 되는데, 바로 그 다음은 암이 기다리고 있다! 생명온도를 잃은 죽은 세포에게서 암이 생기는 것이지, 따뜻한 살아있는 세포들에서는 암이 생길 수 없다는 점을 알아야 한다. 오늘날 차갑게 하는 생활문화로 인하여 뱃속이 차가운 사람들이 너무나 많은 현실이다. 오죽하면 인구 대비 대장암 환자가 서울과 수도권 지역에 유독 많이 발생하겠는가? 이 글을 읽는 독자들은 지금 즉시 아랫배를 만져보라!

딱딱하고 차갑고 아픈, 죽은 불쌍한 자신의 세포들을 느낄 수 있을 것이다. 뱃속을 따뜻하게 하는 생활은 세포들의 생명온도를 유지시켜 주므로 이런 질병들이 생길 수 없다.

5. 시원한 배뇨가 비만을 해소하는 지름길

음식 찌꺼기로 인한 비만 외에도 불필요한 수분을 빼내주질 못해서 붓는 것도 비만의 원인 중 하나라 할 수 있다. 신장, 방광, 요도는 소변이 나가는 길인데, 왜 길이 막혀 소변을 빼주질 못할까? 모든 세포들은 차가워지면 기운이 없어 기능을 잃게 되고, 붓고 아프고 굳어서 썩어가는 것은 누구도 피할 수 없는 대자연의 법칙이라고 했다. 소변이 나가는 길이 막히게 된 것은 바로 신장, 방광, 요도 등의 세포들이 차가워졌기 때문에 기운을 잃게 되었고, 그래서 그 기능에 이상이 생긴 것이다. 앞서 살아있는 세포들은 자신의 생명을 유지하기 위해서 생명온도가 있어야 한다고 했다. 그런데 수분은 차가워지면 얼게 되고, 뜨거워지면 수증기가 되어 없어진다. 따라서 물의 상태를 유지하려면 적당한 온도가 필요한데, 이는 사람의 생명온도보다 차갑다.

차가운 수분이 신장과 방광에 모이게 되면 신장, 방광의 세포들은 차가운 기운에 의해 열을 빼앗기게 되면서 차가워진다. 이때 차가운 기운이 세포들을 차갑게 하면서 통증이 생기는데, 이것이 바로 '오줌 마렵다증'인 것이다. 내공이 강하고 생명온도가 강한 사람은 기운이 있어서 오랫동안 참을 수 있으나, 기운이 약한 사람은 차가운 기운을 막아내지 못하고 오줌이 마려워 쩔쩔매게 된다. 기운이 더 약한 사람은 잔뇨감이 생기게 되며, 금방 소변을 보고서도 돌아서면 또 소변이 마렵게 된다. 점점 기운이 떨어지면 신장과 방광의 기능도 떨어져서 심할 경우 소변이 제멋대로 나오게 되는데, 이를 요실금이라 부른다.

소변에 관련된 세포들이 생명온도가 있어 기운이 있으면 소변이 힘이 있어서 시원한 배뇨가 된다. 그러나 피로와 스트레스 등의 몸을 차갑게 하는 생활은 저체온이 되게 하여 소변에 힘이 없고, 관련 장부臟腑들의 기능이 떨어지면서 소변의 색이 노란색으로 변색되게 된다. 그런데 여기서 피로를 풀지 못하고 더욱 몸을 차갑게 하는 생활을 하게 되면, 소변은 더욱 힘이 없어지고 색은 점점 붉은 색으로 되면서 생명온도를 잃어가는 세포들은 붓고 아프고 굳어가며 기능이 약해진다. 그런데도 차가운 생활을 계속하게 되면, 불쌍한 신장, 방광, 요도의 세포들은 생명온도를 잃어가며 자연의 법칙에 의해서 붓고 아프고 굳어가면서 기능이 떨어지게 되어 소변을 누고 싶어도 조절이 안 되고, 점점 소변 길이 막히게 되는 것이다.

저절로 수분을 빼주질 못하니 '만성 신부전증' 등이 되어 몸의 각 세포들은 붓게 되고, 복수가 차서 '퉁퉁' 붓는 현상이 나타날 수 밖에 없다. 소변 길이 완전히 막혀서 배뇨가 전혀 안 된다면 포기할 수밖에 없지만, 완전히 막히지 않고 조금이라도 소변을 볼 수 있는 기능이 있다면 회생시킬 가능성이 남아 있다. 배뇨를 할 수 있다는 것은 세포들이 완전히 굳어 죽지 않았다는 증거이므로 차가운 생활에서 따뜻한 생활문화로 바꿔주면 배뇨 기능을 살려나갈 수 있는 것이다. 이것이 면역력을 증가시키는 방법이다. 내 몸 속의 남아 있는 세포들을 살려놓아야 하는데, 이러한 생각은 안 하고 피 속에서 수분과 독소를 걸러주는 인

공신장을 하거나 신장 바꿔치기(장기이식)를 하고 있는 것이 현실이다. 그러면서 범국민적으로 장기 기증운동을 벌이고 있다. 모든 생명있는 세포들은 생명온도를 잃으면 붓고 아프고 굳어서 썩어 버리는데, 따뜻하게 하여 살려낼 생각을 안 하고 기계의 부속품 갈아 끼듯이 생각하고 있는 것이다. 이같은 발상으로 인해 결국에는 생명온도를 잃고 죽은 세포들은 세균의 밥이 되어 썩어들어가게 된다. 그리고 그 결과 신장, 방광, 요도에는 염과 암이 생길 수 밖에 없다. 저절로 옆에 있는 전립선의 세포들도 차가워지면서 붓고 아프면서 전립선 비대증, 암 등이 생기는 것이다.

몸을 따뜻하게 해주는 생활속의 지혜

사람은 피로가 쌓이면 머리로 열이 올라가고 뱃속은 차가워지면서 저체온이 되며, 순환이 안 되면서 붓는다. 그런데 몸이 붓는다고 이를 해소하기 위해서 '이뇨제'를 사용하고, 정작 몸은 따뜻하게 해주지를 않는다. 빨리 뱃속의 세포들을 따뜻하게 해주어야 하는데, 거꾸로 우리 몸의 세포들이 적응하기 힘든 화학약품을 사용하여 더욱 몸을 차갑게 하는 것이다.

만약 여러분이 피로하여 몸이 부기가 있다면 가장 먼저 무엇을 하겠는가? 병원부터 가겠다는 사람은 제 몸을 자동차 수리공장에 맡기듯 하는 사람일 것이다. 대부분의 사람들은 목욕탕에 가서 몸을 따뜻하게 해줄 것이다. 그렇다. 그것이 정답이다. 우리는 늘 일상 속에서 지혜롭게 살고 있다. 그러나 지식이라는 것에 겹겹이 쌓여 지혜의 문을 열지 못하고 있는 것이다. 병원에 간다고 생각하는 것은 지식이다. 추우면 따뜻한 곳을 찾는 것이 지혜다. 목욕탕에 가서 사우나를 하거나 찜질을 하면 세포들이 활발하게 순환되면서 땀이 나고 부기가 빠지는 것을 느낄 수 있다. 그러나 많은 이들이 지식에 의존하여 약으로만 해결하려 하고, 차갑게 하는 생활을 계속하니 결국에는 세포들이 생명온도를 잃게 되어 어떤 것으로도 해결할 수 없는 상태가 되는 것이다. 다시 한번 말하지만, 약은 '보조재료'에 불과할뿐이며, 근본 해소책은 '따뜻한 생활문화' 라는 사실을 알아야한다.

지금까지 필자는 비만의 근본 원인이 세포들이 붓고, 지방이 굳어버리고, 대소변을 빼주지 못하고, 배고픔증이 생기기 때문이라고 주장했다. 그리고 그 이유를 설명하기 위해서 기존의 지식이 아니라 대자연의 법칙인 두 기운의 변화에 의해서 나타나는 것이라고 했다. 이 글을 읽는 독자 여러분들은 이제 비만의 근본원인이 살아있는 세포들이 생명온도를 잃어 생기는 즉,'차가운 기운'이 비만의 범인이라는 것을 이해했으리라 생각한다.

4장

모든 생명체가 순응하는 대자연의 6대 법칙

다이어트도 대자연의 법칙에서 벗어날 수 없다

정지된 모든 것[陰]에 기氣가 들어오면 움직임[陽]이 시작된다. 움직임[陽]은 모양[形]을 만들고, 내용[質]을 만든다. 이것이 생명[生命]이다. 그리고 생명은 6가지의 큰 원칙으로 변화한다. 이것을 대자연의 6대 법칙이라 부른다.

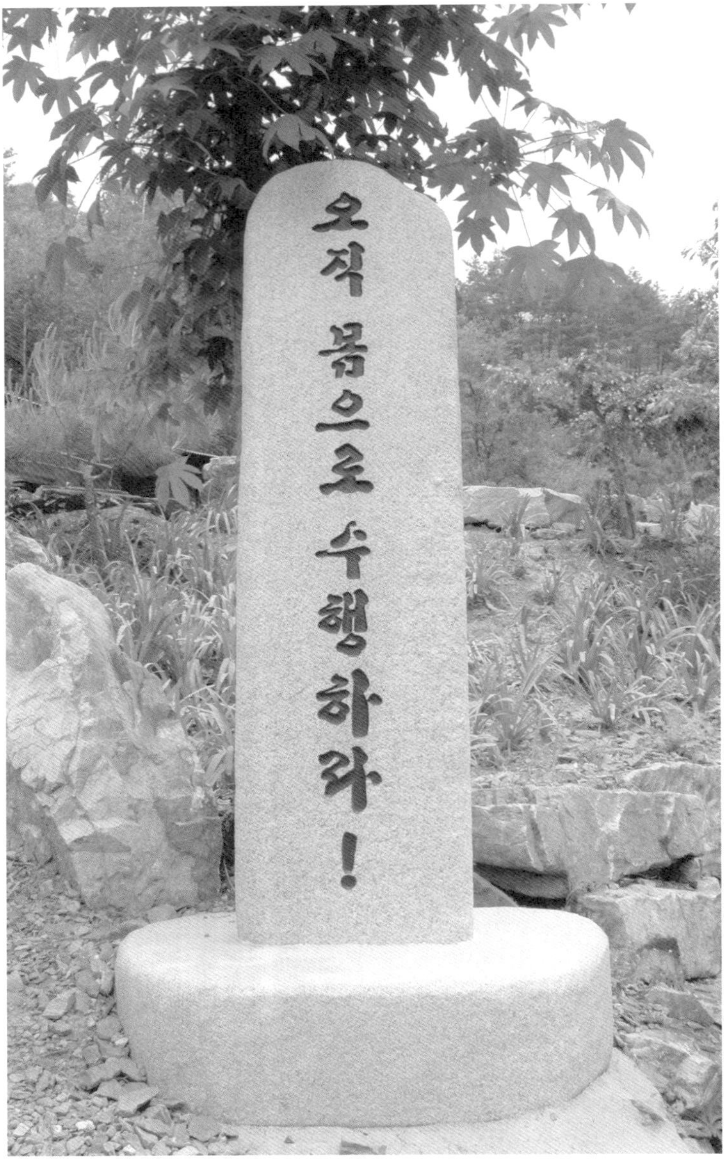
오직 몸으로 수행하라!

1. 만병萬病은 기운이 없어짐으로 시작된다

생명온도를 잃고 차가워지는 세포들은 기운이 없고, 붓고, 아프고, 굳고, 썩어들어가 죽게 된다고 밝힌 바 있다. 이는 그 누구도 거부할 수 없는 대자연의 법칙이다.

뱃속이 차가워지면 기운이 없어진다

모든 생명은 예외 없이 기운이 없어지면, 순환이 안 되어 무기력증이 생기게 된다. 사람의 경우에는 뱃속의 장부들이 늘어지면서 무기력해지고, 그 결과 신진대사, 호르몬 분비, 혈액 순환 등의 기능이 약해지면서 말단 신경과 세포에 이상이 생겨 뇌에서 명령을 내려도 뜻대로 되지 않는다. 즉, 기운이 없으면 생각이 있어도 내 뜻대로 내 몸을 움직이지 못하게 된다. 그래서 근무력증, 위무력증, 장무력증, 혈액순환 장애 등의 증세가 나타나면서 점점 게을러지게 된다. 이 세상에 게을러지고 싶어서 게을러진 사람은 아무도 없다. 뱃속이 차가워지면 뱃속의 세포들이 생명온도를 잃어 기운이 없어지게 되고, 그 결과 몸이 무거워지면서 게을러지는 것이 자연의 이치다. 간혹 이 같은 원리를 모르고 몸이 무거운 사람에게 게을러서 움직이지 않는다며 호통을 치는 경우가 있다. "넌 게을러서 살을 뺄 수 없어", "너처럼 게으른 애가 무슨 공부를 하겠니?"하는 말은 사실 상대방에게 아무런 도움도 안 되고 오히려 상처만을 남기게 된다. 상대방을 제대로 알고 하는 충고라면 이런 식의 비난보다는 "네가 피로와 스트레스가 많아서 뱃속이 차가워져서 기운을 잃어서 그런거니까 뱃속에 생명온도를 키우는 따뜻한 생활문화로 뱃심을 키워봐!"라고 하는 것이 진정으로 상대를 배려하는 충고일 것이다.

기운이 없는 사람은 추위도 더위도 막아내지 못한다

뱃속이 따뜻한 사람은 기운이 있어서 외부 온도의 영향을 크게 받지 않는다. 일년 내내 감기를 달고 사는 사람은 뱃심이 없기 때문이다. 기운이 없기 때문에 외부의 온도 변화에 민감하게 반응하는 것이다. 한의학에서는 이를 육기六氣에 의한 것이라고 하는데, 바람風, 습기濕, 무더위署, 추위寒, 건조燥, 뜨거움火으로 인해 병인 생긴다는 뜻이다. 하지만 사람에 따라 육기六氣의 영향을 많이 받는 경우도 있고, 적게 받는 경우도 있다.

기운이 있는 사람은 한겨울에 도끼로 두꺼운 얼음을 깨고 물속에 들어가도 온몸의 피부와 뼛속으로 파고 들어오는 차가운 기운을 이겨낼 힘이 있다. 차가운 기운을 막아내기 위해서 뱃속에 있던 따뜻한 기운들이 몰려가서 차가운 기운이 들어오지 못하도록 막아내기 때문이다. 얼음물 속에 들어가 앉아 있다 보면, 저절로 뱃속에 힘이 들어가서 호흡이 깊고 힘 있는 상태가 되어 호흡으로 기운(내공)을 계속 만들게 된다. 이렇게 만들어진 기운을 다시 바깥(외공)으로 보내 몸 속으로 들어오는 차가운 기운들을 계속해서 막아내는 것이다. 오랫동안 하다보면 몸이 따뜻해지고 기운이 생겨 추위를 모르게 되며, 그 과정에서 기운을 키우는 공부, 즉 극기훈련이 되는 것이다. 이때 기운이 강한 사람은 몸은 차가움에도 불구하고 물밖으로 내민 피부에서는 땀을 흘리게 되기도 한다. 이를 옆에서 지켜보면 추위 속에서 땀을 흘린다며 신기해하기도 한다.

그러나 뱃속이 차가운 사람이 물속에 들어갔다가는 추위를 이겨낼 기운이 없어서 차가운 기운이 뼛속과 살속으로 파고 들어가 순환이 안 되면서 입술이 파래지게 된다. 이런 상태로 체력단련을 한답시고 일정 시간 지나면 온몸을 굳게 만들어 '심장마비'를 일으켜 즉사를 하게 된다.

'저체온증으로 인한 사망'이나 '동사凍死'도 모두 이와 마찬가지로 내공이 약해서 생기는 현상들이다. 그러서 내공이 약한 사람들은 찬바람만 불어도 드러눕게 된다. 계절이 바뀔 무렵, 찬바람이 몸 속으로 파고 들어오는 것을 막지 못해 붓고 아파서 수족냉증, 각종 신경통 등으로 고생하게 된다.

또한 콧속으로 들어오는 차가운 기운을 막지 못해 호흡기의 세포들이 차가워져 붓고 아프면서 코감기, 목감기, 기관지염, 편도선염, 폐부종 등의 각종 호흡기 질환이 오게 되는 것이다. 이러한 사람들은 평소에 뱃속을 따뜻하게 하는 생활을 안 하고 차갑게 하는 생활만 해서 내공이 약해 저절로 '감기 단골손님'이라는 칭호를 들을 수밖에 없게 된다.

반면 날이 더워지면 뜨거운 기운이 몸 속으로 파고 들어온다. 뱃속에 기운이 있는 사람들은 내 몸 속에 들어오는 뜨거운 기운을 막아낼 수가 있어 건강을 지킬 수 있지만, 기운이 약한 사람들은 콧속, 살속으로 들어오는 뜨거운 기운을 막아낼 힘이 없다. 몸이 기운을 잃어 차가운 '냉체질'인 사람들은 어느 정도 더위를 이겨낼 수 있으나, 뱃속이 차가워지면서 열이 겉에 많은 '열체질'인 사람들은 세포들이 붓고 굳어있다가 더운 열에 의해 순환이 되면서 땀이 엄청나게 흐르게 된다. 호흡기를 통해서 파고 들어오는 더위를 이겨내지 못하여 호흡기의 끝인 폐肺가 뜨거워지고, 옆에 있는 심장이 뜨거워지면서 가슴에 열이 차게 된다. 그러면 저절로 뱃속은 차가워지면서 붓고 아프면서 배탈, 설사, 복통이 생기고, 머리는 뜨거워지면서 정신이 없고 굳어가게 된다. 이러한 질병이 바로 일사병, 열사병, 기질병, 토후병이다.

내공이 있어야 더위도 추위도 이긴다

몇해 전에 방송녹화를 위해서 외국의 더운 지방에 갔던 탤런트가 체류중 열사병에 걸려 죽었다는 기사를 본 적이 있다. 만약 그때 빨리 뱃속을 뜨겁게 해주었으면 머리가 차가워지면서 정신이 맑아지고 의식이 돌아왔을 텐데, 이러한 자연의 이치를 몰라 따뜻하게 해주질 않으니 식어서 죽을 수밖에 없는 현실을 보고 안타까웠다.

더운 나라 사람들은 그 무더위에서도 뜨거운 차를 마신다. 왜 뜨거운 차를 마실까? 사람들은 추우면 뜨거운 것을 마시고, 더우면 차가운 것을 마셔야 되는 것으로 생각하기 쉽다. 그러나 날씨에 상관없이 뱃속이 따뜻하고 기운이 있어야 추위나 더위도 막아낼 수 있는 힘(내공)이 생긴다는 것을 알아야 한다. 이는 누구도 피할 수 없는 조물주께서 만들어 놓으신 대자연의 '생존법칙'인 것이다.

또 하나 기억나는 신문 기사가 있다. 모 병원에서 그날따라 날씨가 너무 무더워서 에어콘을 '빵빵'하게 틀어 놓았는데, 사람들이 사망했다는 내용이었다. 일명 냉방병, 즉 에어컨병이다. 병원에 입원한 환자가 하루 이틀도 아니고 매일 차가운 기운을 마셔야하니 내공이 약해져 찬 기운을 막아내지 못하고 의식불명에 빠진 것이다.

하루 종일 에어컨 앞에 있으면 몸은 점점 호흡기를 통하여 장부가 식어가 무기력증이 생기게 된다. 무기력하므로 더욱 움직이기 싫고 에어컨 옆을 떠나지 않는다. 이제 몸이 붓기 시작하고, 호흡기 세포들도 덩달아 부어오르면서 코도 붓고, 기관지나 편도선까지 부으면서 여름에 감기를 달고 살게 된다. 그러다가 자신도 모르는 사이에 온몸이 굳어가면서 결국에는 싸늘하게 식게 되는데, 반면 머리는 뜨거워져 두통, 어지럼증 등이 생기다가 의식이 없어지며 쓰러지는 것이다. 누구나 생명온도를 잃고 식어버리면 죽는 것인데, 이를 모르고 안타깝게도 사람을 죽게 만든 세균만 찾아내려고 한다. 결국 '레지오넬라'라는 이름을 가진 세균을 범인이라고 누명을 씌워 발표하였다.

세균이 무슨 죄가 있는가? 생명온도를 잃은 죽은 세포를 분해하기 위해서 다른 세균들보다 먼저 갔을 뿐인데, 살균제를 사용하여 세균을 죽이고 보건위생을 깨끗이 하면 사람이 안 죽는가? 그 세균이 없으면 사람들이 냉방병으로 안 죽는가? 죽은 원인이 바이러스에 있다고 백날 쫓아다녀봐야 새로운 바이러스만 밝혀낼 뿐 정작 사람은 살려내지 못한다.

지식과 지혜의 차이를 인정하자

자, 이제 하나의 사실을 가정해 보자. 이것은 단순한 가정일 뿐이다. 홍길동이라는 사람이 냉방병으로 드러누웠다. 이 사람의 아픈 부위에 어떤 바이러스가 많이 나타나는가를 실험한다. 실험 결과, 특정 염증에 많이 분포하는 바이러스가 검출되었다. 이제 그 바이러스를 죽이는 화학약품을 체내에 주입한다. 물론 식도를 통해 먹는 '경구용'일 수도 있고, 혈관에 투입하는 '주사제'일 수도 있다. 그 특정 바이러스는 통증을 유발하여 우리에게 위험신호를 전달했을 수도 있고, 스스로 어떤 적에 맞서 싸우는 면역체일 수도 있다. 물론 실제로 그 바이러스가 염증을 유발했을 수도 있다. 그러나, 그것은 전혀 중요한 문제가 되지 않는다. 그냥 검출된 특정 바이러스만 없애면 된다. 훌륭한 고가의 화학약품을 주입한 결과 통증이 완화되거나 없어졌다. 물론 그 바이러스도 더 이상 검출되지 않는다. 이것을 우리는 '완치 되었다'라고 표현한다. 이것이 완치된 것일까?

불행하게도 오랜 기간 수많은 사람들의 경험은 그렇지 않다고 대답한다. 다시 한번 말한다. 그 바이러스가 어떤 역할을 하는지 우리는 아무도 알지 못한다. 단지 어떤 통증이나 염증에 그 바이러스가 많이 모여 있다는 것만 알고 있을 뿐이다. 그것으로 끝이다. 그 순간 우리는 무슨 무슨 바이러스라는 이름이 붙은 새로운 질병을 하나 더 알아야 할 의무가 생기는 것이다. 그리고 그 바이러스는 인류의 적이 된다. 여러분은 필자로 인해 지금까지 몰라도 상관없었던 '레지오넬라'균이라는 새로운 적의 이름을 외워야 한다. 이것은 지식이다. 이런 형태의 지식을 배우기 위해, 그리고 그 지식을 저장하고 응용하기 위해 우리는 너무도 많은 지혜의 샘을 마르게 했다. 결국 지식은 지식일 뿐 자연의 한 개체에 불과한 인간의 원초적 생명에는 아무런 도움이 되지 못한다.

다시 가정을 해보자. 홍길동은 평소 '기운=내공'이 약해서 에어컨의 차가운 기운을 받으면 이를 막아낼 힘도 없는 사람인데, 하루 종일 병원에서 방출하는 에어컨 바람에 몸을 맡기고 있었다. 물론 환자였으므로 침대에 누워 있어야만 했다. 밖에 나가서 운동이라도 하고 싶지만 아직은 수술 후유증 때문에 의사 선생님이 계속 누워있으라고 했다. 물론 지금 상태로는 퇴원도 안 된다. 1인실이 아니어서 특별히 좋은 공기 청정기가 설치되어 있는 것도 아니다. 홍길동은 수술 후 더욱 기운이 빠졌으므로 호흡기와 피부를 통해 들어오는 저 무시무시한 차가운 기운을 막아내기에는 역부족이다. 그는 머지않아 자신도 모르는 사이에 '저체온증'이 되어 기운을 잃어 식어가게 될 것이다. 양지바른 뜰에 1~2시간 나갔다 오면 되는데, 그는 서서히 기운이 떨어지면서 게을러진다. 나가기도 귀찮다.

오늘날 많은 사람들의 세포들이 이처럼 에어컨의 차가운 공기 때문에 차가워지고 있다. 내공이 있는 사람은 더위도 추위도 이겨낼 수 있는 힘이 있다. 그러나 이를 막아내지 못하면 세포들이 기운을 잃게 되어 세균들의 밥이 될 수밖에 없다. 다시 정리하면, '기운=내공'이 있는 사람은 추위도 더위도 막아낼 힘이 있어 면역성이 강하고, 내공이 없는 사람은 면역성이 약할 수밖에 없다.

기운이 없는 사람은 자세가 바르지 않다

뱃속이 따뜻한 사람은 기운이 있어 저절로 허리가 반듯하고, 등과 가슴이 펴지면서 목이 드러나며, 다리는 벌어지지 않으므로 발이 늘 11자字에 가까워 항상 자세가 바른 사람이 된다. 그러나 뱃속의 장부들이 차가운 사람은 기운이 없어 자세가 무너진다. 배에 힘이 없으니 저절로 허리에 힘이 없고, 배가 나오면서 허리가 '쏘~옥' 들어가 명문이 막히게 된다. 그 결과 등은 굽어지며, 어깨는 오므라 들고, 턱은 나오면서 목은 없어지며, 입이 벌어지고 무릎과 발끝이 벌어지게 된다. 점차 아랫배, 윗배의 오장육부가 모두 차가워지면서 기운이 없어지고, 배는 더욱 나오게 되고, 등도 활처럼 굽어지면서 다리도 O형처럼 벌어진다.

필자는 지난날 100세 이상의 장수 노인 300여 분을 찾아다닌 적이 있다. 그 분들을 만나는 과정에서 몇 가지 특이한 사실을 알게 되었다. 윗배(위, 간, 심, 폐)는 힘이 좋으나 아랫배(대장, 신장, 방광 등)에 기운이 없는 노인들의 모습을 유심히 살펴보면, 상체는 등이 펴지고 바른 자세지만 다리가 O형처럼 벌어져 있었다.

이와는 반대로 아랫배(대장, 신장, 방광 등)는 힘이 좋으나 윗배(위, 간, 심, 폐)에 기운이 없는 노인들의 경우에는 무릎과 발은 벌어지지 않고 11자의 형태이지만, 등은 굽어서 턱이 나오고 목이 없는 '자라목'이 되는 경우가 많았다. 일반 노인들의 경우에는 윗배든 아랫배든, 오장육부가 모두가 차가워져서 기운이 없었다. 이런 노인들은 비만이 되어 있었고, 등도 굽고 다리도 벌어지는 자세가 되면서 기운이 없어 잘 넘어지니 늘 지팡이를 짚고 다녔다.

이외에도 팔다리에 힘이 있는, 즉 외공의 강한 사람은 내공이 약해도 외공의 힘으로 바른 자세를 유지하는 사람도 있었다. 하지만 이런 분들도 결국에는 시간이 갈수록 외공이 소모되어 등이 굽고 다리가 벌어질 수 밖에 없다. 이를 통해 남녀노소에 상관없이 뱃속에 기운이 없으면, 장부의 허虛와 실實에 따라 나타나는 피할 수 없는 대자연의 법칙을 발견하게 된 것이다.

필자가 굳이 지난 날의 기억을 떠올리며 이를 설명하는 이유는 등이 굽거나 다리가 벌어져 있는 자세가 비만인들의 기본자세이기 때문이다. 비만인들은 뱃속이 '차가운 기운[病魔]의 집' 으로 변화되어 온몸에 기운이 없고, 붓고, 혹은 지방이 굳어서 바른 자세를 유지하지 못한다. 따라서 비만을 해소하기 위해서는 먼저 차가운 기운을 없애야 하는데, 등이 굽고 다리가 벌어져 배가 나온 자세를 유지하는 한 차가운 기운이 빠져 나갈 수 없고 이래서는 비만을 해소할 길도 없다. 그래서 아무리 효과가 좋다는 다이어트를 해도 볼록 나온 '똥배'는 없앨 수 없게 되는 것이다.

굽었던 등(척추의 뼈와 세포들)은 오십견, 척추 측만증 등 각종 상체의 질병을 만들고, 기운이 없어서 벌어진 무릎과 발은 퇴행성 관절염, 하지 정맥류, 발가락이 휘고 발바닥과 뒤꿈치가 굳어가면서 아픈증상등 등의 하체 질병을 만드는 원인이 된다.

늙어도 질병없이 건강하고 아름다운 인생을 살기 위해서는 굽었던 등을 펴고, 벌어진 무릎과 발끝을 바르게 하고, 배가 들어가지 않으면 안된다. 필자의 글을 읽고 많은 이들이 바른 자세를 유지하려고 애를 썼지만 얼마가지 못해 다시 옛날로 돌아간 경우도 있는데, 이는 자세교정에만 신경을 썼기 때문이다.

이는 자세는 교정하려고 해서 되는 것이 아니며, 뱃속이 따뜻해지면 자연스럽게 바른자세를 유지하게 되는 것이다. 억지로 교정한다고 건강해지는 것은 아니다. 많은 이들이 필자의 방법이 아니더라도 각종 기공이나 수련을 통해 등을 펴고 다리를 오무려 보려고 노력하지만, 차가워져서 굳어버린 세포들이 많은 사람들은 바른 자세를 만들어도 다시 배가 나오고 등이 굽고 다리가 벌어지게 된다.

질병의 집을 없애고, 더구나 비만을 없애기 위해 무엇이든 하겠다는 간절한 마음이 있는 분들은 6장에 기술된 '기림산방 7대 건강 수행법'을 꾸준히 연습하는 것이 가장 좋다. 살아 남아 있는 세포들이 많은 사람이라야 자신의 뜻에 따라 몸을 움직일 수 있고, 바른 자세도 나오게 되는 것이다. 굽었던 등을 펴고 벌어진 무릎을 오무려서 바른 자세를 만드는 것이 쉬운 일은 아니지만, 비만과 각종 질병을 없애고 아름다운 인생을 살기기 위해서는 반드시 해결해야 할 문제이기에 뒤편에서 다시 자세한 설명을 하겠다.

2. 기운이 없어지면 몸이 붓는다

뱃속(오장육부)이 따뜻하면 기운이 있어서 순환이 잘된다. 따라서 체내에서 사용하고 남은 불필요한 수분은 땀이나 소변으로 배출을 시키게 되는데, 이때 만약 뱃속이 차가운 사람은 순환 기능이 약해지면서 수분을 배출시키지 못해 세포들이 붓게 된다.

특히 신장이나 방광이 차가워지면 배뇨 기능이 약해지면서 배가 붓거나 복수가 차게 된다. 이런 사람이라 하더라도 배를 따뜻하게 해주면 곧 순환이 되면서 소변이 잘 나오고 오장육부의 건강이 살아나게 된다. 그러나 불행하게도 요즘은 몸을 차갑게 하는 생활문화가 심하여 몸이 붓고, 또 굳고를 반복하여 몸매의 이상이 많이 나타난다. 이는 세포들이 생명온도를 잃어 차가워지면서 기능이 떨어진 결과인데, 따뜻하게 하여 살려줄 생각은 안 하고 약으로만 해결하려 하면서 계속 몸을 차갑게 만드는 생활(피로, 스트레스, 차가운 것을 마시는 등)을 하니 외형적으로 비만이 많아지는 것이다.

뱃속이 약하면 무병장수는 먼 얘기

최근에는 우리나라에서도 애완견 문화가 많이 발전하여 아파트에서도 부담없이 애완견을 키운다고 한다. 일요일이면 TV프로그램까지 독립적으로 편성되어 애완동물을 다루고 있다 하니 일반 대중에 얼마나 널리 퍼져 있는지 실감할 수 있겠다. 가끔 그런 프로그램에 나오는 개나 고양이 중에 비만인 경우를 볼 수 있는데, 이 또한 뱃심이 없어서인 경우가 많다. 사람이나 동물이나 탯줄이 있던 부위가 바로 식물의 뿌리에 해당한다. 뿌리가 약한 식물이 오래 생존할 수 없듯이 동물이나 사람도 탯줄이 있었던 뱃속이 약해지면 무병장수는 꿈꿀 수 없는 것이다. 기운이 없어질수록 붓는다. 퉁퉁 부어서 형체를 알아보기 힘든 상태가 비만이다. 허리가 어디에 있는지, 목이 있는지 없는지, 등은 구부러져 어깨는 앞으로 모이고, 발은 역팔자八字모습을 하면서 배를 내밀고 걷는다면 이것이 부모가 준 어릴 적 그 이쁜 몸은 아니지 않은가?

3. 부은 몸은 통증을 유발한다

세포들이 생명을 유지할 수 있는 온도를 잃어 더 이상 생명을 유지할 수 없게 되면, 즉 너무 뜨겁거나 차가워도 몸은 기운을 잃게 되어 붓게 된다. 부은 몸은 비만이다. 쉽게 말하자면 초기 비만에 해당 된다고 할 수 있다. 몸이 조금 뚱뚱해졌다고 해서 금방 게을러지거나 당뇨, 고혈압이 오는 것은 아니다. 부은 상태가 지속적으로 반복되었을 때 세포들은 '통증'이라는 형태로 몸에 이상이 오고 있다는 신호를 보내게 된다. 따라서 '통증'을 느낀다는 것은 아직 몸이 건강하다는 징후라고 할 수도 있다. 이 상태에서 어떻게 반응하는가에 따라 건강해질 수도 있고 건강을 잃을 수도 있는 것이다.

통증을 느낄 때 건강을 되찾을 수 있다

세포나 신경들이 죽기 직전에 살려달라고 신호를 보내는 것이 바로 '통증'이다. 예를 들어 가렵거나 쑤시기도 하고 결리고 저리고 시리기도 하는 등의 표현은 비록 신체부위와 강약에 따라 다르지만 모두가 생명온도를 잃어가면서 나타나는 현상이라는 것이다. 이때 따뜻하게 해주면 세포들은 살아난다. 그래서 모든 물리 치료기구라는 것이 몸을 따뜻하게 해주는 방법을 사용하고 있다. 전문용어를 써서 '원적외선' 등으로 표현을 하지만, 쉽게 표현해서 한마디로 따뜻하게 해주는 것이다. 오늘날 수많은 온열 기구들이 잘 팔리는 것도 모두가 몸을 따뜻하게 해주어 순환을 시켜주므로 통증이 완화되는 효과가 있기 때문이라는 점을 잘 살펴보기 바란다. 만약 우리가 더 이상 '통증'을 느끼지 못한다면, 아마도 그것은 감각이 없어졌을 경우일 것이다.

만약 여러분이 비만이면서 최근 '통증'을 느끼고 있다면, 바로 지금 당신은 다이어트를 해야만 한다. 단, 몸을 차갑게 하는 다이어트는 여러분의 수명을 더욱 단축시키는 효과밖에 없을 것이다. 운동을 하는 것도 좋다. 그러나 몸을 따뜻하게 하는 운동이라야 한다. 식이요법도 좋다. 그러나 그것도 몸을 따뜻하게 하는 식이요법이라야 한다. 이것이 무슨 말인가? 그 어떤 방법도 좋으나, 뱃심을 키우고 기운을 북돋우는 것이라야 한다는 뜻이다. 그러나 불행히도 오늘날 유행하는 대부분의 생활문화와 건강지식이 그와는 반대로 가고 있음을 통탄할 뿐이다.

4. 반복적이고 지속적인 통증으로 몸이 굳는다

세포들이 나에게 '통증'이라는 신호를 보내면서 생명온도를 잃어 죽겠다고 살려달라고 아우성치는 데도 불구하고, '나'는 눈을 감는다. 애써 눈을 감는다.

이 말은 중요한 말이다. 자연인으로서 '나'는 통증을 느낀다. 그런데도 불구하고 지식으로 완전 무장한 '거짓 나'는 이를 외면한다. 그리고 전문가를 찾아간다. 내 생명을 타인에게 맡기는 것이다. 물론 그 책임이 100% 여러분에게 있는 것은 아니다. 왜냐하면 사회가 그렇게 교육을 시켰기 때문이다. 그러나 결국 고통을 받는 당사자는 '바로 자신'이다.

자연의 법칙에 따르는 것만이 살 길

우리 몸을 구성하는 세포가 생명온도를 잃게 되면 먼저 기운이 없어지고, 그 다음 붓고 아프고 굳어가면서 죽은 세포가 된다. 한 겹의 죽은 세포들이 모여 두 겹이 되고, 다시 세 겹이 되고……. 하지만 아직은 내 몸의 '살아있는 세포'가 더 많다. '죽은 세포'를 걸러낼 수 있는 자정기능이 작동하고 있는 것이다. 그러나 계속 굳어가다 보면 죽은 세포들이 군집을 이루게 된다. 이렇게 몸 속의 세포들이 계속 굳어가면서 간세포는 '간경화'가 되고, 혈관이 굳어가면서 '동맥경화'가 되고, 심장이 굳어가면서 '심근경색', '심장마비'가 되고, 췌장이 굳어가면서 기능이 떨어지니 인슐린을 생산하지 못하여 '당뇨'가 되고, 뼈가 굳어가면서 '경직성 척수염'이나 '골다공증'이 되고, 근육이 굳어가 각종 근육 경직 증세(마비)가 생기고, 피부가 굳어가면서 '경피증'이 되고, 얼굴 표정이 굳어가면서 부정적인 표정의 '인상파'가 된다. 이러한 사람은 웃는 일이 생겨도 이마에 인상이 굳어서 펴지질 않고 입가만 웃는 묘한 표정이 되기도 한다. 그리고 완전히 굳기 전에는 경련과 마비증세가 나타나기도 한다. 이는 관련 세포들이 생명온도를 잃고 차가워져서 굳어가고 있으니 빨리 따뜻하게 해달라는 신호이기도 하다. 그래서 따뜻하게 해주면 세포들이 좋아하면서 마비가 풀리기도 한다. 그런데 이를 알아차리지 못하고 계속 피로와 스트레스 등 몸을 차갑게 하는 생활을 하게 되면, 결국은 마비가 되어 죽은 세포들이 점점 많아지게 되는 것이다. 죽은 세포들이 많아질수록 죽음에 가까워지는 것이라는 것을 알아야 한다.

뱃속이 따뜻하면 머리가 차가워지면서 기운이 있고, 정신이 맑고 마음이 차분해지면서 내면의 안정과 평화가 있어 건강하다. 그러나 뱃속이 차가워지면 머리가 뜨거워지고, 이때부터 신경과 세포가 아프고 붓고 굳으면서 정신이 없어진다. 그 결과 기억력, 판단력이 없어져서 '앗~차' 하는 경우가 늘어나고, 마음은 급해지면서 생각이 짧아지고 불안, 우울, 공포가 생긴다. 동시에 신경과 세포가 약해지면서 '머리가 아프다'거나 '어지럽다'는 증세가 나타나고, 심하게 열받으면 기절을 하거나 졸도를 한다. 물론 심하지 않으면 뇌졸중, 뇌경색, 뇌출혈증세가 나타나면서 몸의 세포들이 굳어버려 반신불수, 중풍, 마비 증세가 나타나게 되는 것이다. 이같은 증상은 전생에 악업을 지은 그 사람만 겪는 것인가? 아니다. 몸을 차갑게 하는 사람들은 누구나 피할 수 없다. 이것의 대자연의 법칙이다. 살아있는 존재는 누구도 피해갈 수 없는 가혹한 현실, 이것이 자연의 힘이다. 그리고 우리는 그 자연으로부터 몸과 마음을 받아서 온 것이다.

온몸의 말단신경과 세포부터 서서히 순환이 안 되어 기운이 떨어져 가면서 머리카락은 변색과 탈모가 되며, 눈이 침침해지면서 시력은 저하된다. 곧이어 청력이 떨어지고, 잇몸이 차가워지면서 붓고, 시리고, 치아가 빠지고, 헐어간다. 피부는 순환이 안 되어 변색되며, 온몸의 세포들이 생명온도를 잃어가면서 식어간다. 여러분 누구나 보아온 현실이다. 이것이 죽기 전까지 말년에 겪어야 할 과정이다. 너무도 익숙한 과정. 연로하신 부모님이나 조부모님이 이 세상 하직하실 적에 하루 건 한달이 건 1년이 건 옆에서 지켜보던 바로 그 과정이다. 필자가 참으로 안타까운 것은 요즘의 젊은 사람들이 차가운 생활문화로 인하여 젊은 치매, 중풍, 반신불수가 많다는 것이다. 나이들어 죽기 전에 이같은 과정을 겪는 것이야 자연현상이라 하겠지만, 아직도 앞날이 구만리 같은 사람들이 이런 현상을 겪고 있으니 이것이 누구의 잘못이라 해야 하는가? 이를 피할 수 있는 방법은 차가운 생활문화에서 벗어나는 길 뿐이다. 아름답고 곱고 귀한 인생은 그냥 주어지지 않는다. 이제부터라도 따뜻한 생활문화를 실천하는 길, 그 길뿐이라고 필자는 주장한다.

특히 오늘날 동서양의 많은 수행자들이 수행을 내면의식만을 추구하고 의식의 집인 몸을 무시하는 경향이 주류를 이루고 있는 현실이라

안타깝다. 몸은 생명온도를 잃어서 기운이 없고 아프고 썩어가고 마비가 되고 있는데 몸은 무시를 하고 몸이 아프지 내면의식이 아픈가?라면서 몸을 망가트리고 있는 현실이다. 결국에는 많은 수행자들이 몸이 망가져서 통증과 질병 속에서 벗어나지못하고 노화현상이 심해지고 결국에는 맑은의식을 찾아야 모든 것을 이해하고 사랑하고 잠재의식에서 벗어나 진정한 자유인이 될 수있는데 생명온도를 잃으니 몸이 망가져 맑은의식도 찾지 못하고 고정관념과 본능계에 빠져서 잠재의식 속에서 헤메고 있는 현실이다. 내 몸을 살려놓아야 의식이 맑은 영혼(참나)을 찾을수가 있는 것이라고 말하고 싶다. 진정한 수행은 하면 할수록 몸에 병이 없고 죽는날까지 건강하고, 의식은 점점 맑아지면서 잠재의식 고정관념에서 벗어나게 된다는 점을 말하고 싶다. 생명온도를 살리고 병마의 집인 죽은 세포들을 몰아내어야 만이 맑은 참나를 찾게 되는 것이다. 생명온도를 살리는 기림산방 7대수행법은 많은 수행자들에게 도움이 될것이라고 말하고 싶다.

5. 굳은 부위부터 썩기 시작한다

생명온도를 잃은 죽은 세포들의 다음 운명은 썩어서 없어지는 일밖에 없다. 이는 누구도 거부 할 수 없는 대자연의 법칙이다.

살아있는 세포는 기운이 있어 썩을 수가 없다

내 몸을 구성하고 있는 세포에 세균, 바이러스가 덤벼들어 붓고, 헐고, 썩어가 각종 괴사증, 욕창, 한센병이 생기는 것은 이제 이 몸을 분해할 때가 되었다는 뜻이다. 누가 그 때를 판단하는가? 자연이다. 자연의 법칙이며, 존재의 법칙이다. 이제는 각종 썩어 가는 냄새가 온몸에서 나게 된다. 하지만 사람들은 냄새만 없애려고 할 뿐 아직도 내 몸을 따뜻하게 해줄 생각을 못한다. 세균 바이러스의 밥이 되어 각종 염증과 암 등이 생겼다는 것은 내 몸을 구성하고 있는 세포들이 생명온도가 있는 살아있는 면역성이 있는 세포들로 구성이 되어 있는 것이 아니라, 생명온도를 잃은 차가운 죽은 세포들이 많다는 것이다.

19세기 유럽에서는 루이 파스퇴르라는 사람이 세균, 바이러스가 질병을 유발한다는 이른바 '미생물 병인론'을 주창하였다. 비록 그가 말년에 자신의 이론이 잘못되었음을 선언하였다고 알려져 있지만, 아직도 전 세계 제약회사의 밥줄이 되는 이론을 제공한 그 원죄에서는 벗어날 수 없다. 어디 제약회사뿐이겠는가? 조류독감이나 광우병 등 그 어떤 질병도 바이러스를 근거로 입증하지 못하면 '과학'이라고 인증(?)받지 못하는 것이 현실이다. 특히 오늘날 세균 바이러스를 죽이는 항생제, 살균제를 개발하는 제약 산업의 발전이 돋보이지만, 이는 보조적 수단에 불과할 뿐이다. 본말이 전도된 편견에서 벗어나 존재계를 움직이는 대자연의 법칙에서 돌아보는 것이 바로 지혜로 들어가는 첩경이다. 아무나 질병(이질, 장티부스, 콜레라, 식중독 등 각종 전염병이나 염증성 질환)에 걸리는 것이 아니라는 사실을 알아야 한다.

오늘날 의학은 각종 질병(전염병 포함)에 걸린 사람들만 조사하여 연구 결과를 발표하지만, 같은 조건이라도 왜 이 사람이 이러한 질병에 걸리지 않았나에 대한 연구나 조사결과를 발표하는 경우는 없다. 과학이라는 이름으로 왜 질병에 걸렸는가를 밝히는 것도 중요하지만, 무엇보다 정작 우리에게 중요한 것은 왜 질병에 걸리지 않았나에 대한 연구가 더 중요하지 않은가? 하지만 안타깝게도 아직까지 이와 관련된 연구 보고는 없는 현실이다.

바이러스는 자연의 청소부일 뿐이다

질병에 걸리지 않은 사람이 우연일까? 물론 우연일 수도 있다. 그러나 대체로 이는 우연이 아니다! 생명온도를 잃은 죽은 세포들은 이 세상에서 없어질 수밖에 없는 운명이다. 대자연을 만드신 창조주께서는 세균 바이러스를 통해 이들을 분해하여 자연으로 돌아가게 만들어 놓은 것이다. 즉, 세균 바이러스들의 분해능력은 존재계에서의 그들의 당연한 역할인 것이다. 세균 바이러스 등은 인간의 죽은 세포들만 먹고 사는 존재가 아니다. 이들은 모든 생명들(모든 동, 식물을 포함하여)의 죽은 세포들을 먹고 사는 존재들이라는 것을 알아야 한다. 이들도 생명온도를 잃어 약해지면, 구제역, 광우병, 조류독감 등 세균의 먹이가 될 수밖에 없는 일이다. 그런데 짐승들을 가두어놓고 사육을 하면서 세균의 침범이 있었다고 해서 살처분을 한다. 약한 짐승의 세포에도 따뜻한 기운이 있다.

AI(조류독감 인플루엔자)라는 이유 하나만으로 기운이 있는 다른 짐승들까지 떼죽음을 시키는 우愚를 지금 우리 사회가 범하고 있는 것이다. 필자는 이러한 우를 보고 사람으로 태어난 것이 참으로 다행이라고 생각한다. 게다가 세균 바이러스 등을 없앤다면서 허공과 길을 막고 방역을 하는 등 엄청난 자금과 시설 인력을 쏟아 붓는다. 하지만 이 바이러스들도 지구상에서 자신들의 생명을 유지할수 있는 환경을 찾아서, 즉 습하고 온도가 맞는 곳을 찾아서 늘 존재하고 있다는 사실을 알아야 한다. 이들을 살균제로 모두 없애버린다는 것은 태풍을 삽으로 막겠다는 어리석은 발상이다.

촛불 문화제를 촉발시킨 미국산 쇠고기의 광우병 논란도 이와 다르지 않다. 멀쩡하게 풀 뜯어 먹는 소에게 동물성 사료를 먹이기 때문에 소가 미치는 것이다. 초식동물과 육식동물은 소화기관이 서로 다르다. 그런데 초식동물에게 육식을 시키게 되면, 소화기능에 문제가 생기면서 붓고, 굳으면서 비만이 된다. 비만이 된 소는 무게가 더 많이 나갈 것이다. 소 팔아서 먹고 사는 농가로서는 이보다 좋은 방법이 있을까?

운동을 못하도록 축사에 묶어놓고 먹지도 못하는 동물성 사료를 먹이면 소의 생명온도을 잃으면서 기운을 잃어 힘이 없고 콧속으로 차가운 공기가 들어오니 콧물이 나고 세균이 덤벼들고 소가 미치지 않을 수 있는가? 30개월이 지났는가, 지나지 않았는가 하는 문제는 실로 부차적인 문제다. 20개월 된 소라고 해도 이미 절반은 미쳐가고 있는 것이다. 어떻게 그것을 안전한 소라고 말하는가? 이미 소의 내부에서는 세균과 바이러스의 청소가 시작되고 있었던 것이라고 해야 옳다.

이처럼 세균과 바이러스는 죽은 세포들만 찾아서 썩게 만들어 지구환경을 깨끗하게 청소하는 조물주께서 만들어 놓으신 '지구환경 지킴이'라는 사실을 알아야 한다. 오늘날 세균학자들은 이들에게 질병을 일으키는 범인이라고 누명을 씌웠다. 이 이론이 대단한 착각이었기 때문에 오늘날 우리가 질병을 감당하지 못하는 시대가 된 것이다. 세균 바이러스는 생명온도를 잃어 차가워져 '죽은 세포'들을 없애는 청소부 역할을 한 것일 뿐이다. 질병을 만드는 '진짜 범인'은 살아있는 세포들을 죽게 만든 '차가운 기운'이라고 온 세상에 말하고 이들의 누명을 벗겨주고 싶다. 만약, 조물주께서 세균 바이러스를 만들지 않아서 죽은 세포들이 영원히 이 지구상에 존재하고 있다면, 오늘날 우리의 지구 환경이 어떻게 되었을까를 상상해보라! 이는 생각하기도 싫은 끔직한 일이다.

생명온도를 지키는 기운 있고 탄력과 윤기가 있는 건강한 세포들은 면역성이 강하게 때문에 세균 바이러스가 침투한다고 해도 맥을 못추고 만다. 장수 노인들도 늘 생명온도를 지키고 있다. 타고난 원기가 강하여 몸(세포)이 따뜻하고 순환이 잘되니 살아있는 세포들이 많고, 그로인해 세균 바이러스가 덤벼들 수가 없다. 그러니 병원에 가본 적이 없고 약조차 먹어본 적이 없다고 한다. 기운이 있으니 보너스로 장수를 누리는 것이다.

얼마 전, 기림산방 3주과정에서 교육생들의 요청으로 태백산을 3번씩이나 오른 일이 있었다. 3번째 코스는 천제단에서 문수봉으로 우회하는 코스였는데, 그곳에는 4월임에도 말라죽은 주목들을 볼 수 있었다. 선 채로 말라죽은 주목. 그 뿌리 곁에는 새로운 싹이 돋아나고 있었다. 마지막까지 튼튼한 뿌리로 건강하게 살다가 선채로 죽은 고목은 장엄한 존재계의 신비를 그대로 보여준다. 영원한 것은 오직 생명生命뿐. 그 어떤 존재도 영원하지 않다. 주목의 뿌리는 그대로 새로운 뿌리를 만들며 영원히 살아갈 것이다. 우리의 몸과 마음도 유한하다. 오직 무한한 것은 우리의 생명뿐이다. 이 생명이 깃들어 있는 곳은 어머니로부터 받은 '태胎'라고 할 수 있다. 바로 뱃속이다. 필자가 계속해서 뱃심을 키우라고 주장하는 이유가 바로 이것이다.

뱃속은 우리의 생명이 깃든 곳이다. 비록 우리의 건강한 몸과 마음도 언젠가 분해되어 사라지겠지만, 우리의 뿌리가 튼튼하다면 다시 몸과 마음을 받아 영원히 살 수 있을 것이라 믿는다. 그 믿음이 있기에 내 몸과 마음의 소멸을 받아들일 수 있는 것이다. 그리고 그 믿음이 우리를 자유롭게 할 것이다.

6. 썩으면 죽는다

따뜻한 세포는 살아있다. 살아있는 세포는 기운이 있다. 그러나 기운 있는 세포들도 생명온도를 잃은 죽은 세포들이 많아지게 되면 점차 열을 빼앗기면서 죽어가게 된다. 결국 몸은 점점 싸늘하게 식어가면서 그 생명의 주인인 영혼이 빠져나갈 수밖에 없다. 죽음이란 무엇인가? 영육靈肉이 분리되는 상태가 바로 죽음인 것이다. 바꾸어 말하면 차가운 기운이 내 몸에 강해질수록 죽음이 가까워진 것이다. 그래서 어린 아이들의 몸은 따뜻하고, 노인들의 몸에는 차가운 기운이 많은 것이다. 몸이 빨리 식으면 일찍 죽는 것이고, 천천히 식으면 오래 사는 것이다. 자살은 내 몸을 빨리 차갑게 하는 것이고, 살인은 남의 몸을 빨리 차갑게 하는 것이다. 인간뿐만 아니라 존재계의 모든 생명들도 마찬가지로 생명을 지킬 수 있는 생명온도를 잃어 버리면, 모두가 싸늘하게 식어가면서 죽게 되는 것이다.

자연의 시각에서 나를 보라, 무엇이 그토록 억울한가?

필자는 그 누구도 거부할 수 없는, 영원히 변할 수 없는 대자연의 6대 법칙을 이렇게 세상에 내놓았다. 필자도 도시생활 40여 년 동안 위궤양을 거쳐 위천공, 장무력증 등으로 고생을 심하게 했었다. 물론 이를 해결하려고 무수히 노력도 했었지만, 결국은 포기를 하고 산속 생활을 하게 되었다. 당시 내게 남은 것은 피로와 스트레스였고, 그 결과 정신과 영혼은 지쳐 방황을 했다. 이제 산속 생활 20여년이 되었다. 산속에서의 생활을 통해 필자는 그동안 직면했던 여러가지 문제들이 기존의 지식으로는 해결되지 않는다는 것을 깨달았다. 이제 그동안 들었던 것들과 배웠던 것들을 모두 지워 버리고 자연 속의 한 존재로 나를 응시한다. '나'에 대한 지나친 우월과 '나' 중심의 세계관이 이토록 나를 힘들게 했던 것이다.

내 발밑에서 죽어가는 작은 생명들이 언제 한번 나를 원망한 적이 있었던가? 하물며 내가 누구를 원망할 만큼 억울한 일이 어디 있겠는가? 스스로 만든 허망한 생각에 빠져 내 목숨줄을 줄이고 있었던 것이다. 자연속에서 나를 보자. '나'는 무엇인가? '나'도 대자연의 이치 속에 존재하는 두 기운(따뜻한 기운과 차가운 기운)을 받아서 살다가 가는 존재일 뿐이다. 모든 생명은 따뜻하면 살아나고, 생명온도를 잃어가면서 세포들이 죽어가는 과정에서 기운을 잃고, 붓고, 아프고, 굳고, 썩어가는 것이다. 이로써 조물주께서 만들어 놓으신 대자연의 법칙과정을 찾아내어 필자가 정리한 것에 불과할 뿐, 결코 새로운 이론을 창조한 것이 아니다.

난자와 정자가 만나 한 사람이 태어나려면, 따뜻하다 못해 뜨거운 조건이 되어야 한 생명이 비로소 잉태가 된다. 그렇게 태어난 소중한 한 생명이 성장을 한다. 성장 후 일상생활 속에서 피로와 스트레스로 서서히 몸이 식어가면서 생명온도를 잃어가다가 죽게 된다. 즉 몸이 따뜻하다는 것은 '태어난다는 것'으로 건강을 유지하는 비결이 되고, 생명온도를 잃어 몸이 차가워지는 것은 병들어 늙고 '죽는다는 것'이다. 이처럼 생로병사生老病死는 자연의 두 기운이 변화하는 데 따라 결정된다. 옛글에 이르기를 '순천자順天者는 흥興하고, 역천자逆天者는 망亡한다'라고 했다. 그런데 오늘날 어떠한 의학에서도 두 기운에 대해서는 관심이 없다. 갈수록 차가운 생활문화가 극심해져 작금에는 질병이 없는 이를 찾아보기 어렵다. 각종 암, 고혈압, 당뇨, 비만, 뇌졸중, 중풍, 기형아, 저능아, 불치병, 난치병, 희귀병에다 우울증, 조울증, 정신분열, ADHD 증후군 등 크고 작은 수많은 질병들에 노출되어 있다. 비록 의사는 더욱 늘어나고, 좋다는 신약도 계속 개발되고 있으며, 훌륭한 고가 의료장비를 갖춘 대형 병원들이 늘어나도 그 이상의 속도로 환자들이 늘어나고 있다. 이제 병원들은 장례식장을 확충하는 일에 더 큰 관심을 쏟고 있다. 자주 우리는 장례식장을 더 늘렸다는 광고를 보고 있지 않은가? 한마디로 이제 우리는 이대로 감당할 수 없는 병란病亂의 시대를 맞고 있는 것이다.

죽음도 자연의 한 과정이다

오늘날 의학은 몸이 썩고 굳어지기 전에는 도무지 그 원인을 찾아내지 못한다. 이는 의료장비에 지나치게 의존하기 때문일 것이다. 기계는 기운을 측정해 주지 않는다. 보이는 것, 만져지는 것, 체액의 흐름 등은 정확히 측정할 수 있겠지만, 기계에 의해 문제가 드러날 정도면 이미 세포들은 그 생명온도를 상당 부분 잃은 후일 것이다. 그러니 질병 초기에 세포들이 차가워져서 기운이 없고 붓고 아프다고 할 때에는 병원을 찾아가 봐야 잘 나타나지 않는다. 단지 인간적으로 의사가 할 수 있는 말은 '신경성이니 충분하게 휴식을 취하시라'는 말 뿐이다.

차가워진 세포들을 따뜻하게 해주지 않으니 불쌍한 내 몸의 세포들은 차가운 생활이 누적되어 아픈 단계를 지나서 식어가는 순서에 따라 굳고 마비가 된다. 그 다음으로 죽은 세포들이 쌓여 썩어서 염과 암이 되어야 검사를 통해 질병을 찾아낼 수 있는 것이 요즘의 의학이라는 생각이 든다. 그러니 질병을 알았을 때에는 이미 몸 속의 세포들이 생명온도를 잃어서 죽은 세포들이 되어 회복하기가 힘든 상태일 것이다. 필자가 주장하는 두 기운에 대한 자연법칙을 '산속에서 나물이나 먹고 사는 한낱 야인野人의 그릇된 망상'이라고만 취급하지 말고, 사람을 구하는 진정한 의학으로 발전시켜 주기를 이 글을 통해서 다시 한번 당부를 하고 싶다.

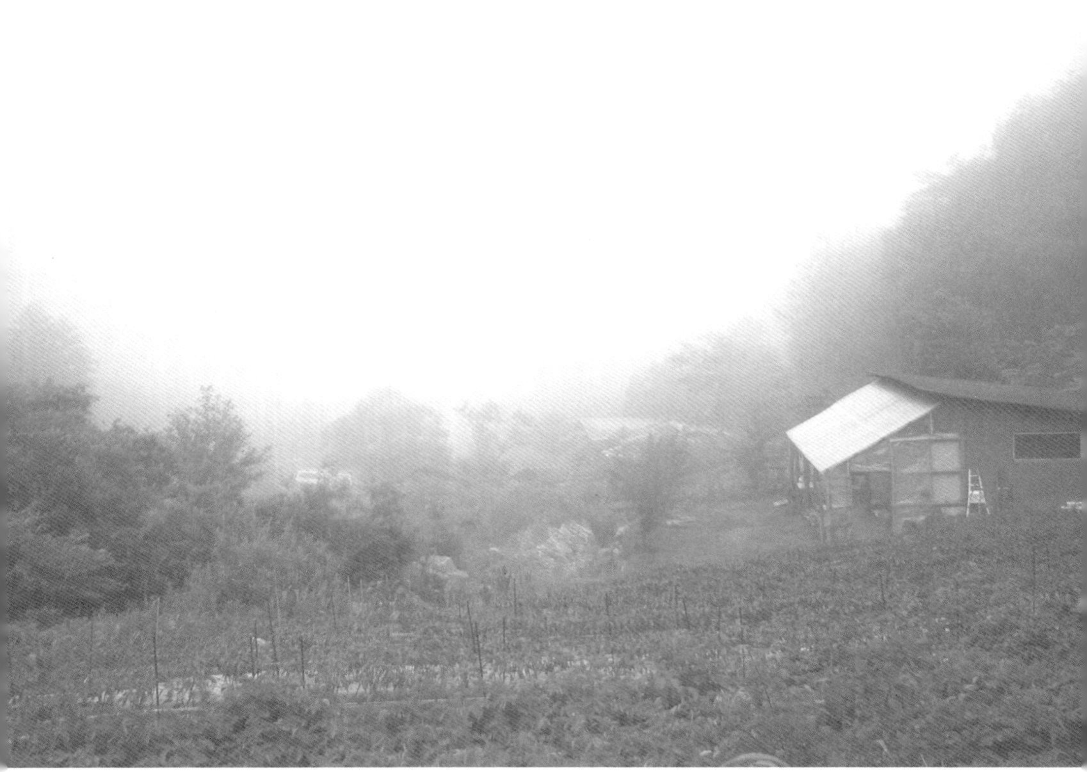

"우리는 모두 대자연의 법칙에 따라 몸과 내면의식을 받아 태어난 존재다."

5장

건강한 다이어트, 뜨거운 물 단식

이 세계에는 해와 달이 있듯이 광명과 암흑이 공존한다. 어둠을 물리치는 방법은 오직 조그만 빛이라도 밝히는 방법뿐이다. 하물며 광명을 바라는 자가 암흑을 취한 후에 어찌 광명을 바랄 수 있겠는가?

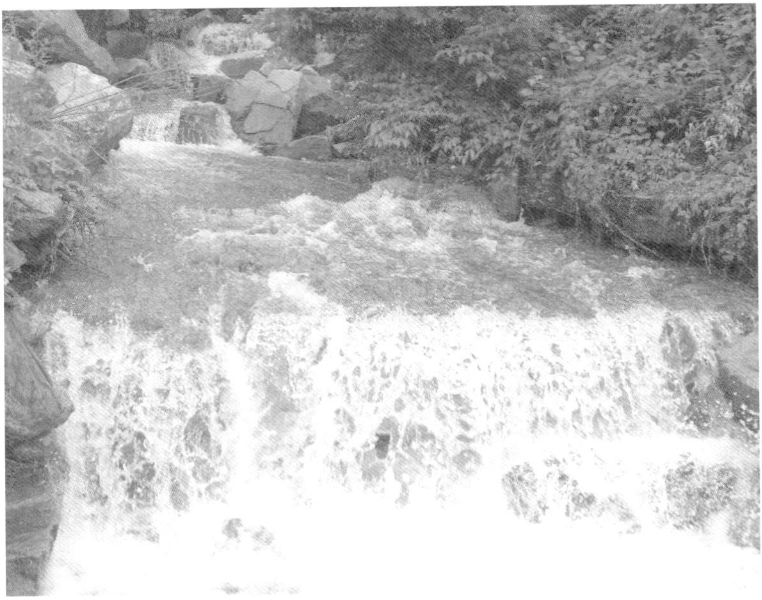

필자의 대학 시절을 생각해 보면, 그 시절에 우리나라에 처음으로 '냉장고'라는 신기한 물건을 봤던 것 같다. 그 전까지는 '아이스케키' 공장에 있는 얼음을 만드는 냉동실을 본 적은 있어도, 가정에서 음식을 장기간 보관할 수 있는 기계는 없던 시절이었다. 오늘날은 어린아이들도 차가운 것들을 냉장고에서 그냥 꺼내 먹고 마실 수 있지만, 필자의 어린 시절에는 냉장고 같은 건 상상할 수도 없던 시절이다. 저런 신기한 기계도 있구나 싶었는데, 지금 생각으로는 차가운 것을 안 먹었으니 오늘날 어린이들보다 오히려 기운은 더 있었던 것 같다.

당시 필자의 기억으로는 집에 새로 들어온 냉장고에서 얼음을 만들어 씹어 먹던 기억이 있다. 젊은 시절은 기운이 있으니 얼음도 녹일 수 있는 내공이 있기 때문에 가능했던 것 같다. 사실 90년대 이후 우리 국민의 기초체력이 떨어진 가장 중요한 원인 중의 하나가 바로 냉장고일 것이다. 반면, 도시생활에서 제일 몸을 망가뜨린 일은 술 문화였던 것 같다. 대학시절에 명동, 무교동 등에서 친구들과 어울려 밤새 술을 마시고, 더구나 산악회 활동을 하다보니 각 대학 산꾼들과 어울려서 밤새워 술을 마셨던 기억들이 있다. 군 시절이나 직장 시절 모두가 술이 아니면 대화가 통하지 않았던 시대였던 것 같다.

1. 뜨거운 물 단식이 나를 바꾼다

나의 단식 경험

결국 필자는 도시 생활 40여 년을 통해 피로, 과음, 스트레스로 인하여 머리는 뜨거워지고 뱃속은 차가워지면서 기운을 잃게 되었다. 몸과 내면의식이 지쳐서 '내가 왜 사나?'하는 생각에 방황을 하게 되었고, 이 종교 저 종교, 이 수행단체, 저 수행단체를 기웃거리며 뭐 배울게 없나 배회하던 시절이 있었다. 그렇게 지친 결과 뱃속은 가만히 있어도 설사가 나서 늘 화장실을 들락거렸다. 젊은 날에는 며칠 밤을 지새며 마시던 차가운 맥주도 몸이 지치니 설상가상으로 한 잔만 마셔도 밤새 설사를 하느라고 잠을 못잤다. 이처럼 몸과 내면의식이 편할 날이 없으니 몸은 점점 나락으로 떨어지는 것 같았다. 위胃는 항상 쓰리고 아파서 이 병원 저 병원을 들락거리면서 헤매이다 보니 어느덧 키는 168cm인데, 몸무게는 69kg에 허리는 34인치나 되었다.

그러던 어느 날 단식원을 방문하게 되었다. 심각하게 아픈 증세들을 이야기하니 "그게 무슨 병이냐? 간단하게 낫는다."고 한다. 물론 안심은 되었지만 정작 직장을 그만 두고 들어와야 한다니 그럴 수가 없었다. 훗날 산속에 들어와서 검사를 받아보니 '위천공'이었다. 결국 직장을 다니면서 병을 고칠 수 있는 방법은 혼자 단식책을 보면서 단식하는 요령을 배우는 것뿐이었다. 1983년 무렵이었는데, 당시에는 생수를 파는 시대가 아니었기 때문에 동네 뒤산에 올라가 약수를 이용했다. 다음날부터 단식원에서 들은 대로 약수물 가방을 만들어 매일 아침 산에 올라가서 약수를 받아 와서는 생수단식을 하였다. 물론 산에서 받아 온 약수를 물통에 넣어 가지고 회사로 출근을 하였다. 점심식사 시간이면 직원들이 점심을 먹으러 나가고 없는 사이에 혼자서 소파에 드러누워 쉬면서 3주 동안 꾸준히 단식을 하였다. 하필 단식기간에는 왜 그렇게도 모임들이 많은지, 회식 모임마다 일부러 약 봉지를 들고 가서는 "아파서 약을 먹어야 하기에 술을 못 먹는다."고 핑계를 대며 그 좋아하던 술자리를 피해 다녔다. 그런 정성을 드린 끝에 무사히 3주 동안의 단식을 끝내니 몸과 마음이 날아갈 것 같이 가볍고 좋았다. 다시 단식원을 방문하여 그 사실을 말하니 "단식을 끝냈으면 보식을 잘 해야 한다." 면서 "보식이 단식보다 더 중요하다."고 알려 주었다. 집에 돌아와서 매일 죽을 먹으며 훌륭한 보식을 실천하려고 애썼지만, 며칠 못가서 무너지고 말았다. 다시 일상 생활로 돌아와서 몇 달 동안 지내다 보니 또 다시 몸이 무거워지고 죽을 맛이었다. 그래서 다시 단식을 했다. 당시 '독종' 소리를 들으면서도 이러한 생활을 다섯 차례 반복했다.

이때 경험을 통해 '안 먹으면 죽는다'거나, '먹어야 산다'고 하는 고정관념을 깨트리고 되었다. 당시 약 100일을 아무것도 안 먹었는데, 오히려 단식을 시작하기 전보다 몸이 더 가벼워졌기 때문에 안 먹으면 죽는다는 공포감과 먹어야 산다는 욕심에서 해방된 것이다. 그 후로도 몸이 불편할 때마다 가볍게 단식을 하면서 몸을 조절하였다. 그런데 단식을 할 때마다 느끼는 것이지만, 단식을 하면 뱃속이 편해야 하는데 깊숙한 뱃속에서 '싸르르~'한 통증이 느껴지곤 했다. 그 기분은 아주 좋지 않았다. 뭔가 표현하기 힘든 대단히 기분 나쁜 느낌이었다.

뜨거운 물 단식을 만나게 된 사연

어느 날 단식을 하던 중 산에서 받아 온 약수가 떨어졌다. 단식을 하면 생수가 식량인데, 지금 산에 갈 수 있는 상황이 아니라서 할 수 없이 찻집을 들러 뜨거운 차를 마시게 되었다. 그런데 차를 마시면서 가만히 느껴보니 뱃속의 기분 나쁜 통증이 없어지질 않는가? 그때부터 '왜 이러한 현상이 생기는 것일까?'를 고민하였다.

그러다가 문득 '맞다! 차가운 기운이 통증을 만든 범인이다'라는 생각이 들었다. 뱃속의 세포들이 차가워지면서 생명온도를 잃어가고 그 과정에서 '죽겠다는 비명'을 통증으로 보내는 것인데, 뜨거운 차를 마시니 '뱃속의 세포들이 생명온도를 찾아 순환이 되면서 통증이 없어진 것'이라고 결론을 내리게 되었다. 그 후로는 뜨거운 물을 마시면서 일부러 단식을 해보았다. 뜨거운 차를 마시면서 열을 계속 보충해주니 배고픔이 없어졌다. 또한 뱃속이 따뜻하니 세포들이 기운이 있어서 지치질 않았다. 그렇게 따뜻한 차를 마시면서 단식을 하니 가볍게 50일 단식을 끝낼 수 있었다. 그 이후로 필자는 지금까지 단식을 모두 약 2,000일이 넘게 단식을 하였다. 지금도 키는 예전과 마찬가지이지만, 몸무게는 58kg, 허리는 27인치다. 직접 보여드릴 수는 없으나 아직까지도 몸에 군살은 없다. 돌아보건데 필자의 고등학교 시절의 몸 상태와 비슷한 수준이라고 생각된다. 뜨거운 물 단식을 통해 몸이 건강해지고 군살이 많이 빠지게 되었다는 점도 좋았지만, 그보다 내면의식인 정신과 마음이 과거에 비할 바 없이 안정되어 세상의 시비是非에 휘말리지 않게 되었다.

누가 단식을 하는 것인가? 건강한 사람이 단식을 하나? 아니다. 건강한 사람은 몸의 세포들이 생명온도가 있어서 기운이 있고 건강하기 때문에 차가운 물이 들어와도 이겨낼 수 있는 힘이 있어 단식을 할 필요가 없다. 따라서 과로와 스트레스, 과음 등으로 내공을 소모시켜 생명온도를 잃어 기운이 없는, 건강하지 못한 의식이 지쳐있는 사람이 단식을 하는 것이다. 다시 말해 세포들이 생명온도를 잃어 뱃속이 차가워진 사람들이 단식을 하는 것인데, 생수단식이라는 것은 열을 보충해주지도 못하면서 차가운 물을 마시게 하여 오히려 체온이 식어가도록 만드는 꼴이 된다. 그래서 가끔 단식원에 가보면 뇌경색이 된 사람들을 볼 수 있었던 것이다. 즉 몸은 싸늘하게 식어서 머리에 있는 신경과 세포가 죽어버린 경우가 가끔 발생했음을 알게 되었다. 젊은 사람들은 세포에 생명온도가 많이 있어서 차가운 생수가 들어와도 이겨낼 힘이 있지만, 기운이 약한 사람들은 차가운 기운을 막아내지 못해서 몸이 식어서 죽게 된 것이다.

오늘날 전 세계적으로도 기존의 생수단식을 최고의 이론인 양 떠받드는 사람들이 있다. 생명온도에 대한 안목이 없으니 남의 몸을 싸늘하게 식게 만들어 질병을 악화시키고 죽여버리는 무서운 일을 저지르고도 모르고 있는 것이다. 남의 몸을 차갑게 만드는 것이 살인자라는것도 모르고 있는 현실이다. 이같은 필자의 오랜 경험을 바탕으로 비만인들에게 올바른 단식법을 소개하고자 새롭게 이 책을 내게 된 것이다.

다음 글은 단식기도하던 목사 부인이 숨진 채 발견되었다는 2007년 12월 뉴스이다.

30일 이상 단식기도를 하던 목사 부인이 숨진 채 발견된 사실이 뒤늦게 알려졌다. 12일 부산 사하경찰서에 따르면 10일 오전 5시 20분께 부산 사하구 장림동에 있는 한 교회 기도실에서 부인 A씨(51)가 숨져 있는 것을 이 교회 목사(48)가 발견, 경찰에 신고했다. 부검 결과 사인은 영양실조와 탈수 현상으로 밝혀졌다. A씨는 미음과 물만 섭취하며 33일째 단식기도 중이었던 것으로 밝혀졌다.

부산 = 연합뉴스 오수희 기자 osh9981@yna.co.kr

다이어트를 하기 전, 왜 반드시 단식을 해야만 하는가?

'참나'를 찾는 기림산방 수행법에서는 뜨거운 물을 마시면서 단식을 한다. 수행 중에 단식을 하는 것은 뱃속의 오장육부의 힘을 키우기 위해서이다. 약해진 팔다리의 힘(외공)은 운동을 통해 키울 수 있지만, 오장육부의 운동(내공)은 호흡이 아니면 살려낼 수 없다. 필자의 경험뿐만 아니라 그동안 수련에 참여했던 교육생들의 반응을 보더라도 호흡을 길게 할수록 뱃속 깊숙이 있는 세포들을 움직여서 세포 스스로의 운동을 촉진시킬 수 있다. 이것이 유일한 '오장육부 운동법'이라고 확신한다. 약이나 음식은 단지 보조역할을 할 뿐이다. 아무리 효과가 있는 약이라고 해도 반드시 그 후유증이 남는다. 스스로 힘을 키워야 자신의 기운이 살아나는 것이며, 약에 의지하면 오히려 장기적으로는 오장육부의 기능을 잃게 된다. 그래서 수행 중에는 호흡 공부를 엄청나게 하도록 하는데, 호흡을 깊게 하여 내공을 살려내기 위해서는 음식을 가능한 먹지 않는 것이 좋다. 음식을 먹으면 소화를 시키기 위해서 기운이 음식 쪽으로 몰려가서 뱃속이 차가워지고 호흡이 짧아져 버린다. 음식을 먹으면 호흡을 길게 하고 싶어도 차가워진 세포들이 기운의 전달을 차단하여 호흡을 막아 버린다. 호흡이 깊어져야 정신이 맑아지고 마음이 차분해지는데, 더구나 과식을 하면 뱃속이 확 차가워지면서 호흡이 아주 짧아지고 숨쉬기가 힘들어 진다. 그래서 할 수 없이 약해진 오장육부를 살려내기 위해서 일정기간 단식을 하도록 한다. 물론 이들 대부분은 일생 동안 한 번도 굶어보지 않았던 사람들이다. 그러나 수행교육 끝난 후 물어보면 거의가 배고픔을 잘 못 느꼈다고 대답한다. 그럼 "중간에 몰래 음식을 드셨습니까?"라고 물으면 "맹세코 안 먹었다."고 한다. 그런 연후에 "18일을 굶었으면 뱃속의 지금 상태는 어떻습니까?"라고 물으면 "한 끼 정도 안 먹은 느낌"이라고 말한다. 그러면서 하는 질문이 "뱃속을 따뜻하게 하면 배고픔증이 없어진다는 것을 어떻게 찾아내셨느냐?"고 되묻는다.

기림산방에서는 18일간의 단식이 끝나면 보식 과정없이 바로 식사를 한다. 일부러 먹고 싶은 음식이 있으면 주문을 하라고 하는데, 기본적으로 돼지 바베큐와 된장찌개, 그리고 기본 찬과 밥을 준비한다. 모두가 18일간 단식을 했기 때문에 음식을 보면 많이 먹을 것이라고 생각하지만, 뱃속의 세포들이 살아나서 감각과 느낌을 전달하기 때문에 과식을 할 수 없게 된다. 어떤 사람은 그만 먹으라는 뱃속 세포의 느낌이

와도 일부러 과식을 해보는 사람도 있다. 그런 경우 식후에 이어지는 수련시간을 통해 물어보면 모두가 "뱃속은 편안한데 호흡이 식사 전보다 조금 짧아졌다."고 대답한다. 어쨌든 이런 과정을 통해 보식 없이 바로 식사하는 문제에 대한 공포는 없어진 셈이다. 이처럼 따뜻한 물 단식은 기존의 단식과 다르게 배고픔증이 약해서 누구나 가볍게 도전해볼 만한 단식법이라고 말하고 싶다.

개(현동이)의 교훈

산속에 들어와 기림산방에서 개를 키웠다. 그 개는 덩치가 보통 진돗개의 1.5배 정도인데, 이름을 '현동'이라고 불렀다. 산에서 혼자 사니 적적하기도 하고 해서 당시 돈으로 거금인 약 20만원을 주고 사북에서 사왔다. 당시 현동이는 기림산방의 '수호신' 역할을 했다. 12년 동안 같이 살면서 정이 붙었는데 12살에 죽었다. 하도 정이 붙어서 땅에다 파묻어 주려고 했었는데, 한겨울인 1월에 죽었으니 땅을 팔수도 없어서 화장을 했다.

현동이가 7살 때의 이야기다. 하루는 몸이 아픈지 먹이를 주어도 먹질 않는다. 마당 구석에서 꼼짝을 안하더니 어느 날 없어졌다. 사방을 찾아보았지만 보이질 않는다. 큰 짐승이 잡아 갔나? 혹시 사람들이 짐승을 잡으려고 놓은 덫에 걸렸나? 별 생각을 다하면서 찾아보았지만 포기하고 말았다. 그 넓은 산 어디에서 찾는단 말인가? 그런데, 없어진지 8일만에 몸이 수척해진 현동이가 나타난 것이다. 얼마나 반가운지 마치 오랜 친구를 만난 듯하였다. 아마도 몸이 아파서 스스로 산속에 들어가 단식을 하고 온 것 같았다. 그래서 현동이가 살아 돌아온 '특별한 날'이라 해서 아랫동네에 내려가 돼지비계까지 구해서 푸짐하게 음식을 차려 주었다. 그랬더니 얼마나 배가 고팠던지 그 많은 것을 다 먹어 치운다.

앗~차! 그런데 내가 깜빡한 것이 있었다. 단식 후 보식을 해야 하는 것이 아닌가? 현동이가 탈이 나면 어떡하지? 겨우 살아서 돌아온 현동이를 보면서 고민하기 시작했다. 그런데, 일주일이 지났건만 결론은 아무런 이상이 없었다.

인간은 보식을 해야 하고, 현동이는 보식을 안 해도 되나? 사람과 개는 장기가 다른가? 음식을 먹고 소화 흡수 배설시키는 과정은 같은데……. 그래서 그 다음에는 필자도 단식 후에 보식 없이 바로 음식을 먹어 보았다. 다행히 아무런 이상이 없었다. 당시 경험을 통해 단식 후에 별도의 보식이 필요 없다는 것을 알게 되었다.

대부분의 사람들은 차가운 물로 단식을 한다. 러시아, 일본, 미국 등 전 세계 어디서나 생수단식이 주종을 이룬다. 그 모두가 차가운 물로 단식을 하는 것이다. 물론 단식을 하면 체중이 빠지게 되고, 그 결과 감량에 도움이 되는 것은 사실이다. 그러나 차가운 물을 마시면서 단식을 하면 지방이 분해될까? 상식적으로 차가운 곳에서 지방은 어떻게 되는가? 대자연을 창조하신 조물주께서는 지방은 따뜻하면 분해가 되고, 차가워지면 굳어버리도록 만들어 놓으셨다. 이는 누구나 알고 있는 상식이다. 차가운 물을 마셔서 뱃속에 있는 내장비만이나 혈관에 끼어 있는 콜레스테롤, 간에 끼어 있는 지방 등 온몸에 굳어있는 지방들을 빠져나가게 할 수 있을까? 근육세포의 단백질, 탄수화물 등은 단식을 하면서 빠져나갈 수 있지만, 안타깝게도 지방은 빠져 나갈 길이 없다. 그럼 차가운 기운을 만난 지방은 어떻게 될까? 생명온도를 잃은 지방 덩어리는 점점 찌들어 가면서 수분이 빠져나가게 되고, 수분이 빠져나간 만큼 오그라들 수밖에 없지 않은가? 따라서 따뜻하게 해주는 것은 지방이 나가는 길을 열어주는 것이며, 반면 차갑게 하는 것은 지방이 나가는 길을 막아버리는 일이다. 길을 막아놓으면 나갈 수가 없지 않은가? 그래서 대자연의 법칙을 위배하는 차가운 물 단식은 지방을 체내에서 절대 분해할 수 없다고 주장하는 것이다.

뜨거운 물 단식은 보식이 필요 없다

올바른 단식법에는 보식이 필요하지 않는다는 사실을 현동이가 필자에게 가르쳐 주었다. 현동이는 8일간의 단식을 하면서 집 뒷산에서 내려왔다. 집 앞에는 개울이 흐르고 있어 늘 물이 있지만, 집 뒤쪽은 물이 없다. 현동이는 물 없이 8일 동안 단식을 한 것이다. 차가워진 세포들은 차가운 물로 단식을 하면 보식이 필요하지만, 뜨거운 물 단식은 보식이 필요 없다. 또한 차가운 물 단식을 하게 되면, 뱃속의 세포들은 차가운 기운을 받게 되어 수축을 하게 된다. 특히 살아있는 세포들이 차가운 기운에 범접하게 되어 붓고 아프고 굳어가며 또 한 겹의 죽은 세포층을 만들게 되는데, 이때 머리로 열이 올라가면서 현기증과 두통 등의 현상이 나타나게 된다. 보통 차가운 물 단식을 한 후 2~3일이 지나면 이러한 증세가 가장 심하게 나타난다. 2~3일 정도 지나면 이 같은 증상이 없어지는 데, 이는 세포들이 굳어버린 결과 신호 자체가 전달되지 않기 때문이다. 이러한 단식을 계속하면 안 먹어서 살은 빠졌지만, 먼저 있던 차가운 세포들이 기운이 없고 붓고 아프고 굳고 썩어 가면서 질병과 죽음을 만들게 된다. 차가운 기운은 비만과 질병의 범인인데, 오히려 죽은 세포들에게 차가운 기운을 계속 전달하니 차가운 기운이 강해지면서 몸은 지속적으로 수축을 하게 되는 것이다. 즉, '죽은 세포' 가 살아있는 세포들에게 붙어 있으면서 주위의 세포들을 점점 차갑게 하여 기운을 잃게 만드는 것이다.

이러한 단식을 하고 난 후에는 오장육부가 굳어있게 된다. 위와 장이 굳어있는 상태에서 음식을 그냥 먹게 되면 저절로 탈이 날 수밖에 없다. 소화시킬 기운이 없어서 심하면 몸이 굳어버리면서(급성 체냉) 싸늘하게 식어 생명을 위험에 빠뜨리기도 하는 것이다. 그래서 차가운 물 단식에서는 보식을 꼭 해야 한다고 강조를 하는 것이다. 이때 단식을 한 기간만큼 보식 기간을 주라고 하는데, 만약 기운이 있는 사람이라면 정신이 맑고 마음이 차분해서 그 약속을 지킬 수 있는 힘이 있다. 그러나 뱃속에 차가운 기운이 있는 사람, 즉 기운이 약한 사람은 의식이 떨어져 생각을 내 뜻대로 할 수가 없다. 기운이 약한 사람은 의지력이 약해서 도움을 받아야만 가능한 일인 것이다. 설사 보식을 잘 했다고 해도 뱃속에는 차가운 기운이 강하게 남아 있으니 그 후에는 어떻게 될까? 차가운 기운은 뱃속의 세포들을 다시 아프게 하고(배고픔증 포함), 붓고 굳는 과정을 이어가게 된다. 자연적으로 '요요현상'이 나타날 수밖에 없다. 사람들이 몸이 불편해서 단식을 하면 살아있는 세포들이 증가하면서 다시 건강을 찾기 때문에 무엇을 먹어도 상관이 없어야 한다. 그러나 기존의 단식은 차가운 물을 마셔서 오히려 뱃속의 오장육부 세포들을 차갑게 만들어 단식이 끝나도 조심을 해야 하는 문제가 있다. 따라서 오장육부의 기능이 약해져서 단식이 필요한 경우에는 뜨거운 물을 통해서 '뜨거운 기운'을 보충해주는 것이 정답이다. 그래서 뜨거운 물 단식을 하는 것이 생명온도를 지킬 수 있도록 도와주는 지름길이라고 주장하는 것이다. 이처럼 생명온도를 찾은 몸 속의 세포들은 무엇을 먹어도 소화시킬 수 있는 능력이 있어 보식의 필요성을 느끼지 않게 된다. 또한 살아있는 세포들은 신경이 살아 있어서 느낌과 감각이 잘 전달되어 많이 먹을 수가 없다. 음식 조절이 스스로 가능하고, 신진대사 능력이 좋아져서 소화, 흡수, 배출기능이 좋아질 수밖에 없지 않은가? 이는 누구도 피할 수 없는 대자연의 법칙이다.

차가운 물 단식은 요요현상을 부른다

낮에는 태양이 있어서 따뜻한 기운이 온 세상을 감싸고 있다. 따라서 정신이 맑고 마음이 차분해지면서 음식에 대한 유혹을 이겨낼 수 있다. 물론 주위에서 지켜보는 사람들 때문에 더욱 음식을 조심한다. 하지만 어두워지고 아무도 없는 밤이 되면 차가운 기운이 강해지면서, 뱃속은 차가워지고 대신 머리는 뜨거워지면서 의식이 떨어져 배고픈 생각에 빠져서 냉장고를 열고 청소를 하게 된다. 처음에는 '조금만, 하나만'으로 시작되지만 점점 서서히 먹는 생각에 빠져 무너지고 만다. 그러니 '요요현상'이 나타날 수밖에 없다. 나중에 정신 차리고 나면 판단력이 살아나면서 '내가 미쳤지!' 하고 후회하게 되는 것이다.

앞에서도 언급했지만, 뱃속의 차가운 기운은 '배고픔증'을 부르게 된다는 것을 알아야 한다. 먹고 싶은 생각이 강해지면 내 정신이 약해지면서 과거의 잠재의식인 '먹는 습관'이 강해지거나, '걸신'이 들어와 다른 생각이 들어오질 않는다. 걸신乞神이란, 생전에 먹을 것이 없어 먹을 것을 찾아 헤메다 굶어 죽은 영혼을 말한다. 몸은 없어졌어도 그 영혼은 먹고 싶은 생각에 빠져서 제 길을 못가는 불쌍한 영혼이다. 기운이 강하여 정신이 맑은 사람들은 생각을 자신의 의지대로 할 수 있기에 걸신이 침입하지 못하나, 뱃속이 차갑고 머리는 뜨거워져서 정신이 없는 사람에게는 걸신이 들어가서 대신 먹게 되는 것이다. 걸신은 어디로 들어오는가? 바로 생각을 통해 들어온다. 다음에 보충 설명을 하겠지만 '생각은 영혼이 다니는 길'이라는 점을 알아야 한다. 이처럼 뱃속이 차가워지면 '배고픔증'이 생기고, 머리는 뜨거워지면서 정신이 없어지고 판단력이 약해지면서 그 생각 따라 '걸신'이 들어오는 것이다.

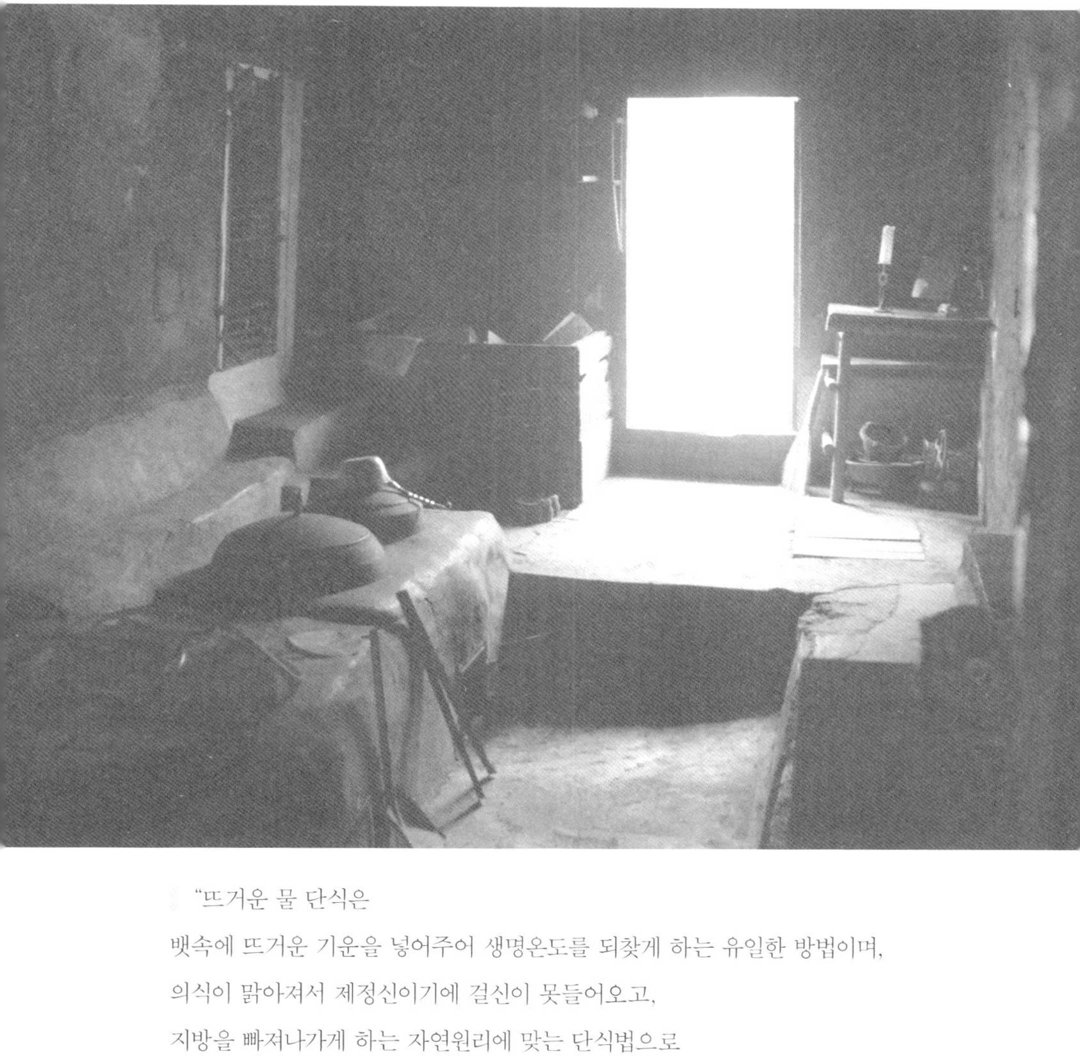

"뜨거운 물 단식은
뱃속에 뜨거운 기운을 넣어주어 생명온도를 되찾게 하는 유일한 방법이며,
의식이 맑아져서 제정신이기에 걸신이 못들어오고,
지방을 빠져나가게 하는 자연원리에 맞는 단식법으로
배고픔증을 느끼지 않아 누구나 쉽게 도전할 수 있고,
보식 기간이 필요치 않는 그야말로 단식의 혁명이라 말할 수 있다."

2. 몸과 내면의식을 함께 살리는 다이어트

영력이 큰 영혼은 생각이 큰 인간을 만든다.

인도人道가 사람이 다니는 길이라면, '생각'은 영혼이 드나드는 길이라 할 수 있다. '생각'으로 걸신이 들어오면 먹고 싶은 충동을 느끼게 되는 것이다. 따라서 '생각'을 내 뜻대로 움직이는 사람이 큰 사람이다. 만약 당신이 누군가의 가슴에 큰 상처를 남긴 적이 있다면 그것은 그대로 당신의 '잠재의식'을 형성하여 언젠가 당신을 해치게 된다. 큰 사람은 의식이 맑아서 이같은 '잠재의식'을 버림으로써 본성을 회복하는 사람이다.

생각을 빼앗기지 않고 내 몸과 마음을 잘 통제할 수 있는 것은 어느 누구도 대신해 줄 수 없다. 오직 몸으로 행하면서 건강을 되찾고, 건강한 몸으로 마음의 두려움을 없애야만 비로소 생각에 이끌려 판단을 그르치는 일을 피하게 되는 것이다. 우주를 떠다니는 한 생각이 모양을 만들기도 하고 내 정신계를 만들기도 한다. 생각은 우리에게 분별하게 하고 비교하도록 만든다. 생각은 바람과 같아서 한 생각이 일어나면 다시 또 다른 생각을 일으켜서 생각이 끊이질 않는다. 그러나 영원한 '나'는 한 생각을 일으키기 이전부터 존재하는 것이다. 우리는 대부분 내 뜻대로 산다고 생각한다. 그러나 실제 자신의 뜻대로 살기보다는 자신의 잠재의식이 일으키는 '생각'에 따라 사는 이들이 훨씬 많다.

'몸'과 '내면의식'은 유한하여 늘 두려움에 사로잡혀 있다. 언젠가는 죽어야 하는 숙명을 가진 존재들인 것이다. 따라서 지나치게 힘든 움직임이 필요할 경우 '생각'은 즉각 왜 중단해야 하는지를 말한다. 동시에 '몸'은 통증을 드러내며 아우성을 친다. 그러나 이때 '몸'과 '생각'에 이끌리지 않고 다시 한 걸음을 내디디면 비로소 숨어 있던 '참나'가 모습을 드러내면서 더 이상 구속되지 않는 삶을 볼 수 있게 된다.

왜 기림산방에서 수행을 하면 단식과 함께 몸운동을 하고 많이 걷도록 하는가? 스스로 한계에 부딪히면서 숨어있던 '참나'의 존재를 끌어내도록 하기 위해서이다. 그동안 '나'인 양 행세하던 잠재의식(살아오면서 만들어진 습관 본능등등의 생각들)을 걷어내면 비로소 내 몸과 맑은 의식의 가치를 느끼게 된다. 스스로 몸과 참나의 가치를 느끼게 되면 다시는 우매했던 과거로 돌아갈 생각을 하지 않게 되는 것이다.

참나를 찾아 영혼의 행복을 누리게 하는 건강법

마치 낚시를 해주기 보다는 낚시하는 법을 가르쳐 주고자 하는 필자의 뜻이 내포되어 있는 것이다. 모두들 지금 이 순간 내 몸무게가 얼마나 빠졌고 몸매는 얼마나 날씬해졌는가에 관심이 있겠지만, 그보다 더 중요한 것은 일상으로 돌아가서도 살아있는 동안 늘 자신의 몸을 돌보는 자세를 키우는 것이다.

'참나'는 생명이며 영원하다. 우주 공간의 이 몸 저 몸을 받아가면서 쓸 수 있는 능력을 얼마나 키울 수 있는가 하는 것도 바로 '참나'를 얼마나 키우는가에 달려 있다. 온 세상 만물의 모양은 제 각기 다르지만 근본은 이것이다. 따라서 남으로부터 답을 구하지 말라. 스스로 느끼고 관찰하면 본인 스스로 답을 알고 있었음을 느끼게 될 것이다. 참으로 다이어트를 한다는 것은 바로 이것이다. 만약 좋은 사람에게 시집을 가기 위해 다이어트를 한다면, 시집 간 다음에는 어떻게 할 것인가? 남들에게 돋보이기 위해 다이어트를 한다면 돋보인 다음에는 무엇을 할 것인가? 결국 공수래공수거空手來空手去일 뿐이다. 아무리 날씬해지고자 하는 목표를 달성했다고 해도 여전히 허전할 것이다. 무언가 채워지지 않는 그 허전함. 그것은 바로 '나'자신에 대한 허전함이다. 병든몸과 잠재의식이 만들어내는 허상에 사로잡혀 있는 한, 아무리 건강하고 부유하고 권력을 가졌다 하더라도 결국 그 목마름은 끝이 없을 것이다.

3. 따뜻한 생활문화의 중요성

모든 존재하는 생명체들은 생명을 지키며 유지할 수 있는 '생명온도'라는 것이 있다. 어떠한 생명체도 생명을 유지할 수 있는 온도를 벗어나면 생명을 잃을 수밖에 없다. 그래서 지구 온난화의 영향으로 인해 나타나는 극심한 기후변화 속에서는 생명온도가 낮은 생명체들이 떼죽음을 당할 수도 있는 것이다. 사람도 마찬가지다. 사람의 세포들도 건강을 지킬 수 있는 생명온도가 있다. 외부의 온도도 중요하지만 더욱 중요한 것은 생명체 자신이 생명을 유지할 수 있는 내부 온도를 잃어버리면 싸늘하게 식어서 죽는 것이라고 했다.

내부온도라는 것은 무엇인가? 우리 몸의 내부는 오장육부가 따뜻해야 기운이 있고 건강하다고 이미 설명한 바 있다. 어린 아기는 '생명온도生'가 있어서 오장육부에 기운이 있고, 제 기능을 발휘한다. 따라서 세포들이 탄력과 윤기가 있어 건강하지만, 생명온도를 잃어가면서 식어가면서 순환이 안 되어 '질병病'이 생기고 '늙어老'가며, 완전히 식어버리면 '죽은死' 시체가 된다. 이처럼 생로병사는 생명온도를 가진 생명체가 생명온도를 잃으면서 식어서 죽는 과정이다. 즉 기운을 잃고, 붓고, 아프고, 굳어서, 썩고, 죽어가는 순서 곧 그 과정이라고 했다. 갑작스러운 사고로 불행하게 죽은 사람은 붓고 썩는 과정 없이 순간적인 고통으로 몸이 싸늘하게 식어 죽지만, 일반인들의 경우에는 반드시 몸이 차가워지면서 기운이 없고 붓고 아프고 굳어서 썩어가는 과정을 피할 수가 없다는 사실을 알아야 한다. 이는 생명을 갖은 모든 존재들은 누구도 피할 수가 없는 영원한 대자연의 법칙이라고 했다.

자녀와 부모 그리고 노인이 함께 사는 일반 가족의 정상적인 비만도를 살펴보면 자녀들은 생명온도가 있는 세포들이 많아서 탄력과 윤기가 있어 몸매가 균형이 잡혀있고, 부모들은 생명온도를 잃은 세포들과 살아있는 세포들이 중간이 되어 붓고 굳어서 비만이 생기고, 노인들은 생명온도를 잃은 세포들이 많아서 비만도가 높아진다. 그러나 오늘날은 몸을 차갑게 하는 생활문화가 전 세계 각국에서 공통적으로 극치에 이르고 있다. 그래서 각 개인이 생명온도를 잃은 세포들을 얼마나 만들었느냐에 따라 남녀노소 계층에 상관없이 비만이 다양하게 분포되어 있다.

따뜻한 차 한 잔도 좋다

요즈음 기림산방 수행과정에 참여하는 계층도 이 같은 세태를 반영하는 듯 대단히 다양하게 구성되어 있다. 그러나 실제 수행교육을 해보면 나이 드신 분들이 젊은이들 보다 훨씬 적극적으로 참여하고 실제 수행결과도 괄목할만큼 효과적이다. 이유가 무엇일까? 아마도 반드시 건강해지겠다는 간절함의 차이일 것이다. 교육이 끝난 후 일상생활에서 얼마만큼 실행하고 있는가를 확인해 보아도 대부분 나이 드신 분들이 꾸준히 수행을 한다. 즉 가정에 돌아가서도 늘 따뜻한 생활문화를 이어간다는 것이다. 왜 그럴까? 차가운 것과 따뜻한 것의 차이를 노인들은 대단히 빠르게 느끼기 때문이라고 생각한다. 바로 통증이다. 노인들은 조금만 차가워도 통증을 바로 느끼기 때문에 차가운 생활문화로 다시는 젖어들지 않게 되는 것이다.

늘 따뜻한 물을 마시고, 냉장고를 멀리하라는 것이 일견 어려울 수도 있다. 그러나 몸에 배이게 되면 습관처럼 나를 안내해 줄 것이다. 만약 어렵다면 하루에 몇 번씩 차茶를 마시는 습관을 들이는 것도 좋다. 차를 마신다는 것은 자연에 존재하는 맛을 들이킬 뿐만 아니라 향과 색, 그리고 기운을 마신다는 뜻이다. 색은 기운이 있을 때 제 빛깔이 난다. 씨가 땅에 떨어져 싹이 나고 꽃이 피는데, 꽃이 필 무렵의 식물은 모든 기운에 꽃으로 간다. 따라서 우리가 마시는 차의 향도 기운 덩어리라고 할 수 있다. 차 한 잔을 마시면서도 따뜻함과 생명을 음미할 수 있다면 굳이 멀리서 건강을 찾을 필요가 어디 있겠는가?

뜨거운 물 단식을 하는 요령

비만의 근본 원인을 알았으니 실천하는 일만 남았다. 필자가 원리만 제시하고 구체적인 방법을 빠뜨린다면 여러분께서는 "결국 또 하나의 엉터리 이론만 늘어놓는군"하면서 비난할 것이다. 이제 누구나 실천할 수 있는 그 구체적인 방법을 제시하겠다. 단, 지나치게 단식에만 얽매이지 말고 6장에 있는 기림산방 7대수행법을 함께 익히는 것이 훨씬 효과적일 것이라고 감히 장담할 수 있겠다.

1. 뜨거운 물 단식은 언제든 바로 시작을 하면 되는 것이다

보온병을 하나 준비해서 늘 따뜻한 물을 가지고 다니면서 갈증이 생기면 따뜻한 물을 따라 마신다. 물론 정수기에서 온수를 마셔도 된다. 차茶로 마셔도 되고, 숭늉도 좋다. 중요한 것은 따뜻한 물이라야 한다는 것이다.

피로와 스트레스가 쌓이게 되면 뱃속이 더부룩해지고 식욕이 없어진다. 이처럼 뱃속이 더부룩하다는 것은 뱃속의 세포들이 생명온도를 잃어 차가워져서 세포들이 부어 있기 때문이다. 이때에는 내 몸이 소화시킬 힘이 없으니 먹지 말라고 '식욕이 없는 것'이다. 끼니는 늘 챙겨 먹어야 한다고 억지로 식사를 하기보다는 '가벼운 단식'을 해주어서 위와 장의 세포들을 쉬게 해주자! 가벼운 단식은 다음과 같이 하면 된다.

2. 가벼운 단식의 기간은 하루 혹은 2~3일 정도가 적당하다

먼저, 식욕이 없어졌을 때는 바로 식사를 중단을 하라. 감식減食이 필요 없다!

위와 장의 세포들이 기운을 잃어 죽기 직전이라서 식욕이 없는 것인데 억지로 음식을 먹어 세포들을 강제노동 시키게 되면, 세포들은 붓게 되고 그 다음은 굳고 썩어가면서 생명온도를 잃고 죽을 수밖에 없다. 이는 죽은 세포들을 한 겹 쌓는 일이다. 주인이 똑똑하다면 자기 몸의 세포들을 살려가면서 건강하게 살아야지, 내 몸이 먹지 말라는 신호를 보내는데도 억지로 먹어서 스스로 차갑게 만드는 어리석은 일은 하지 말자! 자신의 위와 장에 죽은 세포들을 쌓이게 하는 일만큼 우매한 일은 없다. 생명온도를 잃은 죽은 세포들이 많아지면 세균의 밥이 되어 염증과 암이 와서 죽을 수밖에 없는데, 이는 '만성 자살 행위'라는 점을 알아야 한다. 그리고 생수 단식을 할 경우에는 감식을 하라고 하지만, 여기서는 감식의 단계도 필요없다. 세포들이 쉬고 싶을 때 푹 쉬게 두는 것이 좋다. 자꾸 건드리면 귀찮아진다. 음식을 소화, 배출시키는 일이 모두가 기운을 쓰는 일인데, 적게 먹는 일도 적게 기운을 쓰는 일이다. 따라서 감식은 뱃속을 조금 차갑게 만드는 일이다. 그냥 내버려두자!

3. 아무리 가벼운 단식이라도 시작했으면 뜨거운 물을 마셔라

뱃속이 식욕이 없고 아프고, 쓰리고, 더부룩하다는 것은 뱃속의 세포들이 생명온도를 잃으면서 나타나는 대자연의 6대 법칙(기운이 없다 → 붓는다 → 아프다 → 굳는다 → 썩는다 → 죽는다)의 순서에 의해서 나타나는 자연스러운 현상이다. 이때에는 빨리 생명을 유지할 수 있는 온도를 보충해주어야 세포들이 기운이 생기고 순환이 되면서 살아나는 것이다. 이것은 너무나 당연한 현상이 아닌가! 차가운 물을 마시면서 단식을 하면, 뱃속에 차가운 기운이 강해지면서 배고픔증도 심하고 기운이 없으며, 머리로 열이 올라와 어지러워서 쩔쩔매게 된다. 그러나 뜨거운 물을 마시면서 온도을 세포들에게 보충해주면 '배고픔증'도 없어지고, 차가워져서 부었던 세포들이 순환이 되면서 '가스'가 빠져나가니 방귀나 트림이 나오게 된다. 방귀는 대장 쪽의 부어있던 세포가 살아나면서 순환이 되어 나오는 것이고, 트림은 식도와 위장 쪽의 부어있던 세포들이 따뜻해지면서 순환이 되어 가스가 나오는 것이다. 가스가 빠지고 뱃속이 따뜻해지면 기운이 생기어 뱃속도 편하고, 정신도 맑아지고 마음도 편해지고 피로도 풀리게 되는 것이다.

4. 단식이 끝난 후에는 그냥 식사를 하면 된다

많은 사람들이 단식이 끝난 후에 어떻게 해야 하는가에 대해서 불안해하고 있다. 이는 인간이 만들어 놓은 차가운 '생수 단식 이론'에 때문에 생겨난 현상이라고 본다. 걱정할 필요가 없다. 창조주께서는 모든 생명은 따뜻하면 살고 차가워지면 죽게끔 만들어 놓으셨다. 반면 차가워진 뱃속은 기운을 잃고 질병이 생기게 하셨지만, 단식을 통해 뱃속을 따뜻하게 하면 기운이 생겨 세포들이 살아나면서 제 기능을 발휘하게 만들어 놓기도 하셨다. 제 기능이 살아났는데 무엇이 들어와도 소화, 배출시킬 수 있는 힘이 있어서 걱정할 필요가 없다. 그리고 살아있는 세포들은 느낌, 감각이 있어서 음식을 조절할 수 있는 힘이 생겨 스스로 통제할 수 있는 능력이 생겨 과식을 할 수 없다는 것을 알아야 한다. 다시 재발하는 것은 뱃속의 세포들이 차가워지면서 생기는 것이기 때문에 차갑게 만드는 생활을 막아야 한다. 과음, 과식, 피로, 스트레스 등이 머리를 뜨겁게 만들고 뱃속을 차갑게 만들어 재발의 원인이 된다.

5. 일상에서 충분히 가능한 2~3일의 가벼운 단식

2~3일의 가벼운 단식은 단식에 대한 두려움이 있는 사람이거나, 생명온도를 잃은 세포들이 많지 않은 사람에게 효과적이다. 젊은 사람이나 건강한 사람이 일시적으로 피로가 쌓여 있을 경우에 가벼운 단식을 하면 단식에 대한 공포감을 없애주고, 피로를 말끔히 해결할 수 있다. 그러므로 가볍게 일상생활속에서 해볼 수 있는 건강 수행법이라 할 수 있다. 따뜻하면 순환이 되어 붓기가 빠지면서 몸무게도 줄어들게 되고, 또 따뜻해지면 지방조차도 녹을 수밖에 없다. 더구나 식사를 안 하니 저절로 감량이 되어 세포들에게 힘이 생기고, 몸은 가벼질 수 밖에 없다. 문제는 피로와 스트레스가 너무나 많이 쌓여서 뱃속의 세포들이 기운을 잃고, 붓고, 아프고, 굳고, 죽은 세포들이 많이 쌓인 사람들이다. 즉, 뱃속에 생명온도가 있는 세포들보다는 생명온도를 잃은 죽은 세포들이 많은 사람들이 문제가 된다. 몸 속에 생명온도를 잃

은 세포들이 많으면 살아있는 세포들의 온도를 빼앗아가서 쉬 피로하고, 죽은 세포들은 세균의 밥이 되어 염증과 암이 덤벼들게 되며, 머리는 뜨거워지면서 정신이 없고, 마음은 급해지면서 지친 영혼 불쌍한 영혼이 되는 것이다. 죽은 세포들을 떨쳐내고 내 몸의 살아있는 세포들을 살려내야만 몸뿐만 아니라 내면의 세계도 건강해지는 것이다. 이를 해결하기 위해서는 가벼운 단식으로는 해결이 되지 않는다. 그래서 이러한 문제들을 해결하기 위해서 참고로 생명온도를 살리어 '참나(맑은 정신과 차분한 마음)'를 찾는 '기림산방 7대 건강 수행법'을 6장에서 소개했다.

6. 장기 단식은 강한 의지가 필요하다

단식을 시작하는 이유로는 개인에 따라 여러 가지가 있다. 그러나 대체로 약한 사람일수록 쉽고 편하게 해결하려고 하고, 특정 이론이나 인물에게 의지하려는 경향도 강하다. 그래서 며칠만에 몇 kg을 책임감량한다는 광고문구에 쉽게 현혹되는 것이다. 무리하게 감량한 결과에 대해서는 재삼 언급하지 않아도 될 만큼 많은 미디어들이 앞 다투어 보도하고 있다. 필자가 강조하고 싶은 것은 몸 속에 깊이 박힌 '죽은 세포'를 빼내는 단식은 결코 가벼운 생각으로 시작해서는 안된다는 것이다. 단식과정에서 '잠재 의식'에 사로잡혀 훼방을 놓는 마魔가 되어 주위 사람들과 갈등을 일으키기도 하며, 과거의 상처가 재현되면서 극도로 위축되거나 또는 타인他人에게 상처를 주는 경우가 발생하기 때문이다. 앞서 2~3일간의 가벼운 단식에 대해 설명하였으나, 건강을 회복할 목적으로 뜨거운 물 단식을 하고자 하는 사람들은 이를 생활화하는 자세가 필요하다. 대체로 원기가 강한 사람들은 기림산방 수행법을 병행하면서 안먹으면 죽는다라는 영양학적이고 본능적인 생각에서 벗어나 뱃속이 따뜻하면 기운이 있고 배고픔이 없다는 대자연의 법칙을 알아차리고 100일까지도 가능하다. 그런데 원기가 약하거나 차가워진 세포들(죽은 세포들)이 많은 사람들은 너무 오랜 기간 단식을 하면 감내하기 힘든 부작용으로 고생하기도 한다. 예를 들어 '병마病魔의 집'인 죽은 세포들이 붓고 아픈다음 굳어있었기에 풀려나오면서 차가운 기운이 강해져서 거꾸로 붓고 아프면서 과거의 증상을 유발하며, 과거의 억울하고 분하고 미워하는 분노의 감정이 일어나기도 한다. 특히 과거에 살아오면서 몸을 차갑게 만들었던 습관과 잠재의식들(거짓 나)이 나오면서 정신이 없고 판단력이 떨어져 후회할 행동이나 말을 하기도 한다. 따라서 일반인들이 혼자 집에서 뜨거운 물 단식을 할 경우에는 일주일 이내에서 가볍게 할 것을 권하고 있다.

이 책에서 필자가 2~3일간의 가벼운 단식을 권하는 이유는 매일 쌓이는 피로와 스트레스를 그때마다 풀어주도록 하자는 것일 뿐, 2~3일간의 단식만으로 건강이 현저하게 회복되지는 못한다. 특히, 신진대사가 원활해지는 과정에서 뱃속의 차가운 기운이 강해지면서 뱃속에 남아있던 열들이 갑자기 상기上氣 되면서 두통이나 발열, 또는 경락이 막히는 위험을 초래하기도 한다. 구체적으로 예를 들면, 갑자기 의처증이나 의부증에 사로잡히기도 하고, 불안 우울증에 시달리기도 하며, 산만해져서 말이 많아져 수행에 집중하지를 못하는 경우도 있다. 어떤 경우에는 펑펑 울기만 하고, 밤중에 잠을 못 자서 날을 꼬박 새우는 경우도 있다. 이같은 현상은 몸이 건강해지는 과정에서 반드시 거치게 되는 과정이다. 한 번에 이 과정을 빠져 나오기는 힘들며, 여러번 이같은 과정을 반복하면서 건강을 회복하면 언제 그랬냐는 듯 사람이

달라져 있게 된다. 특히 단식법만 행하게 되면 수행 효과도 더디게 나타나고 지루할 수 있으므로 기림산방 7대 건강 수행법을 동시에 실천하면 훨씬 알차고 재미있을 것이다.

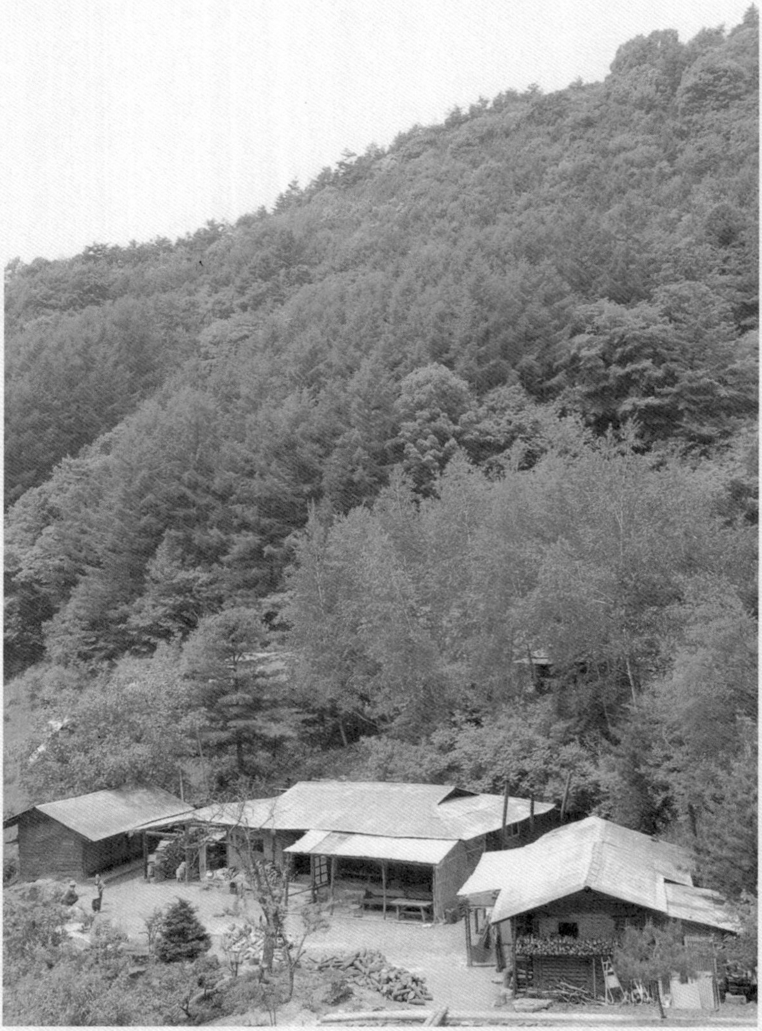

6장

뜨거운 물 단식과 함께하는 기림산방 7대 건강 수행법

우리는 늘 남을 통해 '나'를 본다. 이것이 많은 분별과 갈등을 일으킨다. 상대방의 의식이 내 의식과 반드시 일치해야 할 이유가 무엇인가? 상대방의 의식을 내 의식과 일치시키려는 무모한 고집으로 우리는 너무나 많은 갈등과 고통을 스스로 만들어 내고 있는 것이다.

기림산방 수행법은 한마디로 생명온도를 살리어 의식이 맑은 '참나'를 찾기 위한 목적으로 살아있는 세포들을 강하게 하는 건강법이다. 따라서 죽은 세포들을 살아있는 세포로부터 떨쳐버리게 만드는 것이 가장 중요하다. 오래전부터 수행 과정에서 느껴지는 죽은 세포들의 존재를 찾아내는 것이 무척 힘들었다. 그러나 '죽은 세포'의 존재를 알면서도 이를 어떻게 내보내야 하는지를 밝히는 데 더 많은 시간과 인내가 필요했다. 10여 년 이상 다양한 생각들을 한계점까지 파고 들어, 살펴보고 느껴보고 바라보면서 하나씩 검토하기도 하고 확인하여 정리한 것이 지금의 '기림산방 7대 건강 수행법'이다. 그만큼 오랜 시간에 걸쳐 필자 스스로 체득하고, 이를 다시 수련생들에게 교육시켜 누구에게나 적합하도록 만든 것이므로 이제는 완성된 수행법이라고 말할 수 있겠다. 이미 필자는 앞에서 생명온도를 잃은 죽은 세포는 '병마의 집'이고, 살아있는 세포는 맑은 '내 영혼의 집'이라고 말한 바 있다. 내 몸이 '병마病魔의 집'으로 가득차 있는 상태에서는 어떤 형태의 다이어트나 건강법도 무용지물이다. 그럼에도 불구하고 대부분의 사람들은 '10일 10kg 감량' 등 과장된 문구에 현혹되어 스스로 몸을 망치는 선택을 하고 있다. 물론 10kg 감량에 성공할 수는 있다.

그러나 그 다음에는 그 상태를 어떻게 계속 유지할 것인가 하는 문제에 부딪히게 된다. 부작용 없이 계속 아름다운 몸매를 유지할 방법은 무엇인가? 오직 생명온도를 살리어 건강을 유지하는수 밖에 없다. 건강하지 못한 몸으로 다이어트에 집착하다보면 마음이 병들기 시작한다. 마음이 병들면 무엇으로 고칠 수 있는가? 몸으로 고칠 수 있다. 그러나 몸과 마음이 모두 병들면 오직 '참나'를 통해서만 다시 건강한 생활을 할 수 있게 된다.

기림산방 건강법은 생명온도를 살리어 '참나'를 찾는 수행을 통해 지쳐 있는 내 영혼을 맑게 하고 잃어버린 몸과 내면의식의 건강을 스스로 회복하는 수행법이다.

이 수행법은 세상 어느 곳에서도 찾아볼 수 없는데, 모든 동작과 호흡이 지향하는 것은 뱃속을 따뜻하게 하여 기운을 살려놓고 머리를 차갑게 하여 '참나'를 찾게 하는 데에 맞추어져 있다. 이 과정을 통해 우리 몸의 각종 질병은 순환이 되면서 저절로 보너스로 해결되는데, 이것은 대자연의 법칙에 순응하기 때문에 가능한 것이다. 다만 이 책이 비만의 원인과 해결책을 설명하는 것이므로 7대 수행법을 너무 깊이 다루게 되면 행여 본말이 전도될 것을 우려하여 7대 수행법을 소개하는 정도로만 기술하였다. '참나'를 찾으려는 진정한 수행인을 위해 더 깊게 정리된 7대 수행법은 필자의 다른책들을 참고하길 바란다 자, 이제 뜨거운 물 단식과 함께 하면 더욱 효과가 좋은 기림산방 7대 건강 수행법을 알아보자.

1. 호흡으로 '비만의 집'을 불태워라

몸 속의 생명온도를 잃은 죽은 세포들은 마魔(잠재의식, 습관, 본능 등)의 집이요, 질병疾病(기운이 없고, 붓고, 아프고, 굳고 썩어가는 증상들)의 집이라고 이미 설명을 하였다. 그리고 사람이 살아가는 모든 기운이 뱃속에서 나오기 때문에 먼저 뱃속의 오장육부 세포들을 살려 놓아야 문제가 해결된다고도 하였다. 몸의 겉(바깥)에 해당하는 팔과 다리, 그리고 근육의 신경과 세포를 살려내기 위해서는 운동이 필요하지만, 뱃속에 해당하는 오장육부 세포를 살려내기 위해서는 호흡만이 '유일한' 운동법이라고 언급한 것을 기억할 것이다. 따라서 오장육부의 신경과 세포들을 살리기 위한 목적으로 창안된 '기림산방 7대 수행법'의 가장 기초 운동은 '호흡'일 수 밖에 없다.

'호흡'은 아무리 가까운 부모, 부부, 형제 사이라도 누가 대신해줄 수 없다. 또한 권력이나 돈, 약, 수술, 음식으로도 되는 것이 아니다. 오직 자신의 몸으로 호흡을 길게 하여 오장육부 깊숙이 있는 세포들을 살려놓는 길밖에 없다. 호흡이 깊어질수록 오장육부 깊숙한 곳의 세포들까지 기운이 살아나고, 짧아질수록 아랫배쪽의 신경과 세포들부터 차가워지면서 기운이 없고(무기력증, 근무력증, 위무력증, 장무력증 등), 붓고(부종), 아프고(통증), 굳고(각종 비만, 경화, 경색, 경련, 발작, 마비 등) 썩어(각종 염과 암)간다. 그러나 대부분 호흡을 길게 하고 싶어도 차가워진 세포들이 많아서 호흡을 막아 버린다. 억지로 오래하면 그 결과 머리로 열이 올라가면서 이를 상기上氣 된다고 한다. 뒷목이 뻐근해지고 심할 경우 졸도를 하거나 뇌경색을 초래할 수도 있다. 몸이 차가운 사람일수록 호흡이 짧아지기 때문에 기운이 미치지 않는 아랫배는 붓고, 굳고 썩어갈 수밖에 없다. 이 경우 가장 두드러지게 나타나는 현상이 복부비만이다. 아랫배로 가야 할 기운이 계속 막히다 보면 엉덩이, 허벅지 등에도 서서히 죽은 세포들이 쌓이게 되면서 전형적인 하체비만의 형태를 보이게 된다. 이런 사람은 호흡이 깊이 들어가지 않는다.

죽기 직전의 사람은 오장육부가 차갑게 식어 세포들은 다 굳어간다. 그리고 호흡이 들어가지 않으니 가슴만 들락날락하는 아주 짧은 호흡이 반복되는 거친 호흡에 머물게 된다. 그러다가 결국은 온몸이 다 식어가고 호흡은 끊어지면서 영혼과 육신이 분리되어 죽게 되는 것이다. 즉, '호흡은 영혼과 육신을 연결시킬 수 있는 유일한 연결고리'인 것이다. 따라서 여러분이 배우게 될 7대 건강 수행법도 오로지 몸으로 행해야 하는 것이다. 머리로 배우는 것은 아무런 의미가 없다.

'참나'를 살려내는 기림산방 활명호흡법

이 세상에는 참으로 수없이 많은 호흡법들이 나와 있다. 모든 사람들이 다양한 생각으로 다양한 호흡법을 만든 결과이다. 물론 그같은 호흡법들은 각자 생각의 크기와 깊이에 따라서 만들어진 것이다. 필자도 지난 과거에는 기존의 호흡법을 답습할 수밖에 없었다. 세상에 없던 것을 어느 순간 만들어내기는 쉽지 않다. 예전 선인들의 경험과 지혜를 빌려오고, 지금 수행하는 이들의 수행법을 배우면서 부단히 스스로 연

마하는 방법밖에 없다. 필자도 수행 초기에 기존 이론을 답습했고, 그것을 통해 많은 것을 배울 수 있었다. 그러나 기존 호흡법만으로는 밖으로 드러나지 않는 '죽은 세포'들과 싸우기에 한계를 느끼게 되었다. 그 과정에서 죽은 세포들을 떨쳐내고 살아있는 세포들을 만들어 '참나'를 찾아가는 호흡법을 다시 살펴보면서 정리하게 된 것이다. 이 글을 읽는 여러분들은 기존의 호흡법에 얽매이지 말고, 기림산방 활명호흡법을 느껴보고 바라보고 살펴보며 바른 판단이 있기를 바란다.

기림산방 활명호흡법은 다음과 같다.

숨을 들이쉴때는,

1. 아랫배가 나오면서
2. 턱을 당기고 뒷머리 등, 허리 엉덩이를 일직선으로 세우고
3. 이때 허리(명문)가 딸려들어가지 않도록 해야한다.

숨을 토할때는,

1. 아랫배가 들어가고,
2. 숨을 토한 다음 양무릎을 오무린다,

일반적으로 "숨을 길게 토하면서 기운이 아랫배까지 가게 하라."고 하면 의아해 하는 분들이 있다. 서양의학에서는 공기를 마셔 폐에서 산소와 탄산가스를 교환하는 것이 호흡인데, 왜 아랫배까지 산소가 가야하는가 하는 점을 이해하지 못하는 경우에 해당된다. 물론 기존 지식

이 말하는 것처럼 호흡을 통해 산소를 공급한다는 측면을 무시할 수 없다. 가장 큰 역할일 수도 있다. 그러나 호흡은 단순히 공기를 순환시키는 역할뿐만 아니라 우리 몸의 기운을 순환시키는 역할도 한다. 숨을 천천히 들이쉬고 토하는 과정을 통해 뱃속에 기운이 생기는 것이 대표적인 경우라 하겠다. 즉, 호흡은 산소공급의 역할과 뱃속 오장육부의 세포들에 힘을 키우는 운동역할을 동시에 수행하는 것이다. 이처럼 기림산방의 호흡법은 대자연의 기운을 호흡을 통해서 내 몸 속으로 끌어당겨 내 몸의 기운(살아가는 에너지)으로 바꾸는 방법을 제시하고 있다.

필자는 이 호흡법이야말로 조물주께서 만들어 놓으신 최대의 걸작품이라고 생각한다. 호흡으로 기운을 마시기 때문에 호흡이 짧을수록 뱃속이 차가워지면서 내상(오장육부의 손상)을 입는 것이고, 호흡이 깊어질수록 약해진 장부 세포들을 살려내어 내상을 회복하게 되고 기운을 쌓게도 하는 것이다. 필자가 주장하는 활명호흡은 오장육부를 살려내고 키울 수 있는 유일한 오장육부 운동법이다. 이 글을 읽고 있는 여러분께서는 호흡을 산소 공급만 하는 것으로 인식해온 좁은 지식(편견)에서 벗어나 대자연의 기운을 끌어 모으는 것이라고 이해하기를 바란다. 이것이 기림산방 활명호흡법의 중요한 특성이다.

호흡에는 자세가 중요하다

윗배가 차가워지면 허리에 기운이 없고 등이 굽으면서 목뒤가 막히는 반면, 아랫배가 차가워지면 다리가 벌어지는 것은 누구도 피할 수 없는 대자연의 이치이다. 모두가 기운이 없어서 기운이 다니는 길이라

할 수 있는 '경락'이 막혀서 생기는 현상이다. 호흡을 통해 뱃속의 세포들을 따뜻하게 살려놓고, 온몸에 기운을 보내서 차가운 기운들을 몰아내야 하는 것이 건강의 첫 관문이다. 그런데 등이 굽고 무릎이 벌어진 자세로 호흡을 하면, 기운이 다니는 길인 경락이 막혀 호흡을 깊게 할수록 기운이 역류(상기上氣)되면서 호흡(공부)에 진척이 없어진다.

아마도 많은 수행자들이 단전호흡을 비롯하여 각기 고유의 방식으로 호흡을 하다가 갑자기 단전에 축적된 기운이 이상 현상을 일으키는 경우를 접해보았을 것이다. 단적丹績으로 오히려 몸을 망치는 사례도 많고, 특히 관절염 등으로 고생하는 경우도 있을 것이다. 이 모두가 기운이 다니는 길인 경락이 막혀 호흡을 깊게 할수록 기운이 역류되면서 나타나는 현상이다. 따라서 올바른 호흡 자세는 뒷머리와 등, 그리고 엉덩이의 골반까지 일직선이 되어야 하고, 벌어진 무릎을 오무려야 한다. 이런 자세에서 비로소 호흡이 깊게 들어가고 축기되면서 뱃심이 생기는 것이다.

특히 무릎을 벌린 자세(가부좌 자세)로 등을 펴면 아랫배가 나오면서 허리가 들어가게 되는데, 이런 경우에는 명문혈이 막히게 되어 기운 소통이 안된다. 허리 부분에 '쏙~' 들어가는 부위는 명문命門이라고 부르는 혈穴자리인데, 예로부터 생명이 들락거리는 장소라 하여 가장 중요하게 여기던 혈자리다. 명문혈이 막히면서 단적丹績이 생기게 되고, 요통이 생기게 되며, 아랫배가 나오면서 비만이 된다. 그만큼 호흡하는 자세가 중요한 것이다.

다시 정리하면, 가부좌 자세에서는 무릎을 벌리게 된다. 이 자세에서 등이 굽어지면, 배에 힘이 없고 허리가 나오면서 척추의 모든 경락이 막히게 된다. 만약 가슴과 등을 펴면, 배가 나오면서 허리가 들어가 명문혈이 막히게 된다. 따라서 가부좌 자세를 하지 않고, 무릎을 오므리고, 등을 펴면 기운이 통하는 바른 자세 곧 수행자의 기본자세가 되는 것이다. 이처럼 기운이 다니는 길을 열어놓고 호흡공부을 하면, 뱃속에 힘이 생기면서 뱃속의 차가운 기운이 밀려서 빠져 나가는 길을 열어주는 것이다.

많은 사람들이 호흡공부, 단전공부, 요가공부, 명상공부, 마음공부, 참선공부 등을 수행하면서 가부좌(반가부좌, 양반자세 포함) 자세를 영원히 변하지 않는 진리인 양 붙잡고 있다. 하지만 아무리 몇 천년의 역사가 있다 하더라도 이것은 착각이다. 참으로 '참나'를 찾는 수행자라면 반드시 이 생각(가부좌 자세)에 대한 고정관념에서 벗어나야 한다. 무릎과 무릎 사이를 벌리고 앉으면 아랫배에 힘이 들어갈 수 없게 되어 있다. 아랫배가 차가워지면 부어서 복부비만이 생기고 무릎과 무릎 사이가 벌어지고 각종 다리의 질병이 생긴다는 단순한 사실은 누구도 피할 수 없는 조물주께서 만들어 놓으신 대자연의 법칙이다.

목욕탕에 가서 사람들의 허리를 살펴보면 거의 대부분 배가 나오고(비만), 허리가 쏙 들어가서(요통) 기운이 순환이 안 되어 변색되어 있고, 무릎과 발이 벌어져 있다. 그래서 반드시 허리가 들어가지 않는 바른 자세가 호흡의 근본이 되기 위해서는 무릎을 벌리지 말아야 한다.

'비만의 집'을 불태우는 올바른 호흡법

따라서 가부좌 자세로 오랫동안 수행을 한 사람은 자연의 이치에 따르지 않고 역행한 결과로 다음과 같은 증상을 피할 수가 없다.

"가부좌 자세는 아랫배에 기운이 모이지 않는다."

호흡공부를 전혀 모르는 사람들이 호흡에 입문할 때에는 대체로 가부좌 자세를 배우게 된다. 처음 호흡을 배우면 기운이 없는 차가운 뱃속에 기운이 조금씩 생기면서 정신이 맑아지고 마음도 차분해지게 된다. 정서적인 안정을 찾을 뿐만 아니라 그 과정에서 마치 선도수련에 입문한 양 들뜨는 마음도 생긴다. 이는 마치 구들이 잘못 놓인 아궁이에 불을 때는 것과 같다. 아예 불을 때지 않아 냉기冷氣가 쌓인 방에다가 군불을 지피면 아무래도 온기를 느끼게 되고, 편안하게 숙면을 취할 수 있다. 그러나 구들이 잘못 놓여 있으면, 아궁이에 아무리 불을 지펴도 바로 굴뚝으로 열기熱氣가 빠져 나가버리게 되고 수시로 불을 지펴도 온기가 오래가지 않는다.

마찬가지로 가부좌 자세로 호흡을 하면 호흡법을 배우기 전보다는 뱃속에 기운이 생겨서 조금 나아진 상태일 뿐이므로 아무리 호흡공부를 붙잡고 오랜기간 깊숙이 온몸의 기운이 모으려고 해도 썰물에 모래 빠져나가듯 기운이 빠져나가 버린다. 왜냐하면 가부좌 자세는 아랫배의 장부 세포들을 차갑게 만들어 호흡이 깊게 들어 갈수가 없어, '병마病魔의 집'을 만드는 자세이며, 대자연의 이치에 역행을 하는 자세이기 때문이다. 구들이 잘못 놓여 온기가 오랫동안 지속되지 않는다면 구들을 다시 놓는 수밖에 없다. 호흡이 잘못되어 오랜 기간 수련해도 축기되지 않는다면 호흡하는 방법을 다시 바로 세우는 방법 밖에 없다. 만약 길이 아님을 알면서도 왔던 길이 아쉬워서 그 길을 고집한다면 이는 실로 어리석은 선택일 뿐이다. 이런 호흡법을 고집하면 목숨을 걸고 수련할수록 아랫배에는 단적이 쌓이면서 굳어가게 되고, 항문호흡을 깊게 하니 장腸 파열과 탈장脫腸이 생겨 고생을 아니할 수가 없다. 현실적으로 많은 사람들이 이 자세로 고생을 하고 있다.

가부좌 자세로 10년 이상 수행한 사람들을 살펴보면, 수행기간이 오래된 사람일수록 아랫배는 차가워지면서 경락이 막히어 생명온도를 잃어 붓고 굳어가서 딱딱해져있다. 더구나 호흡을 뒤쪽인 괄약근에 중점을 두다보니 앞쪽에 위치한 신장, 방광 등의 소변쪽 세포들은 더욱 기운이 없어지면서 붓고 굳어가면서 기능이 떨어지게 된다. 더 안타까운 것은 그들 대부분이 이같은 현상을 단전에 기운이 모여서 그렇게 된 것이라고 맹신한다는 사실이다. 죽은 세포들이 쌓여서 나타나는 단적과 질병이라고 해도 잘 믿으려 하지 않는다. 정말로 기운이 생겨서 세포들이 축기가 되었다면, 장부의 세포들이 기운이 있어 각기 기능이 좋고 탄력과 윤기가 있어야 한다. 더불어 말단 신경과 세포들이 살아나고, 온몸의 세포들이 기운이 있어 피부는 부드럽고 나이 보다 젊게 보여야 한다. 하면 할수록 병이 없고 점점 건강하고 젊어져야 하고 의식은 점점 맑아져 지혜의 문이 열려야 진정한 호흡법이라고 할수 있다. 그러므로 특정 부위가 딱딱하게 굳어 있는 상태(병마病魔의 집)는 축기의 상태가 아니라 흔히 말하는 '단적'의 상태라고 해야 한다.

"가부좌 자세는 '비만의 집'을 만든다."

참된 수행자라면 복부비만과 신장, 방광 등의 순환장애로 인한 질병이 있을 수 없다. 그러나 현실적으로 많은 수행자들이 아랫배가 차가워지면서 기운이 없어 다리가 벌어지고, 붓고, 아프고, 굳어가는 등의 하체 질병으로 고생을 하고 있다. 오랜 기간 습관이 된 가부좌 자세로 인해 차가운 기운이 뱃속에 있는 만큼 머리는 뜨거워진다. 머리가 뜨거워지면 신경과 세포들이 굳어가게 되는데, 이때 백회혈(정수리)부터 굳어가게 된다. 이런 수행을 오랫동안 지속하게 되면, 점점 굳어가면서 변색과 탈모가 나타나게 된다. 머리가 점점 굳어가면서 통증(조여드는 증세)이 생기고 표정이 굳어가는 것을 '손오공병'이라고 한다. 수행자들의 뱃속이 차가워지면 머리가 무거워지면서 정신이 맑지 못하고 마음이 급해지게 된다. 그 결과 지금까지 행해온 수행이라는 잠재의식만 남게 되어 남의 의견을 수용할 줄 모르고 오직 결과에 대한 집착에 매몰되어 헛되이 시간을 낭비하게 되고 만다.

참으로 헛되고 헛되도다. 무엇이 그리 바쁘고 급한가? 잘못된 것은 다시 시작하면 된다. 넘어진 자리에서 다시 훌훌 털고 일어서면 된다. 정신이 맑고 마음이 차분해야 현실에 대한 판단 능력도 있고 수행도 잘되는 법이다. 머리가 뜨거워지면 정신이 없고 마음이 급해지면서 현실 기억력, 판단능력이 약해지면서 머릿속에 남는 것은 갖고있는 수행이라는 잠재의식밖에 없게 된다. 그 결과 습관에 빠져 고집이 센 '도사병', '빙의' 등의 현상을 겪으면서 끝내 불쌍한 영혼으로 떨어지게 되는 것이다.

말로만 단전호흡을 하고 명상을 하고 요가를 하고 참선을 하면 건강해진다고 하면서 현실은 생명온도를 잃어서 현실은 일반인보다도 건강치 못하고있는 수행자들이 너무나 많다. 뿐만 아니라 일반인들보다 먼저 몸이 식어서 죽는 사람들이 많은 현실이다. 하면 할수록 질병과 노화 죽음이 빨리 찾아오는 수행법의 원인이라는 점을 알아차리길 바란다.

옛날에는 가부좌 자세가 수행의 바른 자세로 가능했을 수도 있다. 그러나 오늘날은 뱃속을 차갑게 하는 생활문화가 너무나 심하기 때문에 가부좌 자세는 '참나'를 찾는 수행자세가 아니라고 강력히 경고하는 것이다. '참나'를 찾기는 커녕 오히려 내 몸을 차갑게 만들어 비만을 포함한 각종 질병과 노화를 초래하고, 나아가 빙의에 이르기까지 '병마'를 만드는 자세라는 것을 다시 한번 강조하고 싶다.

지금까지 수행자들에게 나타나는 문제들을 이야기 했지만, 잘못된 호흡자세가 불러오는 재앙은 일반인들이라고 해서 다를 바 없다. 오히려 일반인들은 뱃속에 차가운 기운만 남아 있어서 이를 없애기가 수행자들보다 더 어렵다. 생명온도를 잃고 죽어버린 세포들을 '병마病魔의 집'이라고 했다. 등이 굽고, 다리가 벌어지면 뱃속의 세포들은 힘이 없어 붓고 굳어 '비만의 집'이 된다. 그러나 비만을 고친다는 사람들이 그 근본에 해당하는 '비만의 집'을 두고 일시적인 상업용 광고로 사람들을 현혹하니 안타까운 마음을 금할 길이 없다. 비만을 없애 아름다운 몸매를 가꾸고자 하는 이들은 먼저 '비만의 집'을 불태워 없애야 한다. '비만의 집'을 불태우는 방법은 아랫배 깊이 들이 마시는 바른 호흡밖에 없다. 이것은 대자연의 법칙이다. 뱃속이 따뜻하고 머리가 차가울수록 정신이 맑아지고 마음이 차분해지면서 '참나'를 찾아갈 수 있다. 비만을 해결하는 것이 단순히 몸공부에만 그치는 것이 아니라 결국 내면의식 공부에까지 이르게 된다는 것은 이를 두고 하는 말이다.

"자연호흡으로는 뱃속의 차가운 기운을 빼낼 수 없다!"

호흡이 깊어져야 뱃속의 차가운 기운들을 몰아내고 살아있는 세포들을 강하게 만들 수 있다. 그러나 일부 수행자들이 호흡을 깊게 하지 못하는 연유로 자연호흡을 강조하는 경우가 있다고 한다. 그렇다면 자연호흡은 비만해결의 대안이 될 수 있을까? 결론부터 말하자면 자연호흡법은 건강한 사람에게나 해당 되는 호흡법이다.

어렵더라도 한번 호흡을 길게 해보자. 이때 생명온도를 갖고 있는 살아있는 세포들은 내 의지대로 뱃속 깊숙이 기운을 보낼 수 있지만, 차가워진 세포들은 내 의지가 통하질 않는다. 호흡을 막아버리는 것이다. 그래서 뱃속이 차가운 사람은 호흡이 짧을 수밖에 없다. 그런데 이 상태에서 자연호흡에 의존하게 되면, 살아있는 세포들만 움직여주고 차가워진 세포들을 몰아낼 방법이 없다.

뱃속에 있는 차가운 기운들을 몰아내야만 임맥, 독맥이 뚫리어 머리가 차가워지면서 맑은 정신과 차분한 마음(참나)을 찾을 수가 있는데, 뱃속의 차가운 기운이 있는 만큼 머리는 뜨거워져 맑은 '참나'를 찾을 수가 없다.

차가운 기운을 빼내지 못하는 상태에서는 아무리 자연호흡을 해봤자 의식수준이 낮은 수준에 머무를 수밖에 없다. 즉 자기밖에 모르는 고집이 센, 잠재의식과 습관이 강한 수행자가 될 수밖에 없다는 것이다. 이런 상태의 사람은 호흡이 명치끝에서 왔다 갔다할 뿐인데, 호흡이 가는 대로 맡겨두었다가는 몸도 마음도 병마로부터 빠져나올 수 없게 된다. 따라서 건강하지 못한 사람은 먼저 활명 호흡법으로 건강을 되찾은 연후에 자연호흡을 하는 것이 올바른 순서다.

다시 한번 강조하거니와 뱃속의 차가운 기운들을 몰아내고 오장육부를 살려내기 위해서는 깊은 호흡을 하지 않으면 안 된다. 그러나 호흡을 깊게 할 경우 차가운 기운이 풀리는 과정에서 열이 머리로 올라가면서 갑자기 상체에 기운이 막히는 현상이 나타날 수도 있다. 이 문제로 인해 대부분 호흡을 깊게 하는 것이 해가 될 수 있다는 착각에 빠지기도 한다. 그리고 이같은 현상이 자연호흡법을 강조하는 중요한 경험적 기반이 되기도 한다. 물론 상기되는 과정에서 열이 머리로 올라가 경락을 막아버리게 되어 어지러운 증상이 오기도 하는데, 이는 명현현상 또는 호전반응의 하나로 막혀 있는 경락을 풀어주면 어지러움증이 없어진다. 사실 너무도 간단히 해결되는 문제이다. 그래서 기림산방 수행법에서는 '경락 풀기'를 중요시하면서 호흡을 깊게 하여 오장육부의 차가운 기운들을 몰아내는 것이다.

상기되는 것을 두려워하여 자연호흡만을 강조하면 시간이 갈수록 공부는 뒷걸음질 치며 '참나'를 찾는 공부가 더딜 수밖에 없다. 왜냐하면 뱃속의 차가운 세포들은 옆에 붙어있는 살아있는 세포들의 열을 뺏어가면서 열손실을 가져오게 하여 쉬 피로하기 때문에 비만을 해소 할 수가 없다. 그럴수록 점점 차가운 기운이 강해지면서 잠재의식에 빠져 헤어나지 못하기 때문이다. 그래서 이를 해결하기 위해 호흡을 길게 하면서 상기上氣되면 경락을 풀고, 다시 호흡을 길게 하기를 반복하면서 살아있는 세포들을 강하게 만드는 작업을 되풀이 하는 것이다. 이같은 반복적인 과정을 지속함으로써 '병마의 집'인 차가운 기운들을 몰아 내야만 '참나'를 찾을 수 있다.

평화와 행복을 부르는 자연호흡법

진정한 자연호흡이란 무엇인가? 이것은 자연과 내가 하나되는 호흡이며, 음률이며, 조화라고 할 수 있다. 찬 기운을 빼낸 다음에 자연스럽게 한 호흡을 하면 온몸의 말단 신경과 세포까지 기운이 미치게 된다. 머리는 차가워지면서 정신을 맑게 하고, 마음은 안정되게 하는 것. 이것이 진정 자연호흡이라고 말하고 싶다. 사람이 정신이 없고 마음이 급해지면, 의식수준이 떨어져 정신문화가 무너지고 생각의 영역이 작아져 자기밖에 모르게 된다. 그 결과 본능과 잠재의식이 '나'를 지배하게 된다. 반면 정신이 맑고 마음이 차분해질수록 생각의 영역이 커지면서 이해와 용서, 안정과 평화, 그리고 행복이 생기는 법이다.

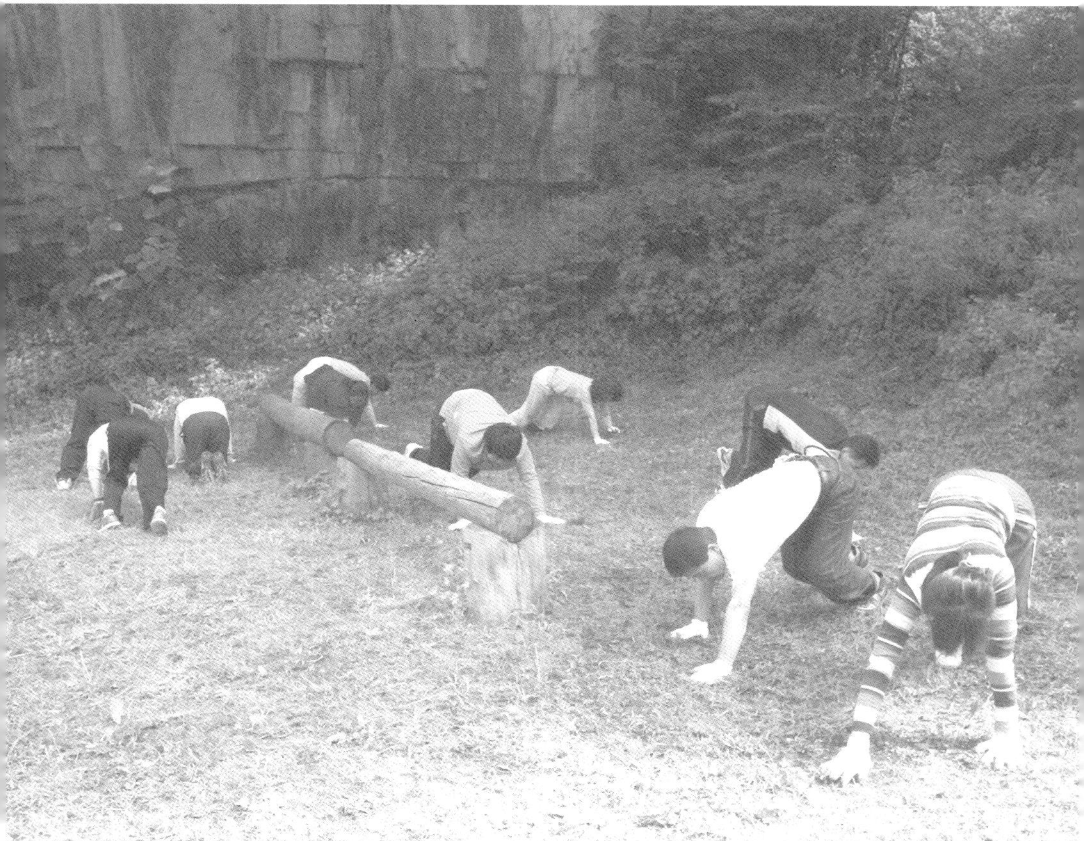

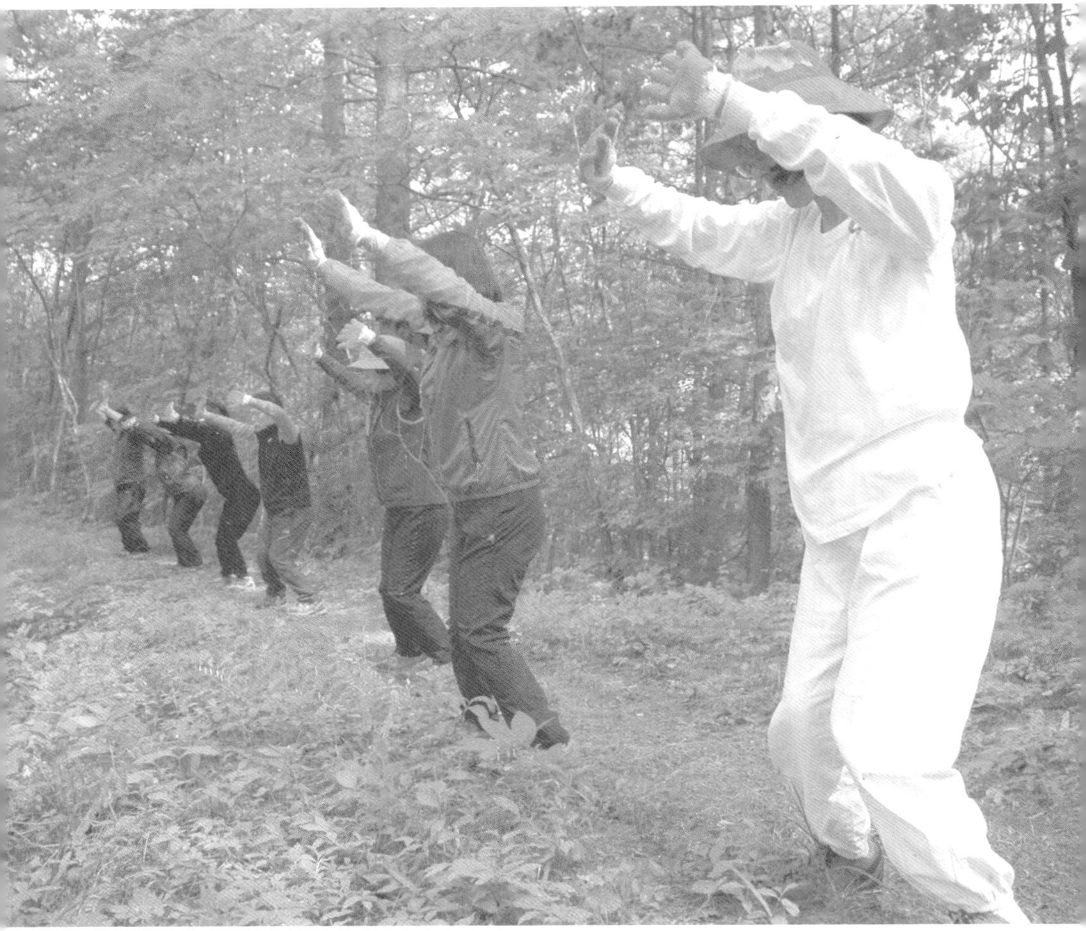

기림산방 활명 호흡법

숨을 들이쉴 때 요령

1. 아랫배가 나오면서
2. 턱을 당기고 뒷머리 등, 허리 엉덩이를 일직선으로 세우고
3. 이때 허리(명문)가 딸려들어가지 않도록 해야한다.

척추를 바르게 세우고 숨을 들이쉬면, 즉, 명문(허리)이 쭉펴진 상태로 배가 나오면 저절로 꼬리뼈가 올라간다. 그래야 차가워진 오장육부의 세포들에게 운동을 시켜서 따뜻하게 살려낼 수가 있다. 그리고 숨을 들이쉬어 배가 나오게 되면 등이 약간 굽게되는 경향이 있게 된다. 이를 방지하고, 목 뒤와 등 쪽에 굳어있는 차가운 기운들을 풀어내기 위해서 매 번 숨을 들이 쉴 때마다 턱을 당기고 척추를 바르게 세워야 한다.

숨을 토할 때 요령

1. 아랫배가 들어가고,
2. 숨을 다 토한 다음 양무릎을 오므린다.

먼저 책에는 괄약근 호흡의 피해로 인하여 소변 쪽의 세포들이 차가워지면서 기능이 떨어지기 때문에 '멀리 오래 소변을 보듯이' 라고 설명을 했었다. 그런데 소변 호흡은 소변 쪽(신장, 방광 등)에는 기운이 가면서 힘이 생길 수는 있으나 문제는 아랫배에 남아있는 차가운 기운이 빠져나가질 않는다는 것이었다.

이 문제를 해결하기 위해서는 숨을 다 토하면서 배가 들어간 다음, 무릎을 오므리면서 호흡을 하니 다리쪽으로 차가운 기운이 빠져 나가는 것을 알 수 있었다. 그리고 기존의 괄약근 호흡이나 필자가 먼저 책에 제시한 소변 쪽 호흡의 단점들을 보완 하면서 장부臟腑들을 살려낼 수 있는 호흡이라고 확신을 하게 되어 이를 소개하게 된 것이다.

호흡공부를 처음 하는 사람들에게

기림산방 호흡법을 처음하는 사람이 숨을 길게 토하고 무릎을 오므리면서 뱃속의 차가운 기운을 공격하면, 뱃속의 차가운 기운이 반격을 하는 것을 느낀다. 뱃속에서 열이 올라오며 숨을 들이 마실 때 빠른 속도로 숨을 들이 마시게 된다. 이는 초보자에게 당연히 나타나는 현상이다. 호흡을 들이 마시거나 내쉴 때 천천히 해야 한다는 기존의 이론에 얽매일 필요가 없다. 천천히 들이 마시는 것은 살아있는 세포들이 많은 사람들에게나 가능한 일이지, 초보자들은 차가운 기운들을 몰아내는 과정에서 일시적으로 빨리 들이 마시는 경우가 많은데, 이는 일반적인 현상이니 개의치 말기를 바란다.

빠르게 숨을 들이 마시더라도 숨을 토할 때는 다시 배가 들어간 다음에 무륟을 오므리면서 차가운 뱃속을 공격을 한다. 즉, 숨을 토할 때만 천천히 깊숙이 공격을 하는 것이다. 이러한 호흡이 반복되고 누적되면 깊숙이 힘을 줄 수 있는 세포들이 힘을 받기 시작한다. 그러다가 나중에는 숨을 들이 마실 때에도 세포들이 힘 있게 나오게 되는 것이다. 이때부터 천천히 자연호흡이 되는 것이며, 살아있는 세포들이 많아질수록 자연호흡의 길이가 길어지는 것이다. 이러한 방법으로 점점 깊숙이 숨어있는 '병마의 집'인 죽은 세포들을 공격을 하면, 살아있는 세포들은 강해지게 된다. 생명온도를 잃으며 식어가면서 부어있던 약한 세포들은 따뜻해지면서 순환이 되고, 그 과정에서 가스가 나와서 방귀나 트림을 하게 되고 부기가 빠지며 내장 비만이 없어지는 것이다.

생명온도가 있는 살아있는 세포들이 강해지면서 팽창운동을 하게 된다. 이때 죽은 세포들은 풀려나오면서 수축운동을 하게 된다. 살아있는 세포들이 팽창을 하면서 점점 강해지는 반면, 생명온도를 잃고 죽어 버린 세포들은 경련 발작등으로 반항을 하다가 점점 반항이 약해지며 오그라들면서 살아있는 세포들로부터 삭아서 떨어져 나오게 된다. 죽은 세포들의 '수축'과 살아있는 세포들의 '팽창'이 일어나는 과정에서 울렁울렁증, 경련, 구토 등의 현상이 나타날 수도 있다. 그래도 계속해야 한다. 이것이 전쟁의 클라이막스이기 때문이다.

입으로 호흡하는 사람들에게

숨을 쉴 때, 대부분 코로 호흡을 해야 하는데 입으로 하는 사람도 있다. 이는 내공이 없어서 차가운 기운이 콧속으로 파고 들어와 콧속이 차가워져서 부어 있기 때문이다. 대표적인 질환으로 축농증, 비염, 알르레기, 코골이 천식등을 들 수 있겠다. 이러한 사람들은 저절로 숨을 토할 때 입이 벌어진다. 토할 때 입으로 토해도 괜찮다.

호흡을 계속하다보면 뱃속이 따뜻해지면서 힘(내공)이 생기게 되는데, 일단 내공이 생기면 말단인 콧속에도 힘이 생기어 따뜻해지면 콧속에 부어있던 세포들이 순환이 되면서 콧물이 흘러나오게 된다. 계속해서 호흡을 하다보면 콧속의 세포들이 살아나면서 힘이 생기어 콧속에 죽어있던 세포들이 삭아서 누런코가 솟아져 나오게 되면서 축농증 비염 코골이 천식이 다없어지면서 콧속이 시원하게 뚫리며 코로 숨쉬기가 좋아진다. 이때가 되면 입을 다물고 코로만 호흡을 할 수 있게 된다.

2. 단식으로 호흡을 깊이 하라

음식을 먹는다는 것은 소화, 흡수, 분해, 배출의 과정을 거쳐야 하는데, 이 과정이 모두 기운을 소모시키는 일이라고 했다. 또한 뱃속의 오장육부 세포들을 살려내기 위해서는 호흡만이 유일한 운동이라고 했다. 그런데 음식을 먹게 되면 소화, 흡수, 분해, 배출을 하기 위해서 기운을 소모시켜야 한다. 건강한 사람들은 음식을 소화, 흡수시킬 수 있는 기운에 여유가 있지만, 기운이 약한 사람들이 음식을 먹으면 뱃속이 더욱 차가워지면서 소화가 안 되고 몸이 괴로워지면서 호흡이 짧아지게 된다. 더구나 오장육부를 살려내기 위한 호흡공부를 하면서 음식을 먹게 되면, 오장육부의 세포들이 차가워지면서 호흡이 '확~' 짧아지게 된다. 마찬가지로 과식을 하게 되면 몸은 차가워지고 호흡이 아주 짧아지면서 숨이 차게 된다. 이는 뱃속을 살려내는 것이 아니라, 뱃속의 차가워진 세포들을 도와주는 꼴이다. 이런 습관을 버리지 않고서는 죽은 세포들을 몰아낼 수가 없게 된다. 그래서 내 몸을 살려내기 위해서 먼저 단식을 하는 것이다.

'안 먹으면 죽는다'는 영양학적 사고를 깨뜨려라!

많은 사람들이 '먹어야 산다', '안 먹으면 죽는다'라는 서구 영양학적인 사고의 틀에서 벗어나지 못하고 있다. 필자도 이 생각에서 벗어나지 못했던 적이 있다. 짐승도 병이 들면 때로는 먹지 않고 스스로 치유되기를 기다린다. 하지만 사람은 병이 들수록 먹어야 한다는 것에 집착한다. 물론 곡기穀氣를 통해 기운을 회복해서 일어날 수도 있다. 그러나 필자가 말하는 것은 음식에 대한 습관적인 집착이다. 한두끼니 안 먹는다고 죽지 않는다.

그런데 한끼 안 먹으면 죽는다고 난리가 나는 사람들도 있다. 이것은 습관이다. 필자가 직접 몸으로 수행을 해보니 살아가는 에너지(기운)가 반드시 음식을 통해서만 제공되는 것은 아님을 깨달았다. 물론 음식을 통해서 영양을 공급받는 경로가 있다. 그러나 호흡을 통해서 오장육부 세포들의 힘(내공)을 키워서 이를 살아가는 에너지(외공)로 쓸 수 있는 길도 있다는 것을 알게 되었다.

다시 정리하면, 음식물을 통해서 흡수된 영양분을 기운으로 공급하는 길과 우주에 널려있는 공기를 통해서 이를 살아가는 기운으로 공급하는 길, 두 가지가 있다는 말이다. 음식으로 기운을 공급하는 것은 재론의 여지가 없다. 오히려 음식에 대한 집착으로 비만이 발생한다는 것을 감안했을 때, 필자는 반대로 우리가 시도하지 않았던 공기를 통한 영양분 공급을 주장하고 싶다. 스스로 숨을 깊게 하여 뱃속의 세포들에게 기운이 쌓이게 하는 방법이 있는데도 불구하고 우리는 먹어서 기운을 보충하는 길만 고집을 하고 있었던 것이다.

옛날 어르신들의 수행법에도 음식을 안 먹는 벽곡수련이 있었다. 지금도 히말라야나 인도의 요기들이 곡기穀氣를 끊어 버리고 산속에서 수행을 한다. 먹어야 산다는 오늘날의 서구 영양학적인 생각만을 갖고 있는 사람은 이들을 이해하지 못하고 기인, 신선 등으로 생각하지만, 이러한 자연의 이치를 아는 사람들은 당연한 일이라는 것을 알아야한다.

"미련한 놈이 밥 많이 먹는다."는 속담이 있다. 왜 이런 말이 생겼을까를 가만히 생각해보자. 밥을 많이 먹는다는 말은 과식을 한다는 것이다. 과식을 하면 몸에 있는 기운(체열)이 음식을 소화시키는 데로 몰리면서 온몸이 차가워지면서 세포들이 뻣뻣하게 굳게 된다. 이를 '체냉滯冷'이라 한다. 이렇게 몸이 차가워지면 머리는 의식에너지가 약해지면서 정신이 맑지 못하게 되어 기억력 판단력이 떨어지니, 생각의 폭이 좁아져서 미련하다는 소리를 들을 수밖에 없는 것이다.

더구나 자신이 흡수할 수 있는 능력 이상의 영양섭취는 체내에 축적이 되고, 비만의 원인이 되어 기운이 없어지고 만사가 귀찮아지게 된다. 그러니 좁은 생각과 무기력한 행동으로 인하여 "미련한 놈이 밥 많이 먹는다."라는 말이 생긴 것이다.

"먹고 힘내라."는 말도 있다. 기운이 없으므로 식욕이 없고 병이 났는데, 먹고 힘내라고 음식을 강요한다. 기운이 없고, 식욕이 없고, 병이 난 것은 모두가 뱃속의 세포들이 차가워지고 머리가 뜨거워져서 생긴 증상이다. 이때 강제로 먹을 것 같으면 몸은 체냉滯冷이 생기면서 죽은 세포들이 한 겹 쌓이게 되는 것이라는 점이고 이는 빨리 생명을 죽이는 일이라는 것을 알아야 한다. 이때는 앞에서 설명을 하였지만 가벼운 단식으로 뱃속의 세포들을 쉬게 해주면, 차가워진 세포들이 살아나고 죽은 세포들이 만들어지지 않는다는 점을 인식하여 지혜로운 인생길이 되길 바란다.

호흡수련을 병행하면 단식도 힘들지 않다

호흡수련으로 내공을 쌓는 공부를 하면 뱃속에 기운이 있어서 배고픔이 없다. 그래서 많은 수행자들이 맑은 의식과 영혼(참나)을 찾기 위해서 호흡공부와 단식을 병행하는 것이다. 물론 영양학적인 사고가 성장 발육이 급속하게 진행되는 어릴 때에는 도움이 된다. 그러나 성장 발육이 어느 정도 마무리된 후에는 지나치게 음식에 집착하는 것은 옳지 않다. 성장 후 몸 건강과 '맑은 내면의 세계'의 건강은 깊은 호흡을 유지하는 것이 필수적이다. 수행자는 항상 호흡을 꼭 붙잡고 있어야 의식과 영혼이 맑아서 항상 지혜의 문이 열리어 깨어있는 상태가 되고, 차분한 마음이 쌓여서 내면의 안정과 평화를 찾게 된다.

약 25세 전후의 시기에는 성장이 정체되는 것으로 알려져 있다. 따라서 이 시기부터는 먹어야 산다는 동물적인 본능에서 벗어나야 한다. 호흡을 놓쳐버리고 뱃속이 차가워지면 통증(배고픔증)이 생기게 된다. 동시에 머리는 뜨거워지면서 정신이 없어져 먹고 싶다는 생각이 강해지게 된다. 그래서 수행자들은 항상 뱃속에 힘이 있어야 하기에 음식을 먹더라도 호흡 위주의 식사를 하도록 하는 것이 좋다. 과식을 하면 호흡이 짧아지고, 소식小食내지 단식斷食을 해야 호흡이 깊어진다는 사실을 명심하길 바란다.

3. 뜨거운 물로 열熱을 몸 속에 전달한다

비만과 질병이 생긴 근본 원인으로 뱃속의 세포들이 생명온도를 잃어서 붓고 굳어서 생긴다고 이미 설명하였다. 따라서 비만의 해결법으로 열을 보충을 해야 하는 것은 지극히 당연하다. 체열을 빼앗기면 저체온증이 되어 몸이 서서히 죽어간다. 이런 대자연의 이치를 모르고 차가운 것들을 마시고 있는 것이 작금의 현실이다. 더구나 많은 '물' 관련 학자들이 '끓인 물은 죽은 물' 이라거나, '아침에 일어나서 마시는 생수가 좋다' 또는 '육각수가 좋다', 게다가 혹자 '알카리수가 좋다'거나 '미네랄이 많아야 좋다'는 등의 주장으로 언론과 방송매체를 통해서 국민들을 현혹시키고 있다. 이 같은 주장을 펴는 학자들은 기본적으로 생명온도에 대한 지식이 전혀 없는 것이다. 그리고 그들의 주장에 따라 마신 결과, 어떻게 되었나?

많은 국민들이 뱃속이 차가워지면서 생명온도를 잃어 가면서 질병이 없는 사람이 없는 수준에 이르게 되었다고 생각한다. 몸에 기운이 없고 붓고 굳고 썩어가서 결국에는 병원이 있고 약이 있고 의사가 있어도 질병을 감당하지 못하는 상황에 이른 것이다. 학생들의 신체검사 결과도 '체격은 커졌으나 체력이 없다'고 한다. 이것은 바로 생명온도를 잃어가면서 차가워지면서, 나타난 현상이다. 이 글을 읽는 독자 여러분들은 20여 년 전 '차가운 생수가 좋다'는 이론들이 나오기 이전과 그 이후의 국민건강이 다르다는 것을 느낄 것이다. 굳이 오늘날의 국민건강 상태를 나타내는 건강지표를 보지 않더라도 주위에서 질병의 문제들을 느끼는 강도가 엄청 심해진 것을 알 수도 있을 것이다. 단지 '웰빙'이라는 트랜드 때문일까? 그렇다면 왜 갑자기 사람들은 건강문제에 집착할까? 먹고 살만해졌기 때문일까? 물론 그럴 수도 있다. 그러나, 건강하게 살다가 죽는 인구가 감소하기 때문이다. 통계자료에도 우리나라 사람이 평균적으로 10년 간 질병에 시달리다가 죽는다고 하지 않는가?

참고로 약 10여 년 전에 육각수 이론을 발표한 모박사를 서울의 한 호텔에서 만난 적이 있었다. 지금은 비록 고인이 되었지만, 필자가 보기에는 당시에도 이미 그 박사님은 건강이 악화된 후였다. 한 눈에 보기에도 몸의 세포들은 생명온도를 잃어 차가워지면서 기운이 약해 목소리가 늘어지고 몸이 붓고 굳어가 비만을 포함한 종합병원의 상태였다. 그런데도 육각수 이론을 설명하면서 차가운 육각수를 마시라고 필자에게 권했던 기억이 난다. 지금도 많은 학자와 언론과 방송매체들이 각종 차가운 물을 좋다고 권하고 있는 실정이다. 남의 몸을 차갑게 만드는 일이, 생명온도를 뺏어가는 일이 살인행위라는 것을 모르고 있기 때문이다. 이 글을 읽는 독자 여러분들도 생각을 깊게 하여 올바른 판단을 가지게 되기를 바란다. 행여 대자연의 이치와 동떨어진 주장에 이끌린 결과 생명온도를 잃어서 질병 속에 고통을 받는 어리석은 인생이 되지 않기를 바란다.

물만 마시는데도 살이 찐다?

어느 날, 다이어트를 하는 40대의 중년 여성과 이야기를 할 기회가 있었다. 그녀는 지나친 비만으로 음식을 먹는 것도 힘들어서 단식을 하고 있는데, 물만 먹는데도 살이 찐다면서 왜 그런지 필자에게 조언을 구했다. 이 경우는 살이 찌는 원인을 몰라서 하는 말이다. 살찌는 것은 우리 몸이 차가워져서 붓고 굳는 과정을 반복하면서 생기는 자연현상인데, 이를 모르고 음식을 안 먹으면 살이 빠질 것이라는 착각을 한다. 사실 이것은 그 여성 한 사람의 문제가 아니라 대부분 사람들의 공통된 인식인 것 같다. 하지만 살은 빠지지 않는다. 음식의 양이나 종류가 살이 찌는 근본 원인이 아니기 때문이다. 물론 음식의 양이나 종류가 비만에 일정한 영향을 줄 수는 있다. 다만, 비만의 근본적인 원인은 아니라는 것이다. 소식小食이나 단식을 통해 살을 빼는 사람도 있다. 그러나 그렇지 못한 사람도 많다. 고기를 먹어서 다이어트를 하는 사람도 있다. 그러나 그렇지 못한 사람도 많다. 그렇다면 무엇이 잘못된 것인가?

여기 한 가지 사례를 보자. 겨울철이다. 그러나 실내온도는 늘 25℃를 유지하고 있으므로 한겨울에도 냉장고에서 차가운 음료수를 꺼내어 마실 수 있다. 이 사람은 반식 다이어트를 하고 있다. 즉 끼니 당 평소 식사량의 절반만 먹는다는 것이다. 대신 냉장고에 있는 차가운 물과 음료를 하루 2리터 가량 마신다. 왜냐하면 물은 소화기관을 자극하지 않으므로 다이어트에 도움이 된다는 것과 하루 2리터의 물을 마셔야 건강하다는 석학들의 주장을 믿기 때문이다. 그럼 그녀의 몸은 어떤 반응을 보일까? 물론 경우에 따라 다이어트에 성공할 수도 있다. 하지만 다이어트에 성공한 후에도 과연 그녀는 아무 이상없이 생활할 수 있을까? 이제 그녀의 몸 속을 따라가 보자. 먼저, 하루 2리터의 차가운 물이 들어오면 몸 속의 살아있는 세포들은 체열로 차가운 물을 따뜻하게 만들어야 한다. 따뜻하게 만들어진 물 중의 일부는 체액(혈액을 포함)으로 활용되고, 활용되지 못하는 물은 소변으로 간다. 다만, 체열을 소진한 살아있는 세포는 이제 세포들의 무덤으로 가야 한다. 대체로 건강한 사람들은 죽은 세포를 비장이나 임파절로 보내어 분리수거를 단행한다. 그러나 요즘 현대인들의 건강 수준을 고려하면 그보다는 죽은 세포들이 적절히 배설되지 못하고 뭉쳐 있을 확률이 훨씬 높다. 따라서 뱃속의 세포들은 엄청난 열손실로 수축이 되면서 죽은 세포들의 수는 지속적으로 증가할 것이다. 하루 2리터의 차가운 물만큼 매일 그녀의 뱃속에는 죽은 세포들의 집, 즉 '비만의 집'이 커져갈 것이다. 일정한 시간이 지나면 자꾸 부어서 일명 '똥배'가 생기고, 더 나아가 점점 고도비만이 될 수밖에 없을 것이다.

이제 그녀는 필자의 조언을 참고로 해서 차가운 물 대신 뜨거운 물을 마시기 시작했다. 그녀가 가장 먼저 한 이야기는 '뱃속이 편해서 좋다'는 반응이었다. 왜 뱃속이 편한가? 차가운 물을 마시면 차가운 성질은 수축이라서 뱃속 세포의 기운이 없어지고, 아프고, 붓고, 굳게 만들어 순환이 안 되므로 항상 가스가 차서 더부룩하고, 소화가 안 되고, 쓰린 증상이 있다. 그러나 이런 증상들은 뱃속이 따뜻해지면 없어지는 증상들이다. 그러니 따뜻한 물 한 잔만으로도 '뱃속이 편하다'는 말이 나올 수밖에 없다. 기운이 강한 젊은 사람들은 생명온도를 갖고 있는 건강한 세포들이 많다는 뜻이다. 그래서 젊은 사람들은 얼음을 입 속에서 깨트려 씹어 먹어도 이겨낼 기운이 있다. 그러나 피로와 스트레스로 기운을 잃고 몸이 차가워졌는데 얼음을 씹어 먹어보라. 차가운 기운이 몸 속으로 들어오는 것을 막지 못하여 세포들이 죽겠다고 통증을 만들고, 붓게 되는 것이다. 더구나, 기운이 없는 환자나, 노인, 젊어도 기운이 없는 사람들은 차가운 물을 마시게 되면, 차가운 기운이 파고 들어와 통증이 생기는 것을 막아낼 수가 없게 된다. 뱃속이 차가울수록 배고픔증이 강해지고, 그 생각에 빠지면 다른 것이 보이질 않게 된다. 그러면 마구 먹게 된다. 바로 걸신이 들어오는 것이다.

누구나 뱃속이 따뜻하면 마음이 차분해지면서 편안해진다. 반대로 뱃속이 차가워지면 머리가 뜨거워지면서 짜증이 잘 나고, 신경질적이 되며, 마음이 급해져서 불안, 우울 등의 감정이 생긴다. 따뜻한 물은 뱃속의 세포들에게 생명온도를 전달하여 줌으로써 세포를 기운 있고 건강하고 젊게 만들어 준다. 뿐만 아니라 내면 세계인 마음의 안정을 주어 사람의 생각을 깊게 만들어주는 보약이기도 하다. 그래서 기림산방에서는 몸 속에 들어가는 모든 수분은 뜨거운 열을 전달해주는 매개체라고 생각하여 늘 따뜻한 물을 가지고 다니게 한다.

오장육부의 세포들이 열을 전달받아 따뜻해지면 순환이 잘되어 모든 기능이 살아난다. 더구나 따뜻한 세포들은 호흡이 잘 되기에 호흡이 더욱 깊어지면서 깊숙이 있는 차가운 기운들을 몰아내는 데 도움이 된다는 것을 알아야 한다. 특히 뜨거운 열 전달은 차가워져서 생기는 배고픔증을 없애준다. 배가 고픈데도 오랫동안 단식을 하는 것은 지옥이다. 따뜻한 물을 마심으로써 배고픔이 없어지면서 기운이 생기니 단식에 대한 불안, 두려움, 공포도 없는 것이다. 필자도 이같은 방식으로

2,000일 이상 단식을 하였지만 오히려 기운이 더 생기는 것을 느낄 수 있다.

뜨거운 물을 마시면 정말 식도암, 위암이 생길까?

아직도 기존의 학자들이 "맵고 뜨거운 것을 먹으면 식도와 위의 점막이 손상되어 식도암, 위암이 걸린다."고 하면서 차가운 생수를 마시도록 권하고 있다. 이런 말도 되지 않는 이론들이 아직도 각종 매체를 통해서 사실인 양 유포되는 것을 보며 안타까운 마음에 이 글을 다시 쓰게 되었다. 조물주께서 만들어 놓으신 대자연의 법칙은 세포들이 생명온도를 잃고 차가워지면 누구나 상관없이 기운이 없고, 붓고, 아프고, 굳고, 썩어간다는 것이다.

식도와 위의 세포들도 예외가 아니다. 차가운 것들을 먹고 마시고 피로와 스트레스까지 누적되어 머리로 열이 올라가면 뱃속의 세포들이 생명온도를 잃고 차가워져서 썩어가니 식도암과 위암이 되는 것이다. 그런데 뜨거운 것을 마셔서 식도와 위의 점막이 손상되어 식도암과 위암이 되었다는 것은 대자연의 법칙과는 완전히 동떨어진 그들만의 이론이고 현실과는 동떨어진 오류라고 단언한다. 앞서 설명하였지만 기운이 있는 젊은이들은 차가운 것들을 마셔도 이겨낼 체열이 있지만, 세월이 흘러 차가운 기운이 반복적으로 누적되면 열손실이 과다해질 수밖에 없다. 이러한 사람들은 자꾸 차가운 것들을 싫어하게 된다. 왜냐하면 차가운 것들이 들어오면 남아있는 세포들이 더 이상 못 버틴다면서 자꾸 뱃속이 붓고 아프고 쓰린 오그라드는 증상으로 신호를 보내기 때문이다. 이럴 때 뜨거운 물이나 매운 음식 등 열을 전달해주는 것을 먹으니 뱃속의 세포들이 편해지면서 통증이 감소하게 된다. 맵고 뜨거운 것들을 보충할 때마다 뱃속이 '시원하다'거나 '편하다'는 느낌을 받게 되니 자연히 맵고 뜨거운 음식을 섭취할 수밖에 없는 것이다.

여기서 다시 한번 음미해보자. 이 사람이 뜨거운 물이나 매운 음식을 먹게 된 동기가 무엇인가? 생명온도를 잃어 아프기 때문이다. 식도와 위 점막에 통증이 있기 때문이었다. 만약 이 내용을 거꾸로 뒤집어 보자. 만약 식도와 위 점막에 통증이 있는 사람이라면 뜨거운 물과 매운 음식을 주로 섭취하고 있겠는가? 아마도 그럴 것이다. 이즈음 우리는 사실 관계를 조작할 수 있다. 뜨거운 물과 매운 음식을 먹는 사람들은 주로 식도와 위 점막에 통증이 있거나 소화기능이 약한 사람들이다. 이것도 그나마 사실에 근접한 표현이다. 그런데 만약 한 걸음 더 나아가 뜨거운 물과 매운 음식을 먹으면 식도와 위 점막에 통증을 유발한다고 주장한다면 원인과 결과가 완전히 바뀌게 된다.

이미 위와 식도 등 뱃속의 세포들이 생명온도를 잃어서 암에 걸린 환자가 있다. 그 암환자가 살기 위해서 따뜻한 것을 섭취하는데, 이것을 뒤집어 따뜻한 것이 암을 만든다니 얼마나 어처구니 없는 이론으로 변질되는가? 그러나 이것이 우리가 처한 현실이다. 용납할 수 없는 오류 이론이지만, 우리는 이것을 정설로 받아들인다. 이것이 과학이라는 미명하에 자행되고 있는 현실이다. 그들은 그들이 요구하는 결론에 맞는 자료만 검토할 뿐이다. 뭔지 잘 모르거나 자신들의 요구와 다르면 희귀질환이나 불치병이 된다. 이미 과거의 차가운 생활문화 속에서 죽은 세포들이 만들어진 결과 암이 생긴 것이며, 암으로부터 벗어나기 위해 우리 몸은 스스로 따뜻한 물과 매운 음식을 요구하는 것이다. 그러니 식도암과 위암 환자들이 뜨거운 물과 매운 음식을 선호하는 것은 당연한 일이 아닌가?

만약 그들의 논리 대로라면 살아있는 세포들이 점막 손상을 입을 정도의 '뜨거운 열'이 어떻게 입술, 잇몸, 혀, 기관지의 세포들을 무사히 통과하였나? 그동안 우리의 눈은 무엇을 하고 있었나? 또 머리속에 있는 생각들은 도대체 무슨 생각에 식도와 위에 점막 손상을 입힐 정도의 뜨거운 열을 입 속에 집어 넣었나? 만약 누군가 정신분열증에 걸렸다고 치자. 아무런 생각도 없는 멍청한 인간이 뜨거운 것을 입 속에 넣었다고 하자. 그래서 그의 눈, 입술, 혀, 잇몸, 기관지 등의 세포들이 직무유기를 하였다고 치자. 그 결과 식도와 위에서 뜨거운 열에 데어 직접 점막 손상을 입었다고 하자. 그리고 그 점막손상이 원인이 되어 암을 만들었다고 치자. 그런 사람이 몇 명이나 될까? 그럼, 이 세상에 식도암과 위암에 걸린 사람들이 모두 멍청하고, 맵고 뜨거운 것을 입술, 혀, 잇몸, 기관지의 세포들이 아무 느낌없이 통과시켰을까?

상식이 통하는 이론이라면 좋겠지만, 이처럼 상식을 떠난 '몰상식한 이론들'을 깊이 살펴보지도 않고 과학이라는 미명 하에 유령처럼 우리의 생각을 교란시키고 있다. 그리고 이를 감시해야 할 각종 언론과 매체들은 오히려 앞다투어 이를 과학적 결과인 양 헤드라인으로 대서특필하고 있는 세상이다. 몰상식한 이론이 과학이라는 이름으로 우리 주위를 배회하고 있다. 밝은 마음과 지혜를 스스로 가꾸지 않으면 어느 순간 그들의 사냥감이 되고 말 것이다. 그들의 덫에 걸리는 순간, 몸과 마음은 각종 질병으로 고통받고 인생은 지옥의 굴레에서 벗어나지 못할 것이다.

필자는 이미 저서를 통해서 따뜻한 생활문화의 중요성을 세상에 알렸다. 하지만 아직까지 대다수의 수행단체와 의학계, 그리고 각종 매체들은 기존의 이론만 붙잡고 있을 뿐, 따뜻한 생활문화의 중요성을 외면하고 있다. 이제는 국민들이 생명온도를 잃게 만드는 차가운 생활문화의 피해를 깨닫고, 스스로 자신을 지키기 위해서 따뜻한 생활문화를 실천하는 길밖에 없다. 그래서 따뜻한 생활문화 실천을 위한 대국민 운동, 생명운동이 필요한 시기라고 생각한다.

4. 경락을 풀어서 어지러운 증상을 없앤다

직장생활을 하는 샐러리맨들을 만나 보면 주로 두통을 호소하는 경우가 많다. 왜 머리가 '어지럽다'거나 '두통이다' 또는 '빈혈이다'하는 현상이 나타날까? 우리는 대체로 이러한 현상들을 모두 '머리가 아픈 증상들' 이라고 하는데, 요즘은 '머리 아픈 것만 없어도 살만 하겠다'고 하소연하는 사람들이 너무 많다. 이처럼 머리 아픈 증상들은 한마디로 머리가 열을 받으면서 나타나는 것이다.

원래 우리 몸의 뱃속이 따뜻하고 머리가 차가우면 순환이 잘되어 몸은 건강하고 의식은 맑아서 정신이 맑다. 그래서 기억력이나 판단력이 좋고, 마음이 차분해지면서 생각이 깊어져 집중력, 지구력이 생기게 된다. 이런 유형의 사람들은 무슨 일을 해도 겁, 공포, 두려움이 없어 자신이 있고, 매사에 긍정적인 인간이 된다. 주로 돈을 많아 번 사람들이나 권력 있는 사람들을 만나보면 이런 사람들이 많다.

이와 반대로 피로와 스트레스 등을 받게 되면, 머리로 열이 올라가게 되면서 뱃속의 세포들은 차가워지게 되고, 기운이 없고, 붓고, 아프고, 굳고, 썩어가게 된다. 반면, 머리 세포들은 뱃속 세포와 달리 뜨거워지면 기운이 없어 순환이 안 되고, 붓고, 아프면서, 굳어간다. 이것은 누구도 피할 수 없는 대자연의 법칙이다.

경락이 막히는 이유

'머리가 아프다', '어지럽다'는 것은 머리의 신경과 세포들이 열을 받아 굳기 전에 나타나는 자연 현상이다. 머리에 열 받는 강도가 강할 것 같으면, 즉 심한 충격을 받으면 머리로 열이 강하게 올라와서 뇌신경과 뇌세포가 한 순간에 굳어 버리면서 기절을 하게 되거나, 뇌졸중, 뇌경색, 뇌출혈이 나타나게 된다. 또 몸의 열이 모두 머리로 올라갔으니 몸은 차가워지면서 굳게 되어 반신불수, 중풍 등이 오게 된다. 그래서 필자의 기존 저서에 심한 충격은 몸을 차갑게 하고, 혼백을 흩어지게 한다는 뜻의 '기절초풍 혼비백산氣絶招風 魂飛魄散'이라는 말을 소개한 적이 있다. 이는 심한 충격으로 몸 속의 체열이 빠르게 순간적으로 빠져 나가면서 몸이 식어 죽게 되면서 영혼이 빠져 나가버린다는 뜻이다. 다시 설명하면 머리가 아픈 증상은 머리로 열이 천천히 올라가서 통증을 느낀 것이고, 큰 충격으로 열이 빨리 올라가면 과열이 되어(과열이 되면, 세포들은 생명온도보다 뜨거워도, 차가워도 기능이 떨어지게 된다.) 붓고, 아프고 하는 과정 없이 바로 굳어버리게 되는 것이다. 이는 열이 올라가는 강약의 차이인데, 열이 올라가는 것을 모두 '상기병'이라고 한다

보고 듣고 말하고 생각하는 의식 에너지는 모두 내공에서 나온다. 의식 에너지가 뱃속에서 머리로 올라가는 길이 있는데, 그것은 뱃속에서 허리를 통해 척추를 타고 뒷목을 거쳐 올라간다. 일상적인 생활을 할 때에는 기운이 다니는 길이 막히지 않고 순환이 잘 되지만, 강한 피로나 스트레스, 충격을 받으면 열이 한꺼번에 올라가면서 뒷목에서 '병

목현상'이 나타난다. 그래서 강한 충격은 뒷목의 경락(경추혈, 척추혈)을 막아 기운이 다니는 길이 막혀서 '졸도卒倒'를 하게 되는 것이다. 강한 충격이 아니더라도 기운이 약한 사람은 조금만 피로해도 머리로 열이 올라가면서 경락이 막히어 어지럼증 및 두통이 생기게 된다. 이때는 빨리 경락을 풀어 주어야 어지럼증과 두통이 사라지면서 정신이 맑아진다. 이렇게 하면 상기된 것이 풀리게 된다. 만약 상기된 상태로 계속 시간이 지나고 경락을 풀지 못하면, 대자연의 법칙에 따라 다음 순서가 진행된다. 즉 아픈 통증이 생기고, 그런 다음 세포들을 굳게 만들어 죽은 세포들을 한 겹 만들게 되는 것이다.

죽어버린 세포들은 감각이 없으므로 아픈 것이 없다. 계속해서 피로와 스트레스 등이 누적되는 생활을 하게 되면, 다시 죽은 세포들이 또 생기게 되어 통증을 느끼게 된다. 이러다 보면 나중에는 죽은 세포들이 쌓이게 되어 뇌신경과 세포들이 점점 죽어 가게 되는 것이다. 그래서 어지럼증, 두통이 발생했을 때에는 즉시 경락을 풀어주어야 죽은 세포들을 만들지 않고 맑은 정신과 차분한 마음(참나)으로 살아 갈 수 있는 것이다.

경락을 푸는 방법

기림산방 경락 풀기는 다른 수행법에서 배운 것이 아니라 필자가 산속에서 필요에 의해 찾아낸 방법이다. 20년 전, 서울을 떠나 깊은 산 속으로 들어가 2년 동안 홀로 지낸 적이 있었다. 그 당시에 하루 종일 일을 하다보면 몸이 피로한 상태가 되었다. 피로한 상태에서는 열이 머리로 올라가서 뜨거워져 있고, 뱃속은 차가워져서 힘이 없다. 뱃속에 기운이 없으니 부어서 배가 나오고, 등은 굽고, 목 뒤는 뻣뻣하고, 머리가 어지러우면서 정신이 없고 자주 짜증이 났다.

등줄기와 뒷목이 조여드는데 누가 있어야 등을 주물러 달라고 하지, 혼자 살아가고 있으니 그야말로 괴로운 일이었다. 마루에 걸터 앉아 있다가 등줄기라도 시원하게 할 요량으로 그대로 누우니 등줄기가 문지방에 닿았다. 조금 시원해진 기분을 느끼고는 위 아래, 좌우로 조금씩 이동하면서 흔들어 보았다.

조여들면서 통증이 있는 등을 문지방에 대고 누운 자세에서 조금씩 흔들어 주었더니, 굽었던 등이 펴지면서 '뚝, 뚝' 소리가 나며 막혀있던 경락이 풀리고 시원해지면서 통증이 없어지는 것이 아닌가? 그리고 나왔던 배가 쏙 들어가는 것이 아닌가? 사람들은 통증이 없어지는 표현을 '시원하다'고 말한다. 얼마나 시원한지 지금도 그 때의 기억이 생생하다.

그 이후부터는 아예 나무를 잘라 통나무를 만들어 사용하게 되면서 기림산방 경락 풀기 방법이 만들어지게 된 것이다. 만약, 경락 풀기 방법을 찾아내지 못했다면 어떻게 되었을까? 한마디로 끔찍한 일이다. 맑은 정신과 차분한 마음을 유지하기 위한 선결 조건이 경락풀기다.

경락 풀기를 모르고는 온몸이 상기되어 굳어가는 것을 막을 수 없다. 호흡이 깊어질수록 경락 풀기는 더 필요하다. 기운이 모였는데 경락이 소통되지 못한다면, 저수지에 물을 엄청나게 저장해두고 방류할 줄 모르는 것과 같다. 한꺼번에 둑이 터지면 이를 어떻게 막을 수 있겠는가?

기림산방에서 수행하는 경락 풀기는 등에 통나무를 대고 누워서 하는 자세를 기본으로 한다. 앞에서도 계속 언급했듯이 등이 굽고 배가 나와 있는 자세는 등이나 뱃속의 세포들이 차가워져서 붓고 굳어 뭉쳐 있는 상황이다. 붓고 굳어있는 상태가 '비만의 집'인데, 척추를 펴놓아야 볼록 나왔던 배가 들어가는 것이지, 척추를 바르게 펴놓지 못하면 비만을 없앨 수가 없다. 그리고 등이 굽은 상태에서는 경락을 풀어봤자 금방 굳어있는 세포들이 당기면서 다시 막아버리기 때문에 그야말로 도로아미타불이다. 그래서 통나무를 등에 대고 눕는 자세를 기본으로 하여 굳어있던 등의 세포가 펴지고 뭉쳐있던 뱃속의 세포들이 풀리게 만드는 것이다.

지금까지 살아오면서 한번도 등을 제대로 펴보지 못했던 사람이 많은 실정이다. 그런 사람들은 등이 아프면서 굳어버렸기 때문에 이 자세를 취하면 거꾸로 굳은 것이 풀리면서 아픈 증세가 나오게 된다. 살아있는 세포들은 유연하고, 생명온도를 잃은 굳어버린 세포들은 경직되어 유연치가 못하다. 그래서 어린 아이들은 살아있는 세포들이 많아 뼈와 근육들이 유연해서 높은 통나무(지름12~20cm)를 해도 누울 수가 있지만, 생명온도를 잃고 죽어버린 세포들이 많은 사람들은 움츠러 들었던 뼈와 근육이 경직되어 낮은 통나무(지름 5cm)도 힘들어 하는 사람이 있다. 기림산방에서는 기본적으로 지름 7.5cm의 통나무를 사용한다.

요즘 청소년들은 피로와 스트레스가 많은 편이라서 등이 굽고 휘어서 척추가 굳어가 성장판이 굳어 척추측만증이 많은 편이다. 밤새 컴퓨터로 게임을 하면서 피로에 쌓여 생명온도가 고갈이 되어 척추측만증이 많은 편이다. 충분히 성장발육해야할시기에 기운을 잃어서 병들어 피지도 못하고 늙어가는 편이다. 이를 해소 하기 위해서는 방법이 등에다 통나무를 대고 경락풀기를 해주어야 성장장애와 측만증을 해결할수있다고 말하고 싶다. 사람이 살아가면서 피로와 스트레스가 쌓일수록 생명온도를 잃어 등이 굽고 배가 나와 다리에 힘이 없게된다. 그래서 노인이 될 수록 키가 작아지게 되는 것이다. 일반인들은 등이 굳어가면서 오십견이 오면서 윗배의 장부들(심장 폐 간 위등)이 오그라들면서 기능이 떨어져 질병이 생기고 여성들은 가슴이 처지면서 유방에 탄력과 윤기가 빠져서 순환이 안되어 유방암이 오고 배가 힘이 없어서 순환이 안되어 자궁에 이상이 생겨 생리이상 근종 폐경이 오게된다. 모두가 경락봉으로 등을 펴주어 경락을 풀어주면 간단히 해결되는 문제다라고 말하고 싶다.

경락을 풀 때 나는 소리

기운이 다니는 길인 경락을 풀면 뼛소리가 '뚝, 뚝'하고 나는데, 이는 막혀있던 경락이 풀리면서 나는 소리다. 막힌 경락을 바로 풀지 않으면 나중에는 굳어 버려서 풀리지 않게 된다. 기운이 약한 사람들은 경락을 풀다보면 뼛소리에 대한 공포가 있는데, 이는 몸이 살아나기 위해서 나는 소리이므로 불안해할 필요가 없다. 물론 기운 순환이 잘되는 사람은 소리가 나지 않는다. 기운이 다니는 길인 경락이 뚫려있기 때문이다. 내공이 강한 사람은 말단 신경과 세포까지 기운이 가기에 말단 신경과 세포, 그리고 근육과 뼈가 건강하다. 그러나 피로와 스트레스가 쌓이게 되어 뱃속이 차가워지면 내공이 약해진다.

일단 내공이 약화되면 말단에 위치한 손가락까지 기운이 미치지 못하여 손가락에 힘이 없어지고 욱신거리며 약간의 통증 같은 것이 생기게 된다. 이때 손가락을 주무르면 뼈 마디마다 '뚝, 뚝'하는 소리가 나면서 손가락에 막혀있던 경락이 뚫리고 기운이 통하면서 시원해진다. 일부 식자들이 '손가락 마디가 굵어진다'고 말하는 사람이 있는데, 이는 어리석은 편견이다. 마디가 굵어지는 것은 손가락의 경락이 막히어 순환이 안 되면서 기운이 없고, 붓고, 아프면서, 굳어져 굵어지는 것이지, 기운이 순환이 되면 손에 있던 관절염, 신경통, 루마치스 등의 각종 질병이 없어지고 '예쁜 손'이 되니 걱정할 필요가 없다. 경락을 풀 때 '뚝, 뚝' 하고 나는 소리의 진실은 바로 막혀 있던 경락이 풀어지는 소리인 것이다.

척추의 경락 풀기

먼저 경락 풀기를 하기 전에 통나무에 누워서 천천히 몸을 움직여 척추를 위 아래로 움직여 준다. 이때 척추 위로는 어깨까지, 아래로는 허리 위까지를 2~3차례 정도 오르락 내리락 해준다. 그런 다음 척추의 경락을 풀어준다.

척추 경락 풀기 요령은 다음과 같다.

1. 통나무를 등에 대고 눕는다.
2. 오른손과 왼손은 서로 깍지를 끼고, 뒷머리를 감싼다.

3. 벌어진 양 팔꿈치는 오무려서 양쪽 귀에 붙인다.

4. 고개를 들고 등 쪽에 힘을 빼고 숨을 토한다

5. 순간적으로 힘을 주면서 양팔꿈치를 앞으로 숙인다.

6. 이때 굳으면서 움츠러 들었던 뼈와 근육들이 풀리면서 '뚝'하고 소리가 난다.

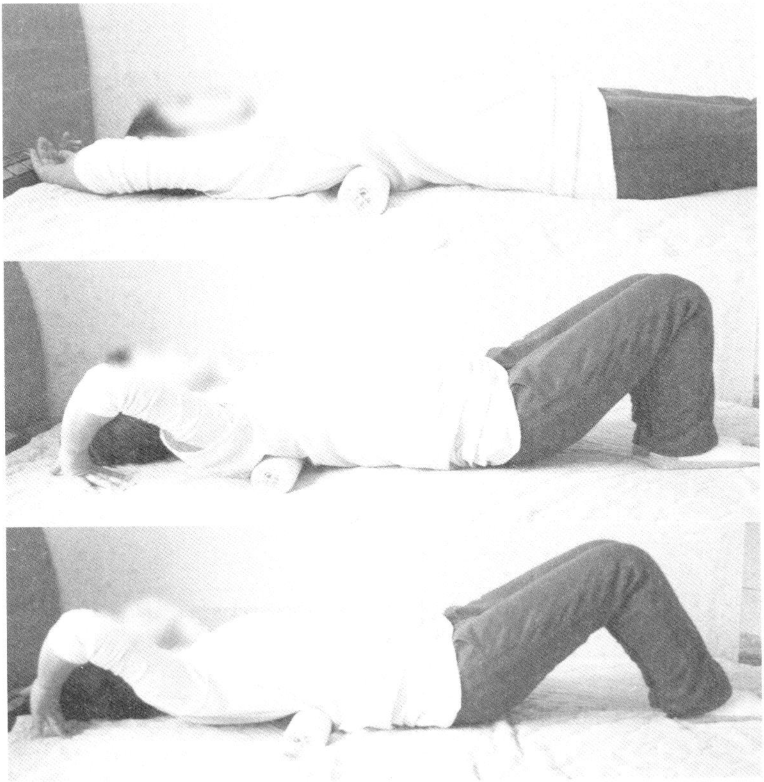

물론 너무 굳어 있는 사람은 경락이 풀리지 않는다. 그럴 경우에도 지속적으로 척추 경락 풀기 자세(누워서 가만히 있는)를 시행하면 5분 내

지 10분 정도 서서히 풀려나가기 시작하면서 등줄기와 가슴 등의 조여드는 통증이 완화되기 시작한다. 심한 사람은 하루에 약 1시간 이상을 계속하여 2주가 지나야 굳어있던 뼈와 근육의 경락이 뚫리기 시작한다. 그때 가서 경락을 풀면 '뚝, 뚝' 소리가 나면서 풀리게 된다.

경추의 경락 풀기

경추는 머리와 척추를 연결시키는 목의 뼈를 말한다. 보고, 듣고, 말하고, 냄새를 맡고, 생각하는 정신 에너지(기운)는 뱃속에서 척추를 거쳐 경추를 통해 공급되는 것이다. 건강할 때는 기운이 잘 공급되어 머리도 맑고, 마음도 차분하며, 시력이나 청력, 후각뿐 아니라 목소리도 기운이 있어서 좋다. 그러나 피로와 스트레스 등의 생활은 뱃속을 차갑게 하면서 기운을 잃게 하고, 머리로 열이 올라오면서 목 뒤에서 병목현상이 생기며 점점 목 뒤의 신경과 세포, 그리고 뼈를 굳게 만든다. 심한 사람은 목의 유연성이 떨어져서 목을 좌우, 앞뒤로 움직이지도 못하고 목 뒤가 '뻣뻣'하게 굳어있다. 이처럼 정신 에너지를 공급하는 길이 막혀서 나타나는 현상은 다음과 같다.

눈과 귀, 코, 입에 관련된 질환

시신경과 세포의 기운이 약하니 시력이 감퇴되며 안압이 높아지고 각종 눈 관련 질병들이 생기게 된다. 눈의 흰자위는 처음에는 누렇게 되다가 누적되면 벌겋게 되고, 충혈이 되었다가, 나중에는 색이 죽어서 검은 색을 띠게 된다. 눈 주위의 세포들은 굳어가면서 눈을 자주 감는 '깜박눈'이 심해지다가 죽어가는데, 이때 검은색의 '다크서클'과 기미가 생기고 심해지면 너구리 눈처럼 눈 주위가 검은색으로 변색된다. 저절로 눈 주위의 세포들이 붓거나 기운이 없어 늘어진다. 그 결과 눈이 작아지는 '단추구멍', '새우 눈'이 되거나 기운이 약해져 쑥 들어가는 '움푹파인 눈'이 되는 것이다. 소리를 듣는 청신경과 세포들도 기운이 떨어지면서 붓고 아프고 굳어가니 귀의 질병들이 생기고, 이명현상과 환청이 들리면서 청력이 떨어지게 된다. 냄새를 맡는 후각 신경과 세포들도 기운이 없어서 냄새를 맡는 기능이 약해지고, 콧속의 신경과 세포들이 붓고 굳어가니 감기 단골손님, 비염, 알르레기, 축농증, 코골이가 심해진다. 말을 하면서 움직이는 입술, 혀, 성대의 신경과 세포들이 기운이 없으니 각종 입안의 신경과 세포들이 붓고 아프고 굳고 헐어 각종 구강관련 질병들을 만들고, 혀도 말단부터 기운이 없어지면서 아프고 굳고 썩어간다. 입술도 기운이 없어지면서 앵두같이 빨간 입술이 검은 색으로 변색이 된다. 소리를 내는데 필요한 신경과 세포들이 기운이 없어져 굳어가면서 밝고 고왔던 목소리 대신 비음이 생기거나 늘어지고 갈라지게 되어 나중에는 목소리가 '모기' 소리보다 작아지면서 말을 하기가 귀찮아진다.

얼굴과 머리에 관련된 질환

얼굴의 신경과 세포들은 기운이 없어 붓고 굳어가면서 얼굴이 커지고 변색이 된다. 설상가상으로 기운은 부족한데 보고 듣는 것에 기운을 써야 하니 초기에는 안면 경련이라는 신호를 보내다가 나중에는 굳어서 안면 마비가 일어나게 된다. 증상이 심할수록 이마의 주름이 깊어지고 표정이 밝지가 못하게 된다. 이런 사람은 웃는 일이 생겨도 이마에는 인상을 쓰고, 입가에는 웃는 묘한 웃음을 짓게 된다. '웃는 얼굴이 좋다'고 많이 웃으라고 하지만, 기운이 약한 사람은 웃는 것도 마음대로 되지 않는다. 기운이 있어야 얼굴 신경과 세포들이 웃는 모습으로 움직이는 것인데, 목의 경락이 막혀 기운이 없으면 웃다가 잘못하여 얼굴 근육에 경련과 마비가 온다는 것을 알아야 한다. 이렇게 목의 경락이 막혀 버리면 기운이 떨어지면서 목 위의 얼굴과 머리의 신경과 세포들에서 질병과 노화의 증세들이 나타나는 것이다. 머리카락이 자라는 밭인 두피에 기운이 부족(영양분이 없으니)하면 머리카락은 변색하고 탈모증이 될 수밖에 없다. 두피의 신경 세포들은 붓고 굳어가 비듬이 생기고, 두개골에 말라붙어 버리게 된다. 뇌신경과 세포들도 붓거나 굳고 썩어가니 자연히 뇌종양, 뇌경색, 뇌출혈 등의 각종 뇌질환이 생기는 것은 당연한 일이다. 이를 예방하기 위해서는 경추의 경락을 푸는 습관이 필요하다.

경추 경락 풀기 기본 동작은 다음과 같다.

1. 통나무를 등에 대고 눕는다.
2. 오른손으로 뒷머리를 잡고, 뒷머리를 오른쪽으로 최대한 당긴다. 어린 아이들은 살아있는 세포들이 많아서 유연하여 움직이는 각도가 크지만, 굳어 있는 세포들이 많은 사람은 움직이는 각도가 아주 좁다. 각설하고, 최대한 당겨진 상태는 살아있는 세포와 굳어버린 세포들의 경계점인데

바로 이 경계점에서 경락을 풀어야 한다. 경계점이 아닌 살아있는 근육 혹은 굳어버린 근육에서는 '뚝, 뚝'하는 소리가 나지 않는다. 최대한 당기지 않을 경우 경락은 풀리지 않고 오히려 손상을 입을 수도 있다는 점을 이해하길 바란다.

3. 당긴 상태에서 왼손을 턱에 대고 목을 뒤로 젖힌다.
4. 오른손은 뒷머리를 잡고 오른쪽으로, 왼손은 턱을 잡고 왼쪽으로 약간의 힘을 가한다.
5. 이때 '뚝, 뚝' 소리가 나면서 경락이 풀린다.
6. 왼쪽 경추를 풀고자 할 경우에는 이와 반대로 하면 된다.

이렇게 경락을 풀어 놓으면 상기된 것이 순환되면서 머리로 기운이 통하여 정신이 맑아지고 무거웠던 눈꺼풀이 가벼워지는 증세를 느낄 수 있게 된다. 이때 주의할 점은 많이 굳어있는 사람을 억지로 많은 각도로 당길 생각을 하지 말라는 것이다. 살아있는 세포와 굳어있는 근육의 경계점에서 시작을 하다보면, 점점 기운이 통하여 살아있는 세포들이 많아지면서 유연하게 되어 나중에는 각도가 조금씩 넓어지게 된다는 점을 유의하길 바란다. 이와 같은 요령은 기림산방 경락풀기의 기본요령이다. 이 요령을 기본으로 하여 목의 오른쪽 혹은 왼쪽으로 움직인 각도와 고개를 앞뒤로 움직인 각도에 따라 윗 경추, 중간, 아래 경추 등 다양한 경락 풀기가 있다. 물론 경락 풀기 요령을 모르더라도 목과 머리가 경락이 막히어 굳어서 통증을 느끼게 되면 스스로 목을 좌우로 움직이면서 '뚝, 뚝'하고 스스로 푸는 사람도 있다. 이는 본능으로 산속에 사는 짐승이 경락이 막히면 나무에 문지르는 것과 같다. 다만 우리는 근본 원인을 제거하면서 경락을 풀어야 한다. 경추가 막히는 근본 원인이 무엇인가? 피로가 쌓이면 뱃속이 차가워지면서 머리로 열이 올라와서 등이 굽고 뒷목이 막히어서 생긴 것이다. 따라서 호흡을 통해 몸을 따뜻하게 하는 것에서 시작하여 일상적으로 경락을 풀어주는 습관이 필요한 것이다. 근본 원인인 몸을 차갑게 하는 생활을 하면 결국에는 신경과 세포들이 굳게 되어 경추가 막히게 된다는 점을 알기 바란다. 기운이 통할 수 있도록 바른 자세를 유지하는 생활 습관이 필요한 것이다.

골반의 경락 풀기

아랫배가 차가워지면서 기운이 없으면 골반의 신경과 세포들도 기운이 없어 경락이 막히게 된다. 골반에서 양쪽 다리로 기운이 내려가는 길이 있는데, 골반이 차가워지면서 경락이 막혀 버리면 저절로 양쪽다리의 신경과 세포들이 기운이 없어서 벌어진다. 기운이 없는 세포들은 붓고 아프고 굳어가니 골반의 세포들이 부어서 엉덩이가 커지고 다리와 허벅지가 부어 굵어지면서 '비만의 집'이 된다. 이외에도 하체의 모든 신경과 세포들이 붓고 아프고 굳고 썩어 가면서 각종 질병과 노화현상이 생기는 것이다.

이를 예방하기 위한 골반 경락 풀기 요령은 다음과 같다.

1. 통나무에 드러누워서 양팔을 옆으로 뻗어 바닥에 댄다.
2. 고개를 오른쪽으로 돌리고, 오른쪽 다리를 들어서 최대한 왼쪽으로 간다.

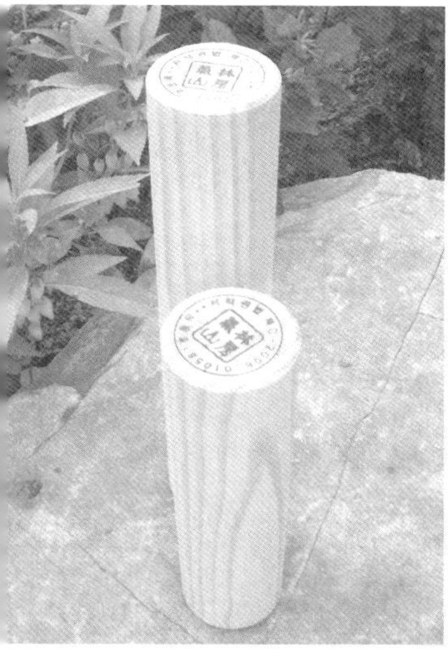

3. 이때 굳어있고 막혀있던 허리의 근육과 뼈들이 '뚝, 뚝'하면서 경락이 뚫린다.
4. 그 자세에서 오른쪽 다리로 크게 원을 그린다고 생각하고 천천히 움직여본다.
5. 그러면 굳고 막혀있던 골반의 근육과 뼈에서 '뚝, 뚝'하고 소리가 나면서 순환이 되어 시원함을 느끼게 된다.
6. 그리고 반대 자세로 왼쪽다리를 들어서 위와 같은 요령으로 풀어주면 된다.

이와 같이 골반 경락을 풀어 주어야만 다리 쪽으로 기운이 내려가는 길이 뚫리게 되어 순환이 되는 것이다.

선골의 경락풀기

선골이란 허리 명문혈과 꼬리뼈 사이를 말한다. 피곤할수록 배가 차가워지면서 붓고 배가 나오면서 허리가 들어가서 명문혈이 막히니, 허리에서 골반으로 내려가는 길도 동시에 막히게 된다. 그러면서 선골이 차가워지면서 경락이 막히어 순환이 안 되고 '뒤가 빠지는 듯한' 증세를 느끼게 된다.

선골 경락 풀기 요령은 다음과 같다.

1. 통나무를 등에 대고 드러누워서 양손을 위로 올린다.

2. 양 무릎을 세워서 허리(명문)는 들어가게 하고 꼬리뼈(미골)를 아래로 처지게 한다.
3. 그 상태에서 힘을 주면서 허리를 쭉 펴고 꼬리뼈를 들어 올린다.
4. 이때 선골에서 '뚝, 뚝'하고 소리가 나면서 경락이 풀리며 시원해진다.

이와 같은 방식으로 선골의 경락을 풀어주면 마치 '뒤가 빠지는 뜻한 느낌'이 해소가 된다.

경락 풀기는 필수 건강법

이상으로 기림산방 경락 풀기를 살펴 보았다. 기운이 순환이 안 되어 신경과 세포에서 탄력과 윤기가 빠지면, 근육의 탄력과 윤기만 빠지는 것이 아니라 뼈도 기운이 빠져서 '골다공증' 등의 뼈 질환까지 생기게 된다. 이때 경락을 풀어주면 기운이 순환 되면서 뼈와 근육의 문제가 해결될 뿐만 아니라 머리가 아프고 무겁던 것도 동시에 해소되는 것이다.

일반 노인들의 자세를 살펴보면, 대부분 등이 굽어지면서, 몸이 굳어가며, 키가 작아진다. 그래서 목 뒤와 어깨도 굳어가면서 팔을 못 올리니 '오십견'이 온다. 그 후에 약한 쪽부터 마비가 되어 반신불수(중풍)가 오게 되는 것이다. 마치 팔이 안으로 굽듯이 등을 펴주는 일이 없으니 점점 척추가 굳어가면서 순환이 안 되어, 모든 환자들의 등이 굽어있지 않은가? 이를 막기 위해서는 경락 풀기가 반드시 필요한 것이다.

뱃속이 차가워지면서 기운이 없어 순환이 안 되면 경락이 막히고 뱃속이 붓고 굳고 썩어가면서 '비만의 집'을 포함한 모든 질병으로 발전된다고 설명하였다. 질병이 없고 건강한 사람이 비만한 경우는 없다. 비만이라는 질병이 독립적으로 생기는 것이 아니고, 종합 선물세트처럼 몸의 모든 세포들이 생명온도를 잃어서 기능이 떨어지면서 전체적으로 나타나는 것일 뿐이다. 따라서 비만을 포함한 위의 모든 증세들을 해소하고 예방하기 위해서는 굽었던 등과 벌어진 다리를 바르게 펴야 뱃속에 힘이 생기면서 순환이 되어 없어진다.

경락 풀기는 언제 해야 하나?

경락을 푸는 것에도 시기가 있다. 물론 기운이 있고 순환이 잘될 때에는 필요가 없다. 기운이 없고 순환이 안 될 때 뼈와 근육도 움츠러들면서 경락이 막히게 된다. 경락이 막히면 정신이 맑지 못하고 마음이 급해지면서 짜증이 잘나고 신경질적이 되면서 두통, 어지럼증이 생기게 된다. 경락은 이때 풀어야 한다. 그때 그때 적시에 풀어주어야 맑은 정신과 차분한 마음으로 '항상 깨어있는 상태'가 유지되는 것이다. 그래서 경락이 막힐 때마다 풀어주는 것이 좋다.

경락이 막히는 시기는 다음과 같다.

1. 살아가면서 피로가 쌓일 때 머리가 뜨거워지고 뱃속이 차가워지면서 기운이 없어지면 경락이 막힌다. 이때 경락을 풀어주면 진정한 피로회복제가 된다.

2. 스트레스를 받을 때마다, 머리로 열이 올라가면서 뱃속이 차가워지고 기운이 없어지면서 등이 굽고 다리가 벌어지면서 경락이 막혀버린다. 이때 경락을 풀어주면 스트레스가 사라지면서 의식이 맑아져서 미움 분노가 사라지게 된다.
3. 차가운 것을 먹고 마실 때마다, 뱃속이 열손실이 되어 기운이 없어 답답하고 갈증을 느끼면서 경락이 막힌다. 이때 경락을 풀면 순환이 되면서 뱃속이 따뜻하게 살아난다.
4. 생명온도가 강하여 소화능력이 좋은 사람은 식사를 하여도 음식을 소화시키는데 무리함이 없지만 피로와 스트레스가 쌓여있거나 타고난 원기가 약한 사람은 소화능력이 떨어져서 음식을 먹으면 저절로 소화시는데로 기운이 몰리어 아랫배는 힘이 없어지면서 등이 굽고 목뒤가 뻣뻣해지면서 경락이 막히게 된다 이때 경락을 풀어주면 강력한 소화제가 된다.
5. 호흡수련을 하면서 호흡이 깊을수록, 아랫배 깊숙한 곳에 편안하게 집을 짓고 있던 차가운 기운들(흔히 말하는 똥배라고 하는 위치)을 건드려 놓게 된다. 벌집을 건드리면 벌이 성질을 내는 것처럼, 차가운 기운이 강해지면서 뱃속의 열이 밀려 머리로 올라가게 되면서 경락을 막아 버린다. 이러한 현상들은 원기가 강한 사람들은 느끼는 강도가 약하나 기운이 약한 사람들은 예민하게 위의 증세들을 느끼게 된다. 이때 경락을 풀어주면 몸이 순환이 되면서의식이 맑아지며 잠재의식이 사라진다.

기림산방 경락 풀기는 필자가 필요에 의해서 찾아 정리한 것인데, 여러 사람들에게 교육을 하다보면 기림산방 경락 풀기는 약한 단계의 굳어있는 경락을 푸는 방법이라는 것을 새삼 느끼게 된다. 어쩌면 해마다 사람들의 굳어가는 정도가 더 심해진다고 표현하는 것이 더 정확할 수도 있다. 예전에는 위에 열거한 경락 풀기만으로도 많은 사람들이 건강을 회복한 것이 사실이다. 그러나 갈수록 사람들의 굳어가는 정도가 심하여 혼자 힘으로 경락을 풀어내기가 어려워지고 있다. 오랫동안 몸속 깊게 굳어있는 경락을 풀기 위해서는 전문가의 도움이 필요하다는 점을 밝힌다.

보고 듣고 말하고 생각하는 정신 에너지는 모두 내공에서 나온다. 정신 에너지가 뱃속에서 머리로 올라가는 길이 있는데, 그것은 뱃속에서 허리를 통해 척추를 타고 뒷목을 거쳐 올라간다. 일상적인 생활을 할 때에는 기운이 다니는 길이 막히지 않고 순환이 잘 되지만, 강한 피로나 스트레스, 충격을 받으면 열이 한꺼번에 올라가면서 뒷목에서 '병목현상'이 나타난다.

5. 운동(외공)과 호흡(내공)을 함께 해서 차가운 기운을 몰아낸다

생명온도를 잃은 죽은 세포들이 가득한 몸은 '병마의 집'이고, 생명온도가 있는 따뜻한 세포들로 된 몸, 맑은 정신과 영혼, 그리고 차분한 마음이 깃든 '참나'의 집이다.

몸 겉(바깥)에 있는 죽은 세포들(때)은 닦아낼 수 있지만, 몸 속에 있는 죽은 세포들을 떨쳐내기 위해서는 살아있는 세포들이 강해져야 죽은 세포들이 삭아서 떨어져 나간다. 살아있는 세포들을 강하게 만들기 위해서는 움직여야(운동을 해야) 강해진다. 운동을 하면 몸이 따뜻해지면서 체온이 올라간다. 운동은 스스로 체열을 높일 수 있는 방법이다. 차가워져서 순환이 안 되어 붓고 아팠던 곳도 운동을 하면 순환이 되면서 통증이 없어지고 붓기가 빠지면서 땀, 냉, 콧물 등의 수분 형태로 배출된다. 그래서 운동을 하면 세포들이 살아나면서 힘이 생기는 것이다.

그런데 운동은 차가워져서 붓고 굳고 썩어가는 오장육부의 세포들을 살려낼 수가 없다는 것을 알아야 한다. 오장육부 세포들을 살려낼 수 있는 유일한 방법은(움직일 수 있는 운동은)호흡밖에 없다. 약이나 음식, 수술 등의 여러 방법들은 모두가 보조 재료이지 근본적인 문제를 해결하는 정법이 아니라는 것을 알아야 한다. 숨을 길게 토하고 길게 들이쉬면서 느껴보라! 뱃속의 오장육부 세포들이 운동이 되어 살아나는 것을…….

그런데 기존의 호흡법들은 호흡을 길게 못하게 하기 때문에 오장육부 깊숙한 곳의 세포들(신장, 방광, 대장 등)을 살려낼 수가 없다. 이같은 이유로 기림산방에서 새롭게 활명호흡을 찾아서 정리하게 된 것이다.

운동만으로 안 되는 이유

눈, 코, 귀, 입, 피부, 팔, 다리, 몸 겉(바깥)의 신경과 세포, 근육과 뼈를 움직일 수 있는 운동은 이 세상에 나와 있는 모든 운동 즉, 각종 스포츠들이다. 따라서 사람들은 몸이 허약해졌을 때, 운동(외공)을 하면 건강해진다고 생각한다. 그러나 이는 착각이다. 정작 중요한 것은 뱃속 오장육부의 세포들이 생명온도를 잃어 기운이 떨어져서 붓고, 아프고, 굳고, 썩어서 허약해진 것이지 몸 겉(바깥)의 기능에 문제가 있어서 건강이 악화되는 경우는 그리 흔치 않다. 그럼에도 불구하고 대부분의 사람들은 그냥 운동만 하면 오장육부가 살아나는 줄 알고 착각을 한다. 다시 강조하지만, 뱃속의 오장육부 세포들은 호흡이 아니면 살려낼 수 없다는 사실을 알아야한다. 이것은 필자가 만들어낸 이론이 아니다. 조물주께서 만들어 놓으신 대자연의 법칙이다. 피곤할 때는 몸이 차가워지면서 순환이 안 된다. 이때 운동을 하면 따뜻해지면서 기운이 생기어 순환이 되면서 땀이 나게 된다. 그래서 몸은 탄력과 윤기가 생기게 하고 정신을 맑아지게 한다. 그러나 이러한 외공(운동)을 반복하면 팔다리, 몸통의 신경과 근육이 발달되면서 겉모습의 탄력과 윤기가 생겨 기운이 있어 보이지만, 실제로는 다르다.

이 기운은 도대체 어디에서 온 것인가?

바로 이 기운은 뱃속의 오장육부 세포들의 탄력과 윤기가 팔, 다리 등의 겉의 세포들에게 몰리면서 생긴 것이다. 운동을 열심히 하여 겉은 멋 있게 보이지만, 뱃속의 세포들은 기운을 잃게 되어 뱃속이 차가워지면서 생명온도를 잃어서 붓고, 아프고, 굳어가면서 호흡이 짧아지게 된다. 머리는 점점 무거워지면서 정신이 혼탁해지고, 마음이 차분하지 못하여 표정이 차가워지면서 밝지 못하게 된다. 그래서 운동을 오래한 사람일수록 뱃속이 붓고 굳어서 오장육부가 내상을 입어 '똥배'가 나와 있고, 굳고 썩어들어서 마비, 경색, 암 등이 나타나게 된다.

더구나 운동을 심하게 하면 뱃속의 기운은 팔 다리로 빨리 빠져 나오면서 열 손실이 심하여 호흡이 짧아지면서 오장육부가 굳고 마비가 되어, 빨리 달리다가 죽거나 높은 곳을 오르다가 기운을 잃어 죽는 '돌연사', '급사' 등으로 어리석은 죽음을 재촉하게 된다. 무엇을 위한 운동인지 안타까운 일이다. 이를 오늘날 의학에서는 심장마비라고 하여 사망진단을 하는데, 이는 심장만 마비가 된 것이 아니다.

모든 세포들이 무리한 운동으로 생명온도를 잃어서 열 손실이 되어 모든 세포, 즉 장기들이 마비된 것이지 특정 부위만 마비된 것이 아니다. 그래서 모든 운동은 호흡이 짧아지게 만들고, 겉은 멀쩡하지만 오장육부는 열 손실이 와서 오장육부의 손상(내상)을 입어 건강을 오히려 악화시키기 때문에 피해야 한다는 점을 인식하길 바란다.

배드민턴을 하는 어떤 아주머니는 매일 아침운동을 격렬하게 하고 나면 배꼽 주위가 싸늘하게 차갑고 싸르르한 통증을 느낀다고 호소를 한다. 안타까운 일이다. 이는 운동(외공)으로 기운을 소모시켰으니, 겉은 멀쩡하지만 오장육부 세포들의 힘(내공)이 소모되었기 때문에 나타나는 현상이다. 그래서 운동이 끝나면 반드시 호흡수련으로 내공을 보충해주어야 회복이 되는 것이다. 만약 회복을 시켜주지 않으면 뱃속은 열 손실이 되어 부어서 신장, 방광, 그리고 대장에 내상을 입어 복부비만이 되고, 누적이 되면 차가워진 세포들은 썩어 들어갈 수밖에 없다는 것을 알아야한다. 많은 사람들이 운동을 하면서 몸짱을 만들려고 하지만, 오장육부를 건강하게 만들면 저절로 말단 신경과 세포들이 살아나서 균형잡힌 몸매가 된다는 사실을 알아야 한다. 그래서 필자는 '몸짱'이니 '얼짱'이니 하는 것은 필요 없고 '속짱'이 중요하다고 강조한다. 오장육부 세포들이 따뜻해지면서 살아나면, 말단인 이목구비가 또렷하고 몸매가 균형잡히고 피부는 순환이 잘되어 탄력과 윤기가 있어 화색이 좋아 우윳빛 피부가 되며, 저절로 머리는 차가워지면서 의식이 맑아져 정신이 맑고 마음이 차분해지면서 '참나'를 찾아 내면의 안정과 평화를 찾게 되는 것이다.

그래서 몸짱 얼짱이 중요한 것이 아니라 속짱(오장육부짱)이 되면 보너스로 몸짱 얼짱이 되는것이라는 것을 인식하길 바란다.

기림산방에서는 수행과정 중 하루에 40km를 걷기도 하고, 민둥산 태백산 함백산 등을 오르면서 산책을 하기도 한다. 대체로 매일 상당한

양의 땀을 흘리면서 수련을 하기 때문에 많은 이들이 어떻게 단식을 하면서 이렇게 운동을 할 수 있느냐고 의아해 한다. 그들의 관심은 먹지 않고 운동만 한다는 것에 있다. 그래서 기림산방 수행법을 고난도 수행이라고 생각을 한다. 그러나 천만의 말씀이다. 기림산방에서 하는 운동은 모두 호흡을 기본으로 하는 운동이다.

호흡을 축으로 하지 않는 운동은 기운을 소모하는 운동이지만, 호흡을 축으로 하는 운동은 기운을 모으는 운동이다.

있는 힘껏 빨리 걷고, 많이 뛰는 것은 모두가 외공 수련이라서 뱃속의 장부세포들이 기운을 잃어 오히려 내상을 입게 되기 때문에 호흡이 짧아지면 수련을 중단시킨다. 이래서는 쓸데없이 기운만 소모하여 내상을 입게 되어 병을 빨리 오라고 재촉하는 꼴이 되고 만다.

그래서 운동을 호흡 위주로 한다. 즉, 내·외공을 함께 수련하여 겉과 속의 세포들을 강하게 살려 놓아야 몸 속의 '병마의 집'인 죽은 세포들이 삭아서 떨어져 나오게 되는 것이다. 생명온도가 있는 살아있는 오장육부 세포들의 힘은 몸 속에 있기에 내공이라 한다. 내공을 쌓으면서 걷는 운동은 오히려 배고픔을 가시게 하고, 피로함을 느끼지 않게 한다. 산책이나 걷기 외에도 기림산방의 기본 운동법으로는 쌍수역근, 장천공, 호보, 경공술이 있다.

모든 운동을 활명호흡을 기초로 하는 것이 기운을 모으는 데 가장 효과적이다.

6. '생각 바라보기' 훈련을 한다

살아있는 세포는 '참나'의 집이고, 죽은 세포들은 병마(잠재의식과 질병)의 집이라고 했다. 약해진 오장육부들의 세포들을 살려내기 위해서 호흡을 하고, 뜨거운 물을 마시면서, 열을 전달하고, 단식을 해야 한다고 했다. 이는 음식을 먹으면 음식을 소화, 흡수, 배출을 하는 과정에서 열이 소모되어 뱃속이 차가워지면서(심하면 체냉증 유발) 호흡이 짧아지기 때문이다. 앞장에서는 뱃속의 세포들뿐만 아니라, 팔, 다리 등의 겉(바깥)의 신경과 세포, 근육의 차가워진 세포들이 빠져 나갈 수 있도록 내·외공을 겸비한 운동을 해야 한다고 했다. 이렇게 하면 어떤 현상이 일어나는가? 이렇게 밀어붙이다보면 굳어버린, 죽은 세포들이 풀려나오기 시작한다.

필자는 굳어버린 세포들을 '병마의 집'이라고 했다. 그리고 처음부터 굳었던 세포가 아니라 원래는 따뜻한 살아있는 세포였는데 피로와 스트레스로 인하여 차가워진 결과 굳어졌다고 했다. 스트레스속에는 미움과 분노 그리고 원한이 들어가있다. 그렇다면 굳어진 세포가 풀리는 과정은 어떨까? 이는 굳어진 과정의 역순이라고 보면 된다. 즉 피로와 스트레스 충격 등의 감정들로 인해 뱃속의 열이 머리로 올라가면서 자의식을 떨어지게 만들고 잠재의식이 강하게 바뀌었다. 당장은 충격과 스트레스를 잊은 듯이 보이지만 사실은 잠재의식 속에 새롭게 저장된 것이다. 잠재의식이 강하게 생기면서 뱃속의 세포들은 차가워지고, 몸에 기운은 없고, 붓고, 아프고, 굳고, 썩는 과정에서 질병이 생기게 된다. 자, 이제 깊은 호흡으로 이들을 강하게 건드려 보자.

질병이 생기는 과정과 반대로 질병의 과거순서로 빠져나온다

질병으로 굳었던 것들이 풀리면서 통증을 느끼게 된다. 통증의 단계를 거치면서 붓게 되는데, 이때 일시적으로 비만이 다시 오는 듯 보일 수도 있다. 그러면서 기운이 없어진다. 뭔가 잘못되었음을 느낄 것이다. 그러나 이것은 아무 잘못된 것이 없다. 여러분이 몸에 질병을 만들었던 그 과정을 거꾸로 풀어내는 것일 뿐이다. 바로 그 과정을 보면서 내가 내 몸을 얼마나 방치했었는지 느껴보라. 내 몸은 나에게 얼마나 살려달라고 아우성을 쳤는지 들어보라. 아프고, 붓고, 기운이 없는 질병의 역순이 나오면서 잊어버렸던 과거의 증상들과 과거의 감정들을 느끼게 되고, 과거의 질병을 만든 잠재의식들(과거의 분노, 억울함, 습관 등의 잠재된 생각들)이 나오게 된다. 특히 죽은 세포들이 빠져 나가기 직전에는 뱃속이 아프면서 기운이 없고 괴롭다. 머리는 무거우면서 기분 안 좋았던 과거의 부정적인 생각들이 춤을 추게 된다. 마치 대변을 보고 싶은 생각이 들면 뱃속이 불편하고 머리가 무거운데 반해 변을 보고 나면 뱃속이 편하고 머리가 맑아지는 것처럼, 죽은 세포들이 빠져나가기 전에 고통을 주고 사라진다.

이때 일어나는 생각을 바라보아야 한다. 단지 바라보기만 해야 한다. 그 생각이 좋은 것이든 나쁜 것이든 내 뜻에 맞추려 하거나 분석하려

하지 말아야 한다. 만약 일어나는 한 생각에 또다른 생각을 보태려 하면 '잠재의식' 의 늪에 빠지게 된다. 그 순간부터 알 수 없는 증오와 불신, 원망이 일어나면서 수행과정에서 중대한 위기를 맞게 된다. 다시 한번 강조하지만, 죽은 세포들을 몸 밖으로 빠져나오게 하기 위해서는 일어나는 생각들을 바라보고 살펴보아야 한다. 그 생각이 '참나'의 생각인 것 같아도 '참나'의 생각이 아닌 과거에 만들어진 '거짓 나'의 생각이라는 것을 알아야한다. 그래서 말을 안하는 묵언(벙어리 훈련)을 하는 것이다. 말을 못하게 하면 자신의 내면에서 일어나는 생각을 살펴보는 힘이 생기게 된다. 그러나 이러한 힘이 없는 사람들은 생각이 일어나는 대로 말과 행동을 하면서, 그 생각의 노예가 되어 육신이 지칠 수밖에 없고 질병이 생길 수밖에 없는 것이다. 수행과정에서 대부분 이러한 잠재의식들이 나오게 되는데, 그 생각을 바라보지 못하고 '거짓 나'에 빠지게 되면, 그 생각 따라서 말과 행등을 하게 되어 다시 뱃속이 차가워지면서 죽은 세포들은 빠져 나가지 못하게 된다. 이는 '마'가 빠져 나오지 않으려고 발악을 하는 것이다.

생각에 빠지지 말라, 바라보기만 하라

그 생각을 바라보면서 '거짓 나'에 생각을 빼앗기지 말고, 수행을 계속 밀어 붙여야 살아있는 세포들이 강해지면서 죽은 세포들이 삭아서 떨어져 나오게 되는 것이다. 신경과 세포가 이어져서 근육이 되는데, 근육들은 겹으로 되어있다. 이때 나오는 죽은 세포들은 이제 겨우 한 겹이 나온 것이다. 살아오면서 수많은 피로와 스트레스, 충격 등이 많은 사람들일수록 죽은 세포들이 양파껍질처럼 겹겹이 되어있다. 몇 겹인줄은 알 수가 없다. 참고로 3주 수행교육 중에 수행자들을 살펴보면 적게 뺀 사람은 한 번 밖에 못 빼고, 많이 뺀 사람들은 23번을 뺀 사람이 있다. 강한 충격을 받고 며칠동안 의식을 잃었다가 깨어난 사람은 죽은 세포들이 강하고 질기기 때문에 나오는 속도가 매우 느리다. 그 이유는 몸이 차갑고 머리가 뜨거워진 상태로 오랫동안 있었기 때문이다. 이런 과정을 거치면서 '병마의 집'인 죽은 세포들을 빼내어야만 잠재의식이 빠져 나가면서 의식이 맑아져 정신이 맑아지고 마음이 차분해지면서 '참나'(맑은 정신과 차분한 마음)를 찾게 되는 것이다. 많은 사람들이 억울하고 괴로운 잠재의식들을 생각으로, 지식으로, 기타 방법으로 빼낸다고 하는데, 설사 빼내는 기술이 있다고 해도 그들의 집인 죽은 세포들을 빼내지 못하기 때문에 다시 각종 잠재의식이 들어올 수밖에 없다.

내가 기운을 잃거나 흥분을 하면 정신이 없으면서 그들이 다시 나와서 주인 노릇을 하게 된다. 특히 미움, 불신, 분노의 생각이 강한 사람들은 그 생각 따라 분노의 신, 원한의 신들이 들어오게 된다. 의식이 맑아야 감의 세계가 열려있어 다른 것들이 보이는데, 너무나 잠재의식이 강해서 다른 생각이 보이질 않고 한 생각 밖에 없어 고집이 황소고집이다. 그는 결국 그 생각에 빠져서 마비와 중독이 될 수 밖에 없다.

'참나'를 찾는 수행을 하면서 한 생각으로 수행을 밀어붙이면, 오장육부의 세포들이 살아나면서 머리가 차가워지고 정신이 맑아지며 마음이 차분해지게 된다. 그러나 여러 가지 생각을 한꺼번에 하거나, 한 생각을 오랫동안 하게 되면, 살아있는 뱃속의 세포들이 기운을 잃게 되면서 호흡이 짧아지고 머리는 뜨거워지면서 정신이 없어지고 마음은 급해져 '정신 분열증'이 생긴다. 하물며 몸 속의 죽은 세포들을 빼내지도 못하게 되는 것은 너무도 당연한 일이다. 그래서 '참나'를 찾는 수행을 할 때에는 수많은 일어나는 잠재의식의 생각에 뺏기지 말고, 그 생각을 바라보면서 호흡을 꼭 붙잡고 가야하는 것이다.

내 잠재의식을 바라보기 힘들면, 다른 사람의 말과 행동을 보면서 나를 보는 듯이 하라. 자기 생각도 물건보듯 쳐다보라. 그러면 잠재의식이 보일 것이다. 물론 옆 사람의 생각을 바라보는 과정에서 옆 사람의 잠재의식과 대립하는 경우도 생기게 된다. 잠재의식이 발동되면 다른 생각이 없기 때문에 건드릴수록 반발이 극심해 지게 되고, 발작이 더욱 심해지게 되므로 악해지고 독해지기 전에 달래야 한다. 잠재의식에 대처하는 다른 방법으로는 내버려두는 무반응이 있다. 달래주다가 기운이 부족하여 안 되면 멈추어야지, 억지로 설득하려고 하면 사고가 날 수 있다. 그럴때 무반응을 하면 발작을 하다가 결국에는 살아있는 세포들의 기운이 다 소모가 되어야 멈추게 된다. 즉, 모든 마는 살아있는 세포들의 기운을 먹고 산다. '참나'의 생각이든 잠재의식의 생각이든 모든 생각은 살아있는 세포들의 기운을 소모시키는 일이라는 것을 알아야 한다.

병으로 약을 삼는 큰 공부, 무반응

병이 나는 것도 지극한 자연의 섭리다. 내 발밑에서 죽어가는 생명이 나에게 화내는 것을 본적이 있는가? 하물며 내가 무엇에 대해 그토록 화를 낼 수 있단 말인가? 내 것 쳐다보면서 이러쿵 저러쿵 안 하듯이 남의 의식에 대해서도 쳐다만 보라. 상대방의 의식이 내 의식과 반드시 일치해야 할 이유가 무엇인가? 상대방의 의식을 내 의식과 일치시키려는 무모한 고집으로 우리는 너무나 많은 갈등과 고통을 스스로 만들어 내고 있는 것이다. 어떤 사람의 말이 내게로 오면 반응없이 쳐다보라. 내 의식과 비교하여 시비를 가리지 말라. 이를 통해 깨어있는 연습을 할 수 있고, 그 가운데서 진정으로 자신이 묻고 싶은 질문이 나오게 된다. 그때가 반응할 때이다. 물건을 잡을 때에도 호흡의 축을 놓치지 말고 움직여야 한다. 만약 산만하게 행동하면 기운도 산만해 지게 된다.

호흡은 의식계를 키워주는 식량일뿐만 아니라 육체의 세포를 튼튼하게 만들어 주기도 한다. 만약 당신이 심하게 화가 날 경우 세포가 떨리면서 그 움직임이 겉으로 드러나게 된다. 이처럼 생각에 빠지면 세포가 떨리는데, 이는 굳기전의 현상이다. 이 때 호흡을 깊게 들이 마시면 호흡이 전신을 돌면서 내 몸의 세포가 안정되고 축기됨을 느낄 수 있을 것이다.

나무를 보면서 큰 지 작은 지 생각하지 말고 향기로운 차를 마시면서 이 차의 이름이 무엇인지 분별하지 말라. 이 과정을 넘어서면 밝은 지혜가 생기고, 지식으로는 얻을 수 없는 큰 세상이 보이게 된다. '비만'이 무슨 소용이 있으며, '가진 것'에 대한 미련과 욕심이 무슨 가치가 있겠는가? 이것이 몸으로 맑은 의식을 여는 것이다. 이것이 병으로 약을 삼는다는 것이다. 스스로 건강하고, 예쁘고, 아름답고, 부족함 없이 사는 사람들이야 생명온도를 살리는 기림산방 7대 건강 수행법에 무슨 관심이 있겠는가? 내 몸이 아프고, 추해서 시작한 공부가 결국에는 '참나'를 구하는 큰 공부가 될 것이다. 모든 것은 내가 한 만큼 만들어진다.

7. 잠이 오면 충분이 자야 한다

사람은 왜 잠을 자야 하나? 살아가면서 생기는 모든 일들(보고, 듣고, 말하고, 움직이는 모든 생각과 행동), 그리고 성장, 발육 등은 모두가 살아있는 따뜻한 오장육부 세포들의 힘을 소모시키는 일이다. 하루종일 일을 하다보면 뱃속이 차가워지고, 기운이 없고, 머리는 의식이 떨어지며, 눈꺼풀이 풀리면서 무거워지며 졸리게 되고, 하품이 나오게 된다. 이때 충분한 잠을 자면 머리는 의식이 맑아져 정신이 맑아지고, 마음이 차분해지고, 몸은 따뜻해지면서 세포들이 살아나고, 기운이 생기게 된다.

이처럼 잠이란 살아있는 세포들이 피로를 푸는 시간인 것이다. 조물주께서는 따뜻한 밝은 낮에는 일을 하고, 어두운 밤에는 잠을 자서 피로를 풀어서 건강을 유지할 수 있도록 안전장치를 주신 것이다.

경쟁사회가 만드는 불면증

그런데 오늘날은 잠을 자는 시간을 아까워하고, 피로를 풀지 못하여 몸을 차갑게 하는 생활을 하고 있다. 그러니 세포들이 생명온도를 잃어 가면서 점점 죽은 세포들이 한 겹 두 겹씩 쌓여 가는 현실이 되었다. 치열한 경쟁사회 속에서 살다보니 하는 일이 중요해서 잠을 쫓으면서 일을 하여 성공을 거두어들인다. 그리하여 성공하면 돈을 벌고, 명예를 쌓고, 출세를 한다. 하지만 내 몸은 점점 생명온도를 잃어가면서 기운을 잃게 되고, 붓고, 아프고, 굳고, 썩어가면서 각종 질병만 남아있게 되었다. 잠이란 살아있는 세포들의 피로를 회복시키는 시간인데, 살아있는 세포들이 점점 죽은 세포들로 바뀌어 그 수가 적어지니 저절로 나이가 들수록 잠자는 시간은 더욱 줄어들게 된다. 더구나 심한 피로와 스트레스가 겹치게 되면 살아있는 세포들이 없어지면서 까만 밤을 하얗게 지새우는 '불면증'에 시달리게 된다.

돈과 명예와 출세를 위해서 잠을 안 자고 열심히 노력을 했지만, 몸은 식어 가면서 남는 것은 지친 영혼과 질병, 그리고 잠재의식들 뿐이다. 의식은 떨어져 정신이 맑지 못하여 기억력과 판단력이 없어지는 치매가 기다리고, 마음은 안정과 평화 행복은 없어지고 불안 우울이 오게 된다. 몸은 차가워지면서 붓고 굳어가니 마비, 중풍, 반신불수가 기다린다. 어디 그뿐이랴. 뱃속의 세포들은 생명온도를 잃고 썩어가니 수많은 암들이 기다리고 있을 뿐이다. 어린아이들은 살아있는 세포들이 많기 때문에 성장 발육이 잘 되어 건강하고, 잠을 자는 시간이 많다. 그러나 잠을 못 자는 아이들은 차가워진 세포들이 많아 병마에 노출이 되었다는 점을 알아야 한다.

참으로 건강해지면 잠이 적어진다

'참나'를 찾는 수행을 하다보면 늘 느끼는 것이 있다. 살아있는 세포들을 강하게 만들어 죽은 세포들을 공격을 하다보면, 죽은 세포들이 풀려나오면서 질병과 잠재의식이 병적인 증상으로 나타나기도 한다. 죽은 세포는 '병마의 집'이기 때문이다. 그런데 죽은 세포들이 만들어진 원인이 과거의 생활 속에서 잠을 못자서 생긴 것이라면, 이들이 풀려나오면서 머리가 무거워지고 잠이 쏟아지는데 아무리 잠을 쫓으려고 경락을 풀고 땀을 흘리고 수련을 해도 막을 수가 없다. 이때는 무조건 잠을 자야한다. 충분한 잠을 자야만 머리가 맑아지고 '참나'를 찾을 수가 있고, 몸의 세포들이 따뜻해지면서 온몸에 기운이 나게 된다.

잠을 잘 자야한다는 것을 기림산방 7대 건강 수행법에 넣을 것인가 말 것인가를 한참 동안 고민하였다. 결국에는 죽은 세포들을 없애고 살아있는 세포들을 만들어 '참나'를 찾아가는 수행과정에서 잠은 필수불가결한 요건이라는 확신을 했다. 어쩌면 수행을 하다 이도 저도 안 되거든 아예 잠이나 푹 자라는 뜻일 수도 있다. 굳이 안 되는 것에 매달려 스스로를 또 다른 잠재의식에 빠뜨리기보다는 잠이라도 원없이 자야 몸이 건강해진다는 의미다. 그리고 '참나'를 찾고 '참나'를 키우는 수행법을 계속하다 보면, 살아있는 세포들이 많아질수록 머리는 차가워지면서 자의식이 아주 맑아지게 된다.

계속 수행을 정진을 하다보면, 기운이 넘치니 의식이 맑아져 정신이 아주 맑고 마음이 깊은 안정을 찾는 상태가 유지가 되면서 저절로 잠이 없어지게 된다. 이는 피로가 쌓여서 생기는 불면증과는 차원이 다른 것이다. 살아있는 세포들이 피곤해져야 잠을 자는 것인데, 계속 수행을 하여 세포들이 피곤하지 않는 따뜻한 상태를 유지하기 때문에 가능한 것이다. 이러한 상태를 100일 동안 유지하면서 수행을 하는 공부도 있다는 것을 밝혀둔다.

수행 시 나타나는 시기별 현상

기림산방 7대 건강 수행법을 하다보면 몸이 호전되면서 나타나는 여러 가지 증상들이 있다. 독자들께서 혼자 공부하다가 불안감에 문의하는 경우가 많아 이를 알리고자 한다.

첫째, 먼저 가스가 나온다. 이는 세포들이 생명온도를 잃어 차가워지면서 기운이 없어 순환이 안 되어 더부룩 하고 헛배가 부르고 가슴이 답답하던 것이 호전되면서 가장 먼저 나타나는 현상이다. 그래서 트림과 방귀가 많이 나오게 된다.

둘째, 수분이 나온다. 온몸에는 땀으로 나오고 차가워진 콧속에서는 콧물이 그리고 냉 대하가 쏟아진다.

셋째, 손발로 차가운 기운이 나오고 입으로는 차가운 기운이 나오면서 입안과 잇몸 얼굴이 차가워지면서 붓게된다.

넷째, 누런코로 나온다. 다섯째, 가래로 나온다. 여섯째, 구토로 나온다. 일곱째, 대소변으로 나온다. 소변은 죽은 세포들이 삭아서 떨어져 뿌옇게 나오고 대변은 초코렛처럼 끈적끈적하게 녹아서 기름을 띄면서 삭아서 나온다. 여덟째, 피부로 차가운 기운이 나오면서 부기가 나타난다. 아홉째, 온몸에 때로 빠져나온다.

이를 좀 더 구체적으로 설명하자면 개인에 따라 1회 호흡 시간이 얼마나 소요되는가에 따라 다를 수 있다. 예를 들어 한 호흡이 10~20초 정도 걸리는 단계에서는 윗배의 신경과 세포들이 살아나면서 죽은 세포들이 빠져나오게 된다. 윗배의 죽은 세포가 빠져나온다는 것은 호흡기, 식도, 위에 있는 죽은 세포들이 나오는 단계를 말한다. 한 호흡이

30~40초 정도 걸리는 단계에서는 가운데 배에까지 호흡이 내려가므로 가운데 뱃속에 있는 세포와 신경들이 살아나면서 죽은 세포들이 빠져 나오게 된다. 만약 한 호흡의 깊이가 더 깊어져서 40초~1분 이상에 이르게 되면 아랫뱃속의 세포들이 살아나니 비로소 신장, 대장, 자궁 등의 죽은 세포들이 소변과 대변으로 빠져나오면서 기름띠 같은 숙변이 함께 빠지게 된다. 즉, 오장육부가 마침내 건강을 되찾는 시기에 이르는 것이다. 물론 그렇다고 뱃속의 죽은 세포들이 모두 없어졌다는 의미는 아니다.

한 호흡이 1분 이상에 도달하면 뜨거운 돌을 배에 올려놓고 호흡을 하다보면 뱃속에 남아있던 죽은 세포들이 녹아서 물이 되어 피부를 통해 엄청난 양이 나오기도 한다. 호흡이 점점 더 깊어지다 보면 기운이 충만해지면서 말단에 있던 죽은 세포들이 온몸에서 나오기 시작하는데, 이렇게 말단 신경과 세포들이 살아나면서 점점 젊어지게 되는 것을 '회춘'이라 일컫는다. 그러나 이 모든 과정에서 많은 마가 나타나게 되고, 오랜 과거의 아픈 기억과 잠재의식들이 드러나게 된다.

뱃속이 차가워지면서 기운이 없어 말단 신경과 세포들이 붓고 아프고 굳고 죽으면서 머리카락이 변색이 되고 탈모가 되고, 피부는 늘어져 있거나 변색이 되어 있던 세포들, 기미, 주근깨, 오래묵어 찌든 자욱, 흉터 등은 뱃속이 따뜻해지면서 기운이 생기어 말단 신경과 세포들이 살아나면서 삭아서 떨어져 나오기 시작을 한다.

말단 신경과 세포들이 살아나니 저절로 주름이 없어지고 탄력과 윤기가 있는, 순환이 잘 되어 화색이 있는 피부가 된다. 그래서 얼마나 열심히 하느냐가 문제이지만 할머니가 아줌마가 되고, 아줌마가 아가씨가 되고 아가씨가 소녀가 된다. 할아버지가 아저씨 되고 아저씨가 청년이 되고 청년이 청소년이 된다. 86세 할머니는 동네 산책을 하시면 "뒷모습이 아줌마인줄 안다."고 웃으시고, 51세 아주머니는 "아가씨 몸이 되었다."고 좋아하신다. 백발의 흰머리인 63세인 아주머니는 검은 머리가 나면서 기쁨이 넘치고, 67세인 할아버지는 대머리에서 검은 머리카락이 난다. 백발의 18세 청년은 검고 윤기있는 머리카락으로 바뀌어 버렸다. 기운이 쌓일수록 온몸에 기운이 순환이 되어서 나이보다 젊어지는 것이지 어느 특정 부위에 기운이 쌓여서 축기가 되는 것이 아니다!

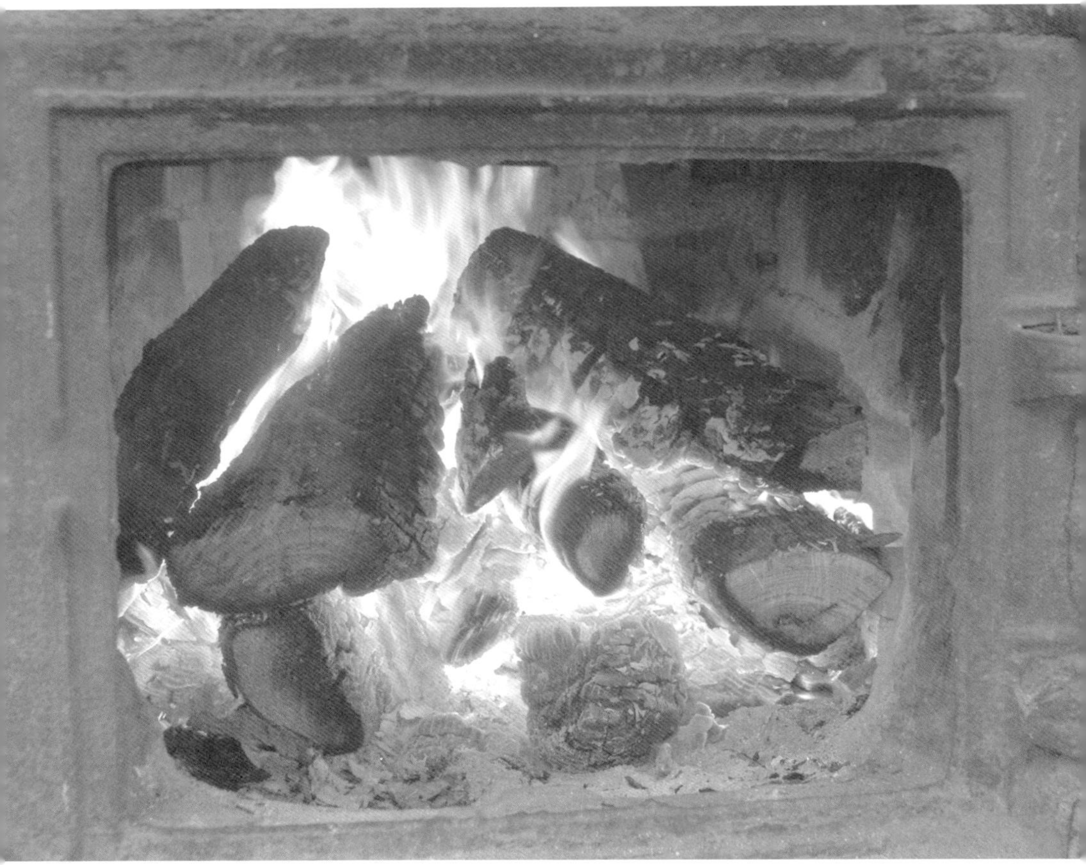

"뱃속이 차가워지면서 말단 신경과 세포들이 붓고, 아프고, 굳고, 죽으면서 생긴 변색된 머리카락, 탈모, 늘어진 피부, 기미, 주근깨 등은 뜨거운 물 단식을 포함한 기림산방 7대수행법으로 기운이 생기면서 떨어져 나오기 시작한다. 마치 기적처럼!"

부록

1. 뜨거운 물 단식 체험기
2. 기림산방 김종수 소장의 살이 확~ 빠지는 이야기

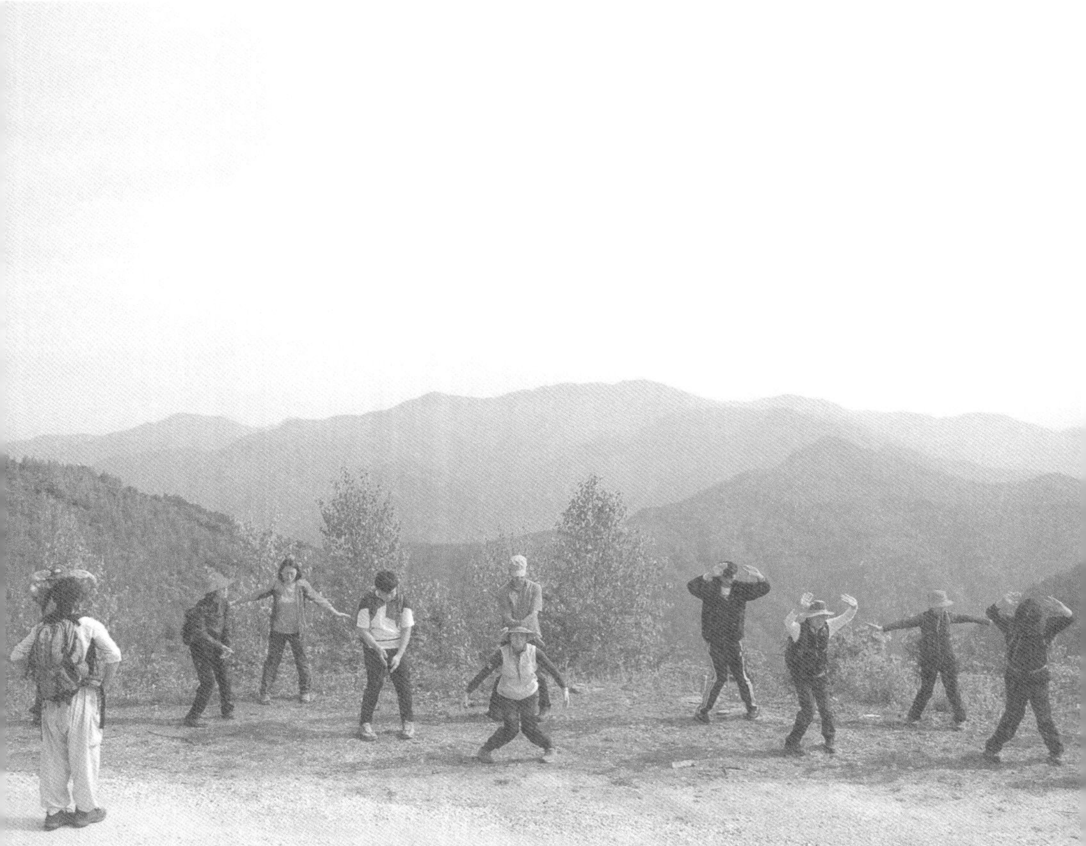

부록1

뜨거운 물 단식법 체험기

위장병, 디스크, 장염 한꺼번에 사라져

천주인

저는 19살인 고3 때 얻은 신경성 위장병을 달고 33년을 병원 약을 먹으며 살아왔습니다. 또 과민성 대장염으로 물만 바꾸어 먹어도 화장실을 들락거려야 했습니다. 또한 콜레스테롤 수치(239)가 높아 병원에서 성인병을 조심하라고 진단을 받았습니다. 그리고 직장생활에서 얻은 요통으로 말로 표현할 수 없는 고통을 받다가 2007년 3월에 급기야 허리 통증으로 경희대학교 한방병원에서 디스크 판정을 받고 수술을 권유 받았지만 수술 후 부작용으로 고생하는 주변 사람들을 많이 보게 되어 침술과 좌훈으로 한 달 간 치료 후 어느 정도 호전되어 그동안 운동요법으로 지내왔습니다.

기림산방은 언론매체를 통해 알게 되었고 집사람의 권유로 수행에 참가했습니다. 하루 이틀 수행이 진전되면서 서서히 변화가 생기기 시작하였고 호흡 1,000번의 시간 중 500번째 호흡부터 뜨거운 기운이 아랫배를 지나 등을 타고 올라오더니 어깨를 지나 양팔을 지나 손끝까지 전해졌습니다. 단식으로 힘이 빠져 있는 상황에서도 장천궁, 호보로 땀을 한번 내고나면 몸은 정상적으로 돌아왔고 하루 14km 이상 도보를 하여도 피곤하지 않았습니다. 계속되는 수행 과정에서 디스크로 고생했던 허리의 통증도 서서히 없어지고 위산 과다로 속이 쓰리고 아팠는데 그 증상이 없어지기 시작하였습니다. 또한 얼굴에는 잔주름이 많아 나이보다 5년 이상 많게 보이는 편인데 경락으로 몸을 풀면서 통나무로 얼굴 마사지를 열심히 한 결과 얼굴의 잔주름이 거의 펴지고 피부가 탄력이 생겼으며 항상 굳어있던 얼굴에 어느 날부터 미소가 생기며 마음이 너그러워지고 푸근해졌습니다. 주변의 사물을 보아도 별로 관심 없이 지내왔는데 모든 것이 귀하고 소중하게 느껴지고 감사하는 마음이 절로 우러나더군요. 따뜻한 물 마시기, 호흡, 경락 풀기, 도보로 몸은 많이 힘들었지만 뱃속의 죽은 세포가 빠져나가는 현상을 많이 느끼게 되었습니다.

기림산방에서의 4주간의 수행은 저의 삶에 있어 획기적인 변화입니다. 이제는 허리의 통증(디스크)이 완전히 사라졌고 위장병, 장염, 등허리 굽은 것, 이 모든 게 정상으로 되었으며 기림산방 수행 후부터 숙면을 하게 되어 머리도 맑아지고 피곤을 느낄 수가 없게 되었습니다.

인생 하프타임, 단비 같은 8박9일

신용*교수

한 번 해볼까? 말까? 인생 하프타임에 체질 한번 확 바꿔봐?

새벽 3시면 정확히 울어대는 닭소리와 따뜻하다 못해 뜨거운 구들장에 가끔 잠을 설쳤지만, 인생 50대에 나를 되돌아보는 시간을 가진 것이 값진 경험이었다. 수련 중엔 이상하리만큼 정신이 맑았고, 배는 전혀 고프지 않았다. 가끔 썩은 세포 떨어질 때 속이 느글거렸지만 참을 만했다. 수련이 끝난 지 벌써 22일째 내 몸엔 이미 변화가 오기 시작했다. 눈 뜨면 일단 억지로 따뜻한 물 먹이고, 온 식구들 다 불러서 경락을 풀어주고, 아침마다 강제로 집사람 데리고 산행 한두 시간, 호보는 이렇게, 장천공은 조렇게, 정말 독재가 따로 없다. 두 딸 아이 요리조리 꼬드겨 2박 3일 수련 보내고, 집사람도 9박 10일 수련 보냈다.

반갑습니다. 얼굴이 순박하고 머리 길고 수염 난 신용*입니다. 그동안 엄청 좋아진 내 몸을 요약해서 말씀 드리면 머리 감을 때마다 한 움큼씩 빠졌던 머리카락이 반으로 확 줄어들었고, 오른쪽 무릎에서 항상 났던 '빠지직' 소리가 이제는 완전히 없어졌습니다. 어제는 귀 옆의 검버섯이 간질거리기에 긁었더니 살 껍질이 벗겨지면서 검버섯이 완전히 떨어져 나가더군요. 피부는 윤이 나고 탱탱해져서 마치 20대로 돌아간 느낌입니다. 열흘 만에 체지방만 2.5kg가 빠져나갔고, 근육은 오히려 늘었습니다. 어두운 화장실에서 신문보기가 어려웠는데 이게 웬일 입니까, 그냥 확 밝아지더니 신문이 보이기 시작하더라고요. 게다가 정력은 그냥 서비스네요, 몇년만 젊었어도 튼튼한 사내 아이 하나 낳는 건데.^^ 인생 하프타임에 단비가 주룩주룩 내립니다. 정말 새롭게 부활하는 것 같습니다. 몸이 좋아지니 마음까지 저절로 부자가 된 기분입니다. 여러분도 수련 받고 부자 되세요.

내 인생의 변환점을 만들어준 기림산방

예진스*

난 1991년생, 내 나이 18살에 너무 많은 것을 배우게 되었던 기림산방. 어렸을 때부터 난 원형탈모가 있었다. 머리숱이 엄청나게 많았던 나는 환경이 변하면 원형탈모가 오곤 했었다. 탈모가 올 때마다 피부과 가서 검사받고 약 먹으면 잘 나았었다. 그리고 머리카락이 워낙 많아서 신경이 쓰일 정도도 아니었다. 그런데 2004년 내 나이 14살, 중학교 1학년 때에 나에게는 너무나도 큰 산이 앞에 놓이게 된다.

중학교 1학년 여름 방학 즈음에 원형탈모가 군데군데 조금씩 있었는데 역시 크게 신경 쓰지 않고 피부과에 가서 약을 타 먹고, 한참 멋내고 싶은 마음에 노란색으로 염색을 했다. 그리고 3주 만에 개학을 해서 다시 검정색으로 염색을 했다. 결국 내가 병을 불러 모은 것이었다. 개학 후 탈모 범위는 점점 커져 눈에 보일 정도가 되고 2학기 기말고사가 시작될 즈음부터였다. 머리가 한 움큼씩 다 빠져버리고 단 몇 주 만에 나의 온 몸에는 눈 씻고 찾아도 털이라는 털을 찾아볼 수 없었다. 기말고사가 끝나는 날부터 나는 학교를 나가지 않았다. 14살, 중학교 1학년에게는 너무나도, 너무나도 큰 산이었다. 그때부터 혜화동에 있는 서울대학병원을 다녔다. 약 4년이 넘는 시간 동안 병원을 다녔지만 오히려 몸까지 부어가기 시작했다. 학교는 가발을 쓰고 다녔지만 친구들의 놀림감 대상이 되었고 정신병원 얘기까지 나올 정도로 너무나도 힘들었던 시기였다. 대학병원 교수라는 사람한테 몹쓸 말을 들어가며 병원을 다녔지만 장부는 다 버려 결국 18살 고등학교 2학년 때에 병원을 그만 다니기로 결정했다. 나는 마음을 비우고 나을 때까지 힘들더라도 그냥 기다리고 싶은 마음이었다. 그런데 나에게 조그마한 빛을 반짝이는 별 하나가 다가오고 있었다. 바로 기림산방!

처음 기림산방을 알게 된 건 내가 수학여행을 다녀온 5월이었다. 수학여행을 간 사이에 답사를 다녀오신 부모님은 나에게 조심스럽게 얘기를 꺼내셨다. 처음엔 너무나도 낯설게 느껴졌던 그곳. 그렇게 6월 9박 10일 코스로 처음 기림산방에 발을 내디뎠다. 처음에는 기림산방에 대해 아무것도 몰랐었다. 심지어 첫날 수련장에 올라가는데 나 혼자 보온병에 차가운 물을 받아갔으니까. 정말 많이 울었고, 도망가고 싶었고, 어머니 아버지가 왜 나를 이런 곳에 보냈나 원망도 했다. 9박 10일 처음 들어갔을 때는 뒷머리에만 부분 부분 머리카락이 길게 늘어져 있었는데 나는 용기내서 그 남아있던 머리와 잔머리를 기림산방에서 싹 다 밀어버렸다.

나는 9박 10일은 적응하고 시간 때우기만 하고 끝내고 왔다고 생각했다. 그런데 주변의 반응은 달랐다. 10일 동안 학교를 빠지다가 나가니 친구들은 내가 정말 많이 변했다고 했다. 그렇게 나는 절대로 다시는 들어오지 않겠다던 기림산방을 7월에 3주 코스를 다시 들어오게 된다. 3주 코스에서 몸의 변화는 정말 놀라웠다. 3주 코스 들어가기 바로 전 장난기가 많은 탓에 학교에서 손목 인대를 다쳤다. 손목 보호대를 차고 산방에 들어갔는데, 호보가 가장 걱정이었다. 역시나 호보할 때 손목이 너무 아팠다. 그런데 호보할 때만 아프고 하고 나면 오히려 통증이 작아졌다. 병원에서는 3주 동안 고생할 거라고 했지만, 2주도 안 되어 나는 보호대를 안 하고 다닐 수 있었다. 그리고 평소에 편두통이

잦았던 나는 2주차에 편두통이 매일 왔다. 그리고 두피를 눌러주면 너무나도 아팠다. 그런데 3주차에 40km를 산책하는 날, 8km 지점에서 선생님께서 경락을 풀어주시는데, 머리가 울리지도 않고 오히려 시원하다는 느낌을 받았고 두피도 아프지 않았다. 정말 몸이 변한다는 것을 느끼고 눈물이 고일정도로 기뻤다. 난 산책할 때에 느낀 바가 많았다. 태백산을 오르는 날 탄력을 받아 누가 뒤에서 엉덩이를 밀어주는 것처럼 발걸음이 너무 가벼웠고 산책하는 종종 그런 느낌을 받을 수 있었다. 마치 스펀지를 밟는 것처럼 가벼웠다. 그렇게 내 몸의 변화를 느끼기 시작하는데 3주가 지나가고 하산하는 날이 다가왔다. 처음 들어올 때에는 그렇게 들어오기 싫더니, 하산하는 날이 되니 발걸음이 너무너무 안 떨어졌다. 아쉬움을 뒤로한 채 하산했는데 그날 기분이 너무너무 다운되고 이상한 기분이었다.

난 부모님께 말씀드렸다. 다시 산방에 들어가서 1주일만 더 수련을 하고 싶다고. 내 몸이 절실히 느끼고, 내 마음은 산방에 남아있었다. 부모님께서는 갈등하시는 듯하셨으나 흔쾌히 승낙해 주셨다. 나는 7월 25일 하산하였다가 26일 날 다시 산방으로 들어갔다. 그리고 하산하는 날은 정해놓지 않았다. 하산하는 날을 정해놓으면 심리적으로 그쪽으로 마음이 쏠린다는 것을 느꼈기 때문이었다. 26일부터 8월 6일까지 12일 동안 난 더 큰 공부를 할 수 있었다. 6월 9박 10일과 7월 3주는 부모님의 의사에 따라 들어왔다고 하면 이 12일은 내가 내 발로 들어왔다는 것부터 큰 차이였다. 12일 동안 혼자 수련하면서 많은 변화가 나타났다. 25일 하산한 날 저녁에 목욕하고 나왔을 때에 머리에서 때 같이 생긴 하얀 것들이 많이 벗겨져 나왔었다. 머리의 죽은 세포가 한

껴풀 벗겨져 나오는 것이었다. 그리고 하루는 목욕을 하고 났는데 몸이 무겁고 힘들었다. 수련장에 올라가서 호보를 땀이 뚝뚝 떨어질 정도로 돌고 나니 한결 개운하고 몸이 가벼워진 것을 느꼈다. 그리고 땀을 흘리고 얼마 안 되었을 때 장천공으로 땀을 흘리는데 손목부터 엄지손가락까지 땀이 똑 똑 떨어지고 있었다. 그날 나는 "땀흘리면 살아난다." 는 말을 몸으로 피부로 느꼈다. 그렇게 수련한 결과 내 머리에는 많은 머리카락이 돋아났다. 뒤통수와 귀 옆으로 옆머리가 뚫리고, 원래 하얀색 바위처럼 반짝 반짝 빛났고 맨질맨질 했던 내 두피는 검은색을 띠게 되었다. 기적이 일어난 것이다.

내게 찾아온 기회

김재형

2년 전에 김종수 원장님의 책을 읽고 기림산방을 알게 되었습니다. 책을 읽으면서 막연하게 나도 기림산방에 한번 가보고 싶구나 하는 생각이 있었지만, 저는 그 해에 입대를 하게 되었습니다. 전역을 하고 4~5개월 사이에 급격히 살이 빠지기 시작했습니다. 전역 후 건강한 육체를 위해 동네 복싱 체육관에 등록해서 운동을 했었는데, 돌이켜보면 몸이 더욱 차가워지는 계기가 아니었나 하는 생각이 듭니다. 게다가 계절도 여름이라 운동 중에는 거의 찬물만 마시다시피한 것도 치명적인 실수가 아닌가 싶습니다. 이런 상황이 계속 되면서 저는 기림산방에서 교육을 받기로 했습니다.

여러 가지 운동법 중에서도 호보가 제일 힘들었지만, 팔뚝과 가슴 그리고 복부에 굉장한 탄력이 생기고 있음을 알 수 있었습니다. 놀라운 사실은 호흡을 하면서 걸을 때와 하지 않고 그냥 걸을 때의 차이는 하늘과 땅 차이라는 것을 느꼈습니다. 저는 비염이 심했는데, 항상 자세를 바르게 하려고 하고, 호흡을 하면서 경락을 풀면 코가 시원해지는 것도 느꼈습니다. 육체적인 변화와 함께 정신적으로도 굉장한 변화가 있었습니다. 먼저 방주님의 강의 내용 중에 "건강한 자가 예절을 지키고, 건강한 자만이 예절을 행할수 있다."는 말에 굉장한 깨달음을 얻었습니다. 사소한 일상생활에서도 예절을 지키면 자연스럽게 배에 힘이 들어가면서 나와 상대방 모두가 기운을 쌓을 수 있다는 사실에 많이 놀랍기도 했습니다. 옛 어른들의 생활방식과 말씀들이 하나도 틀린 게 없구나 하는 생각도 들었습니다. 기림산방에서 익힌 모든 것은 제가 지금껏 어디에서도 배우지 못했던 것들이었고, 저의 가려운 부분들도 아주 명쾌하게 해결되는 것을 보면서 참 대단하다는 생각이 들었습니다.

일주일의 변화는 제게 축복입니다

소중이

아침에 눈 떠보면 밤새 눈이 내리고, 밤하늘의 별은 머리 위로 가까이 내려앉아 보석처럼 영롱하였습니다. 저녁 수련을 마치고 내려오는 길에 눈 내리는 밤하늘에 랜턴을 비추어 보니 반짝이며 내리는 눈이 얼마나 아름다웠던지 지금도 설렙니다. 혹 겨울 수련이 망설여지는 분들, 걱정마세요. 부딪혀보세요. 행하지 않고 얻을 수 있는 건 아무것도 없어요. 1주 수련이 제게 가져다 준 변화 궁금하시죠?

1. 두통이 사라지고 머리가 맑아졌어요.

아침에 일어나면 물에 적셔놓은 솜이불처럼 무거운 몸은 두어 시간 지나야만 몸이 깨어나곤 했는데 눈 뜨는 게 편해지고 거미줄 같던 머릿속이 교통정리 한 듯이 말끔해요

2. 허리 디스크(추간판탈출) 통증이 많이 좋아졌어요.

병원에선 당장 수술하지 않으면 크게 절개하여 수술도 복잡해지고 통증이 있을 때 걷거나 운동하면 적혈구가 나와 염증이 더 심해진다 했지요. 오장육부에서 생긴 병이란 걸 알기에 남편과 싸워가며 수술을 안 하고 버텼어요. 남편은 의사보다 더 잘 아느냐며 수술을 종용했고 저는 잠을 이루지 못할 정도로 통증이 심해도 수술 안 하려고 아프다 말도 못했어요. 수련하면서 그 통증 그대로 견디며 풀어냈고 많이 좋아졌습니다. 예전에는 100m 걷고 쉬곤 했는데 지금은 2km 걸으면서도 괜찮아요. 같이 운동하는 10살 딸아이가 신기하대요.

3. 체중이 4kg(바지 1인치) 줄었어요.

밥 한두 끼만 굶어도 저혈당으로 떨어져 몸이 스트레스를 받아 위장병이 도지고 어깨가 딱딱하게 굳어져서 뇌로 가는 산소 공급이 안 되어 두통은 물론 눈의 압이 높아져 병원에 가서 혈관주사를 맞곤 했어요. 참 이상한 체질이지요. 그런데 13끼니를 굶다니. 여간해서 체중이

줄지 않을 뿐더러 수련이 끝나도 체중 변화가 없을 거라 했는데도 빠졌네요.

4. 화장실 가기가 즐거워요

비데 있는 변기 찾아다니고 시계 방향으로 배를 비벼서 쓸어주곤 했는데 이젠 적당히 먹어지고 소화 배출도 잘 되어 매일 아침 편하게 화장실 갔다 오면 기분이 좋아져서 어느새 즐기고 있는 저를 발견해요.

5. 멀미 안~녕!

차만 타면 멀미 때문에 처음부터 내릴 때까지(휴게실도 귀찮음) 자는데 수련을 마치고 시골까지 내려오는 10시간 동안 잠을 하나도 안 잤는데도 머리가 아주 맑았으며, 밤에 도착하여 눈에 피곤을 느끼고 바로 잠들었어요.

6. 골반이 잡히고 걸음이 예뻐졌어요.

처음 활명호흡 할 때에는 골반의 통증이 심했는데 서서히 줄어들면서 팔자걸음 걷던 걸음걸이가 내공이 쌓여서 그런지 한 주일 사이에 일자로 걷게 되네요. 옛 고서에 보면 다리를 벌어지지 않게 묶고 자면 살이 빠진다하여 한 번 시도 해봤는데 도저히 견딜 수가 없었어요. 자세를 바꾸는 게 그리 쉬운 일이 아니더라고요. 그런데, 묶지 않고도 되네요.

7. 기미가 연해지고 피부가 부드러워졌어요.

평소 위장이 좋지 않아 콧날 옆 눈 밑으로 흐르는 위경락(세로방향)으로 기미가 있고 간도 좋지 않아 눈 꼬리 밑으로도 기미가 있어서 평소 화장이 진했어요(이런 경우 오장육부를 다스리지 않고는 레이저로 기미를 없애도 다시 재발함). 직장 때문에 1주 밖에 못했는데 3주 수련하면 다 없어질 텐데 아쉽네요.

8. 습성(잠재의식)이 아닌 의도하는 삶으로 변화했어요.

식탐이 없어졌어요. 뱃속 장부가 차가울수록 배고픔이 크고 견디지 못한다는 걸 이번에 새롭게 알았네요. 따뜻한 살아있는 세포의 힘이 강해지니까 음식이 들어가면 느낌이 바로 전해져서 식탐이 줄었고요 가족을 위해 식탁 준비를 하고 음식을 대하면서도 경건해져요. 씨앗의 생명력을 흙이 보듬어 움을 틔우고 비와 바람과 공기, 햇빛이 이들을 키워내고 자연이 키워낸 음식의 고유한 맛을 살려 조리해서 느끼며 먹으니 감사함이 저절로 배어납니다.

진주 낭자

초여름에 1주일 교육 다녀왔습니다. 3주 교육을 못하고 온 아쉬움으로 집에서 계속 호흡하며 1주일 단식, 3일 단식하며 지금도 호흡을 놓지 않고 있습니다. 특히 이른 새벽 찻물 끓이는 소리부터 상큼하게 하루를 시작하여 잠자리 들기 전에 또다시 차 마시고 호흡하며 5~6시간 정도는 나름대로 수련하고 있습니다. 잠자는 시간이 많이 줄어들어 평균 3시간 정도 밖에 잠을 못 자는 데도 피곤하지가 않군요.

나의 장부는 고통일겁니다. 단식하겠다고 마음 먹으면 일단 추진은 되는 편인데 “이제 밥 먹자!” 하며 타협함과 동시에 온갖 먹을 거리 생각이 나를 못살게 굴지요. 그러면 미리 준비해둔 각종 먹을 거리들을 야금거리며 먹고, 또다시 배가 더 부르게 발효차를 한 주전자 마십니다(발효차를 마시니까 이뇨작용 효과는 만점).

밥 먹는 날을 기다리면서 음식의 소중함도 더 없이 느끼게 되고, 또 먹는다는 그 즐거움에 또다시 도전하고픈 생각도 들고, 게다가 요즘 저는 뱃속의 적이 배꼽 주위에만 조금 남았습니다. 적의 실체를 바라보며 뿌리 뽑고자 애쓰는데 조금만 방심하면 또 다시 적이 커지곤 하더라고요. 때론 걱정이 됩니다. 밥을 먹었다가 단식했다가 하는 속도 간격이 일정하지 않았고, 또 먹기 시작하면 꼭 자극적인 것부터 먹게 되더군요. 위장이 주인 잘못 만나 욕하겠다는 생각도 듭니다. 근 45일 만에 7kg 감량 되어 유지하고 있으며, 현재 나의 뱃속은 편안함의 연속입니다.

은미의 체험일기

은미

기림산방에 도착한 첫날 방 배정을 받고 저녁식사를 하는데, 제 머릿속에는 온통 ‘내가 여기 왜 왔을까? 지금이라도 돌아갈까? 도대체 내가 여기서 뭘 하고 있는 거지?’ 하는 생각만 가득했습니다. 낯선 사람들 속에서 과연 3주를 잘 견뎌낼 수 있을지 온통 걱정 투성이었어요.

제 걱정에 화답이라도 하듯 전기불도 없어서 촛불만 켜놓은 곳에서 낯선 사람들이 쭉 마주앉아 있는 생전 처음 겪어보는 낯선 상황. 아! 너무 힘들기만 했습니다. 땀은 왜 이렇게 많이 흐르는지. 어떤 운동을 해도 단시간에 그렇게 많은 땀을 흘리기는 힘들 겁니다. 왜 그렇게 눈물이 나는지. 서러워서 눈물이 나고 힘들어서 눈물이 나고, 배가 고파서 눈물이 났습니다.

그렇게 힘들게 하루하루 보내니 제 몸도 조금씩 반응을 보이기 시작했습니다. 처음에는 다들 만져보고 깜짝 놀라던 얼음장 같았던 제 손이 조금씩 따뜻해지기 시작했습니다. 신기한 것은 호흡을 제대로 깊게 할수록, 장천공을 열심히 할수록 손이 더 따뜻해졌다는 거지요. 기림산방에 오기 전 6개월 이상 한의원에서 약을 먹고, 침을 맞고, 요가에 반신욕까지 손발이 따뜻해진다는 모든 방법을 동원해도 낫지 않았는데, 기림산방에 도착한지 불과 10일이 지나고 이렇게 따뜻해지니 정말 놀랍다고 하지 않을 수 없었죠. 저 뿐만 아니라 같이 방 쓰는 언니 동생들도 깜짝 놀랄 정도였습니다. 물론 지금도 제 손발은 따뜻합니다. 다른 건 몰라도 이거 하나는 확실히 고쳐진 듯합니다.

둘째로 신기한 것은 몸의 부기가 빠지는데 원래도 그렇게 살이 찐 편은 아니었는데(참고로 164cm에 53kg이었습니다. 그냥 적당히 통통한 정도), 기림산방 3주 수련 동안 몸무게는 약 4kg 정도 빠졌는데, 다른 다이어트와는 달리 어지러움 증상이 없고, 몸에 전체적인 살이 보기 싫게 빠지는 게 아니라, 근육이 생기고, 탄력과 윤기가 생겼습니다. 저는 4kg밖에 안 빠졌지만, 어떤 분들은 10kg 남짓 빠진 분들도 계셨는데 몸무게가 줄었다고 몸에 많은 무리가 가고 기력이 없을 거라는 우려와는 달리, 다들 몸이 가벼워지고 오히려 힘이 생긴다고 하니 신기하긴 신기하죠?

세 번째, 피부가 좋아졌습니다. 수돗물도 없고, 밤에는 전기불도 없고, 3월이지만 눈이 내리는 추운 날씨에 아침 저녁 수련으로 다들 지쳐 저녁에는 잘 씻지도 않고, 크림이며 스킨 같은 화장품을 제대로 바른 것도 아닌데 마치 아기 피부처럼 보드랍고, 얼굴의 붓기가 빠지고 탄력이 생겨 얼굴형도 예뻐졌습니다. 수련뿐만 아니라 강원도의 맑은 공기와 기운도 한 몫 했겠지요?

넷째, 생리통이 사라졌습니다. 원래 생리 주기가 불규칙하고 생리통이 심해 밤에는 잠을 이루지 못할 정도였는데, 기림 산방에 도착한지 2주째 될 때 생리가 시작되었습니다. 이미 단식을 일주일 동안 해서 생리 양이 적을 줄 알았는데, 오히려 생리 양이 너무 많아 깜짝 놀랐습니다. 먹지도 못하는데 이렇게 출혈을 하다가는 혹 빈혈로 쓰러지지나 않을까 싶을 만큼 많은 출혈이었는데요. 그런데 신기한건 생리통이 전혀 없다는 거였죠. 게다가 어지러움 증상도 없고, 생리혈의 색깔도 맑았습니다. 보통 생리를 하면 5일에서 6일이면 끝났는데 저는 딱 10일 동안 생리를 했습니다. 태어나서 이렇게 길게 한 적은 처음이었죠. 그런데 저만 그런 게 아니라 여기 오셨던 대부분의 여자 분들이 이렇게 긴 생리를 하셨습니다. 기림산방에서 돌아온 지금. 저는 생리통을 모르고 삽니다. 자궁 안에 있는 나쁜 피를 강원도에 다 토해내고 온 듯합니다. 한의학은 잘 모르지만 자궁의 어혈은 이렇게 풀리는 게 아닐까요?

집에서도 뜨거운 물로!

프리티 조

기림산방의 3주 교육을 마치고 나온 지 벌써 25일이 지났네요. 전 제 몸에 있는 죽은 세포들을 많이 소탕한 것도 아니고, 단지 산방을 나올 때 체중이 빠진 것에 비해선 몸의 컨디션은 좋은 상태였답니다. 보통 체중이 많이 빠지면 몸에 힘이 없는 것처럼 느껴지는데, 체중은 빠졌으나 몸에 힘은 있었답니다. 일상의 생활로 돌아오니 생활 속에서 꾸준히 수련을 해야 한다는 것이 중요한 것 같습니다. 일상의 수련에 있어서 가장 중요한 것은 일시적으로 강도가 높은 것보다는 조금씩이라도 꾸준히 하는 것입니다. 예전에 비해 먹는 것이 많이 줄었지만, 호흡과 따뜻한 차를 병행해서인지 몸은 가볍고 머리도 맑은 편이고 잠도 많이 줄었습니다. 처음엔 저도 이상했습니다. 저의 기존 관념에는 많이 먹어야 한다는 생각이 꽉 차 있었는데, 요즘 느끼는 것은 먹는 것 이상으로 호흡이 중요하다는 것입니다. 가령 과식을 하게 되면 우선 음식을 통해서 에너지를 흡수하기보다는 그 음식을 소비하기 위해서 몸은 다시 다량의 에너지를 사용하게 되니 도리어 피곤하게 됩니다. 그리고 과식을 하면 우선 호흡이 안 됩니다. 하루 1식이든 하루 2식이든 그 숫자보다는 과식을 조심해야할 것 같습니다. 즉 호흡이 자연스러울 정도만 먹어야 한다는 것이죠.

그리고 아침에 일어나면 봉으로 경락 풀기를 열심히 하는 편입니다. 한의학적으로 등에는 인체의 중요한 혈 자리들이 다 있습니다. 그래서 봉으로 등을 열심히 밀어줍니다. 그리고 봉으로 머리도 구석구석 밀고 머리 중앙인 백회혈도 열심히 두들겨 줍니다. 그리고 봉으로 다리도 밀고 발바닥도 밟고 합니다. 그럼 훨씬 몸이 많이 풀리는 것을 느낍니다. 또 하나 느낀 점은 피곤하실 땐 음식량을 더 줄이시는 것이 좋을 것 같습니다. 대신 따뜻한 차를 한 잔 마시고 따뜻하게 푹 주무시는 것이 더 좋을 것 같습니다. 얼마 전 시험을 친 적이 있었는데, 그 전날 3시간밖에 자지 못했답니다. 시험을 치고 나서 음식을 먹으려다가 음식을 가볍게 먹고 따뜻한 차를 마시고 호흡을 하면서 몸을 조금 풀어주니, 몸이 훨씬 피로를 적게 느낀다는 것을 깨달았습니다. 몸이 좋을 때 필요한 양을 섭취하는 것이 좋은 것 같습니다 . 다들 좋은 날들 되세요.

부록2

기림산방 김종수 소장이 들려주는 살이 확~ 빠지는 이야기

비만의 원인은 무엇인가요?

비만의 원인에 대해서 여러 가지 이론이 있지만, 근본 원인은 생명온도를 잃고 식어가는 세포들이 죽어가는 과정에서 저체온이 되어, 부어서 나타나는 현상입니다. 생명온도를 잃어 차가워진 세포들이 '배고픔증', '부기와 굳어가는 현상'들로 비만과 각종 합병증을 만드는 것입니다. 피로와 스트레스는 머리로 열이 올라가게 하고 뱃속을 차갑게 만들었고, 차가운 음식과 음료수를 마시는 생활문화들은 직접 뱃속의 세포들을 차갑게 만든 것이지요. 근본 원인을 알면 해결법은 간단하답니다. 근본원인을 모르니 비만과의 전쟁을 해도 헛발질이 되어 어려운 것이랍니다. 뱃속을 따뜻하게 하여 생명온도를 올려주면 기운이 생기어 순환이 되면서 부었던 것들이 가스와 트림으로 빠져버리고 뱃속이 편해질 것입니다. 비만의 원인을 알면, 비만과의 전쟁에서 아주 쉽게 이길 수 있답니다.

우리나라가 70년대나 80년대에는 오늘날처럼 비만이 심하지가 않았

다고 생각됩니다. 오늘날 비만이 심해진 이유는 어디에 있다고 생각하십니까?

비만의 원인이 생명온도를 잃어서 차가워지는 데 있다고 했습니다. 산업사회의 발달로 치열한 경쟁사회이다보니 신경 쓸 일이 많아 피로와 스트레스가 과거보다 심각한 수준이라고 생각합니다. 오늘날의 의학은 피로와 스트레스가 질병의 원인이라고 말은 하지만, 피로와 스트레스가 머리로 열을 올리고, 열이 올라간 뱃속의 세포들은 차가워져서 생명온도를 잃게 되어 저체온이 되어 순환이 안되어 비만과 질병이 생긴다는 것은 모르고 있는 현실입니다. 안타까운 일이지요. 빨리 차가워진 뱃속의 세포들을 따뜻하게 해주어 생명온도를 보충을 해주어야 비만과 각종 질병들이 해결이 되는 것인데, 근본문제를 해결 못하니 불치, 난치 질병들이 생기는 것이랍니다. 다시 정리하면 과거보다 비만이 많아진 이유는 산업사회의 발달로 인하여 물질은 풍요로워졌으나 뱃속이 차가워진 근본원인 탓에 비만인이 많아진 것입니다.

육식을 피하고 채식을 하면 비만을 막을 수가 있나요?

비만의 근본원인을 모르고 하는 질문이랍니다. 비만의 근본 원인은 생명온도를 잃어 저체온이 되면서 붓고 굳어서 생기는 자연현상인데 원인을 모르니 엉뚱하게 지방에게 바가지를 씌운 꼴이랍니다. 채식보다는 육식이 딱딱하고 질기기 때문에 소화를 시키는데 많은 기운(온도)

을 소모시키지요. 젊었을 때는 생명온도가 강하여 얼음을 씹어 먹어도 이겨내고 딱딱하고 질긴 음식들도 이겨내지만, 뱃속이 생명온도를 잃어 가면서 소화능력이 약한데 육식을 하는 것은 몸을 더욱 차갑게 만드는 원인이 되지요. 그래서 지방이 굳게 되어 비만의 원인이 되는 것입니다. 다시정리하면 저체온이 되어 소화능력이 약해져서 생긴 현상인데, 해소법으로 따뜻하게 생명온도를 올려주지는 않고 소화시키는데 적은 기운이 소모되는 채식을 대용으로 많은 사람들이 권하고 있지만, 근본 해소책은 아니라는 것을 아셔야합니다.

채식을 하는 생식촌에 가면 비만인이 없어야 하는데 현실은 그렇지가 않답니다. 생식과 채식을 하면 소화를 시키는데 육식보다 소화 에너지가 조금 덜 든다는 차이뿐이라는 것을 아시길 바랍니다. 근본적인 문제 해결은 저체온이 되어 있는 뱃속 온도를 높여 주는 것이라는 점을 아시길 바랍니다.

아침에 자고나면 부어요.

'잠'이란 살아있는 세포들이 '피로를 푸는 시간'이라는 사실을 아셔야 합니다. 아기 때는 살아있는 세포들이 많아서 잠을 자는 시간이 많답니다. 즉, 잠이란 피로가 쌓여서 몸이 저체온이 되는데, 잠을 잘 자고 나면 피로가 풀리면서 저체온이 없어지고 몸이 따뜻해지게 된답니다. 조물주께서 만들어 놓은신 '자동 피로 회복 장치'이지요 그런데 피로가 누적이 되어서 과 피로일 때에는 잠을 자고 피로를 풀어도 피로 상태가 되어서 아침에 저체온(뱃속)이 되어 붓게 된답니다. 심해지면 몸이 차가워지면서 붓고, 아프고 굳어가면서 마비가 되거나 쥐가 나기도 하지요. 얼굴이 붓고 목이 붓고 온몸이 아침에 붓는다는 것은 피로가 누적이 되어 과피로 상태이기 때문에 빨리 몸 속에 생명온도를 보충해 주어야 해결이 된다는 점을 아시길 바랍니다.

하체 비만이 심합니다. 어떻게 하면 좋을까요?

하체 비만은 두 가지 원인이 있답니다.

첫째는 아랫배(신장 방광 대장 등)의 장부 세포들이 생명온도을 잃어서 저체온이 되어 기운이 없어서 신장, 방광, 대장의 기능이 떨어져서 제 역할을 못하고 있다는 것입니다. 그래서 여자에게는 자궁이 부어서 근종이 생기고, 남자들은 전립선이 붓고 엉덩이가 붓고 허벅지가 붓게 되어 하체 비만이 되는 것입니다

둘째는 가운데 배인 소장(배꼽 주위)이 차가워지면서 기능을 잃어서 나타나는 현상입니다. 소장의 기능은 흡수, 공급, 분리, 배출입니다. 말단인 다리와 발이 붓는 것은 말단까지 기운을 보내는 능력이 떨어져, 즉 소장이 저체온이 되어 나타난 현상입니다. 소장이 차가워지면 배꼽 주위가 붓고 딱딱해지면서 배가 나오고 허리는 딸려 들어가 명문이 막히어 변색이 되기도 합니다.

다시 정리하면 하체 비만은 중간 뱃속과 아랫 뱃속이 생명온도을 잃어 저체온이 되면서 아래쪽으로 가는 기운이 약해져서 생긴 현상이랍니다. 보통 하체비만 만을 해결하려고 노력하는데, 이는 모두 단방요법에 불과하고, 근본 문제인 차가워진 뱃속을 따뜻하게 해주어야 근본 해

결책이라고 할 수 있는 것이랍니다.

운동을 하면 지방이 연소가 되어 비만이 해소된다고 하는데 맞는 것인가요?

오늘날 많은 이론들이 운동을 해야 비만이 해소가 된다고 합니다. 줄넘기, 파워 워킹, 등산, 달리기, 요가, 헬스, 복싱 등등 각종 운동을 하고 있는 현실입니다. 그러나 실제는 어떠한가요? 운동을 하면 몸이 따뜻해지면서 순환이 되어 겉모습은 좋은 것 같아도 뱃속의 오장육부 세포들은 차가워지면서 저체온이 되어 붓거나 아프면서 심하면 굳게 되어 마비가 되거나 죽게 되는 것입니다. 모든 움직이는 기운은 모두가 뱃속에서 나온다는 사실을 아셔야 합니다. 빠르게 움직이거나 많이 움직이게 되면 뱃속은 많은 기운을 소고 시키게 되어 차가워지면서 저체온이 되어 걷다가, 달리다가 죽는 심장마비, 돌연사 같은 불행을 당하게 된다는 사실을 아셔야 합니다. 잘못된 운동은 약이 아니라 독이 된다는 사실을 아시길 바랍니다.

팔, 다리 등 근육 위주의 운동은 겉모습은 보기 좋지만 오장육부는 차가워지면서 붓고 굳고 썩어가서, 운동선수 중에서 고참일수록 속병이 많고 내면의 안정과 평화를 잃는 어리석음을 범하게 된다는 사실을 아셔야 합니다. 그래서 필자는 몸짱! 얼짱!이 아니라 속짱(오장육부)!이 되어야 진정한 건강인이라고 주장을 하는 것입니다. 오장육부를 살려낼 수 있는 유일한 운동방법은 활명호흡밖에 없습니다.

뜨거운 물 목욕 다이어트도 있다던데요. 이것도 뜨거운 물 단식과 같은 효과가 있나요?

비만, 피로와 스트레스 등이 뱃속을 차갑게 만들기 때문에 몸을 따뜻하게 해주면 순환이 되어 땀이 나고 피로가 풀리면서 도움이 되지요. 그런데 정작 중요한 뱃속의 생명온도를 잃고 차가워져 있는 죽은 세포들은 건드리지도 못하기 때문에 '단방요법'이라고 생각합니다. 뱃속의 차가운 세포들은 다시 몸을 차갑게 만들어 붓고 굳게 하여 비만이 다시 생겨날 수밖에 없답니다.

단식으로 다이어트를 하면 살이 더 찐다고 하던데요.

기존의 단식법들은 차가운 생수로 단식을 하니 안 먹어서 살은 빠졌지만 차가운 기운은 점점 강해져서 요요현상이 심해지는 것입니다. 더군다나 이러한 단식은 원기가 약한 사람이 오랫동안 하면 몸이 싸늘하게 식어서 죽을 수도 있습니다. 특히 일부 종교의 금식 기도는 뱃속을 편안하게 해주는 효과가 있지만 일주 이상의 금식은 매우 위험하다는 사실을 아시길 바랍니다. 그래서 금식 기도원에서 차가운 물로 금식을 하면서 몸이 싸늘하게 식어서 죽는 경우를 종종 보게 되는 것입니다.

모든 생명은 따뜻하면 살고 차가워지면 죽도록 조물주께서 만들어 놓으셨는데, 조물주의 뜻에 위배되게 차가운 물을 마시게 하는 것은 어리석은 단식법이라는 사실을 아시길 바랍니다. 남의 몸을 싸늘하게 식어서 죽게 만든 것은 '살인행위'입니다. 남을 죽여 놓고도 책임을 외면하는 어리석은 단식법은 이 세상에서 사라져야 합니다! 뜨거운 물 단식을 하면 죽고 싶어도 죽지 못한다는 사실을 아시길 바랍니다.

다이어트를 무리하게 하면 폐경이 올 수도 있다고 하던데, 사실인가요?

다이어트를 무리하게 했다는 것은 뱃속을 많이 차갑게 했다는 뜻이기도 합니다. 뱃속이 차가워지면 순환이 안 되어 자궁이 차가워지면서 기능이 떨어지게 되어 각종 자궁 질병이 생기는 것이랍니다. 뜨거운 물을 마셔서 생명온도를 도와주어 뱃속이 따뜻해지면 자궁도 순환이 잘 되어 근종도 사라지고, 폐경도 살아납니다. 또 심한 생리통을 갖고 있던 여성들은 생리통이 사라지면서 건강한 자궁이 되는 것이랍니다.

물에는 각종 미네랄이 있기 때문에 너무 뜨겁게 하면 모두 없어져서 효과가 없다고 합니다. 그런 점에서 뜨거운 물 단식은 다소 영양분을 없애지 않을까요?

물의 영양학적인 측면을 말씀을 하시는데, 몸이 차가워지면서 부어 비만이 된 것인데 비만을 해소시키기 위해서는 영양학적인 문제보다는 생명온도를 보충 해주어야 문제 해결이 되는 것이랍니다. 좋은 물, 비싼 물을 마신다고 비만이 해소되는 것은 아니라는 것을 아시길 바랍니다. 영양분은 파괴될 수도 있겠지만, 뜨거운 물은 뜨거운 온도를 가장 빨리 뱃속에 전달해줄 수 있는 '열 전달 매체'라는 것을 아시길 바랍니다. 뜨거운 물을 마시면 뱃속이 차가워져서 저체온이 되어 소화도 안 되고 아프고 부어있던 뱃속이 따뜻해지면서 소화도 잘되고, 부어있던 뱃속이 부기가 빠지면서 가스가 터져 나오면서 뱃속이 편해지게 된답니다.

저는 다이어트를 해서 몸무게는 줄었는데, 볼록하게 나온 배는 별로 들어가지 않습니다. 이유가 무엇인가요?

다이어트를 하면서 따뜻하게 해주질 않아서 생긴 현상입니다. 님은 아랫배가 차가워져서 부어있다는 것을 아셔야 합니다. 차가운 뱃속은 지방이 굳어서 들어가질 않는답니다. 생명온도에 대한 지식이 없는 다이어트를 하면 근육과 수분은 줄어서 체중은 줄지만, 정작 줄여야 할 체지방은 그대로일 수밖에 없다는 사실을 아시길 바랍니다.

다이어트를 하는데 왜 우울증에 걸리나요?

뱃속을 따뜻하게 해주질 않았기 때문에 나타나는 현상이랍니다. 뱃속이 차가워지면 뱃속에 있던 열은 머리로 자꾸 올라가서 의식이 떨어져 정신이 없어 기억력이 떨어지고 마음이 짜증이 잘나고 신경질적이 된답니다. 저절로 불안, 우울증이 생기게 된답니다. 그러나 뱃속을 따뜻하게 하면서 다이어트를 하면, 순환이 잘 되어 부기가 빠지고, 굳었던 지방이 연소가 되고, 머리는 차가워지면서 의식이 맑아지며 정신이 맑고 마음이 차분해집니다. 불안 우울이 사라지고 감의 세계가 열리면서 미래가 있고 꿈과 희망이 있어 자신이 있고 안정과 평화 그리고 행복이 있게 됩니다. 특히 뒷머리와 뒷목의 경락을 풀어주면 순환이 되어 의식이 맑아지면서 간단히 해결되는 문제랍니다.

임신 중에 체중이 늘어났는데 출산 후에 살이 빠지지 않아요.

임신을 하면 태아는 자신이 살기 위해서 산모의 많은 기운을 가져간답니다. 기운이 강한 산모는 임신 중에 입덧도 없고 순조롭게 자연분만을 하지만, 기운이 약한 산모는 장부가 차가워지면서 세포들이 굳어가니 저절로 입덧과 구토 증세가 심해지고 몸이 붓기 시작을 한답니다. 더구나 임신 중에 피로와 각종 스트레스가 쌓이게 되면 임신중독증의 상태도 올 수가 있게 되는 것이랍니다.

그래서 올바른 산후조리가 필요한 것이지요. 산후조리는 뜨거운 방에서 뜨거운 국을 통해서 몸 속에 생명온도를 보충을 해주는 것이랍니다. 그러면 기운을 잃은 산모는 몸이 따뜻해지면서 순환이 되어 땀이 나고 부기가 빠지게 되는데, 한번 차가워진 세포와 근육은 3주를 계속 따뜻하게 하여야 살아나기에 산후조리를 3주 동안 하는 것이랍니다.

출산 후에 살이 빠지지 않는다는 것은 약한 상태로 임신을 하였고, 임신 중에도 피로와 스트레스가 많았다는 증거이며, 산후조리를 제대로 안 했다는 뜻이기도 합니다. 지금부터라도 따뜻한 생활문화로 몸 속의 차가운 기운들을 제거해주면 부기가 빠지면서 해소가 된답니다.

자꾸 먹고 싶어요. 어쩌면 좋아요.

잘 먹으면 잘 빼주면 되지요. 자꾸 먹는다는 것은 먹고 싶다는 생각이 자꾸 생기는 것이지요. 그 생각이 내 생각 같아도 내가 의식이 맑아져 정신 차리고 나면 '내가 미쳤지'라고 하면서 후회를 하게 되지요. 그래서 그런 생각은 내 생각인 것 같아도 내가 아닌 잠재의식 혹은 걸신이라고 하는 것이지요. 걸신은 못 먹고 죽은 영혼을 말하는 것인데, 이는 뱃속이 차가워지면서 머리가 뜨거워져서 내가 의식이 떨어져 정신이 맑지 못할 때 잠재의식(걸신, 마)이 나와서 지배를 하는 것이랍니다.

배고픔증을 느낄 때 뜨거운 차를 마셔보시면, 뱃속이 따뜻해지면서 배고픔증이 없어지고, 머리는 차가워지면서 정신이 맑아지고 마음이 차분해져서 잠재의식(걸신, 마)이 약해지는 것을 느낄 수가 있을것입니다.

물만 마셔도 살이 쪄요.

비만의 원인을 잊지 마세요. 아무리 좋은 물을 마셔도 몸 속에 들어오는 차가운 물은 목은 시원하지만 체온으로 덮여 체액을 만들어야 하기에 열 손실을 가져옵니다. 그렇게 저절로 열 손실이 되어 저체온이 되면서 부어서 체중이 늘어나는 것인데, 이를 모르고 많은 사람들이 살이 찐다고 아우성이지요.

직장인의 늘어난 살들, 벗어 날 수는 없을까요?

이 시대에 사는 모든 사람들은 직장과 가정에서 피로와 스트레스, 과음과 과식이 많아 몸이 저체온이 되어 세포들이 부어서 살이 안찔

수가 없습니다. 그런데 몸을 따뜻하게 하는 생활을 안 해주고 몸을 차갑게만 하니, 아무리 용광로처럼 타고난 원기가 강하다고 해도 결국에는 몸이 저체온이 되어 붓고 굳어가서 비만과 각종 질병들이 종합선물세트처럼 오는 것이지요. 그런데 생명온도와 대자연의 이치를 아는 사람들은 일상생활 속에서 생명온도를 보충해주는 생활을 하게 되면 몸이 저체온이 되는 것을 막을 수가 있겠지요. 어쩔 수 없이 집중을 하여 기운을 쓰게 되어 피로가 쌓이더라도 피로를 풀어주어야 하는데 피로와 스트레스는 몸이 저체온이 되어 생기는 현상이기에 빨리 체온을 높여 주어야 한다는 생각을 하시길 바랍니다. 그리고 너무 심한 피로나 스트레스를 받으면 뱃속의 세포들이 저체온이 되어 붓고 굳어서 기능이 떨어지기 때문에 가벼운 단식(2~3일 정도)으로 뜨거운 물을 마시면서 해소하시길 바랍니다.

속(오장육부)이 차가워져서 부어서 비만이 된다고 하셨는데, 뱃속을 따뜻하게 하는 방법은 무엇입니까?

차가워져서 기운을 잃은 뱃속의 세포들을 살려낼 수 있는 방법은 약으로 음식으로 되는 것이 아니랍니다. 오직 호흡 공부만이 뱃속의 세포들을 살려낼 수 있는 운동법입니다. 기림산방 7대 건강 수행법이 님의 문제들을 해결해줄 수 있는 유일한 탈출로라고 말씀드리고 싶답니다.

일상생활속에서 뱃속을 따뜻한 생활문화를 하면 비만이 없는 인생길이 될 것입니다. 내용을 다기술을 할수 없으니 필자의 책인 '따뜻한면 살고 차가워지면 죽는다'와 '인생고시'라는 책을 참고하시면 비만뿐만 아니라 평생을 병없이 맑은의식으로 살아갈 수 있는 길이 보일 것입니다.

체중 조절이 필요한 운동을 하고 있습니다. 매번 시합에 나갈 때마다 체중감량으로 고생을 하고 있습니다. 올바른 체중 조절 방법을 부탁드립니다.

"숨진 레슬러, 자전거에 묶인 채 뛰다가 죽었다." 등의 신문 기사를 통해서 체중감량을 하다가 안타깝게도 죽음에 이르는 경우가 보도 되고 있습니다. 많은 운동선수들이 죽음에 이르지는 않지만 거의 체중감량을 위해서 고생을 하는 경우가 너무나 많은 현실입니다. 체중감량을 운동 혹은 사우나 등으로 해결하려 하는데, 이는 모두가 몸을 따뜻하게 하는 일입니다. 정작 중요한 것은 뱃속(오장육부)을 따뜻하게 하여야 하는데, 순환이 되면서 체중도 감소 되고 배고픔도 없는데 기존의 방법은 오히려 뱃속을 차갑게 하여 내상을 입게 되어, 후유증으로 기운이 없어서 장기전이나 후반전에는 집중력이 떨어지고 짜증이 나고 판단력이 떨어지면서 거칠게 경기를 하게 합니다. 평소에 뱃속을 따뜻하고 기운 있게 해주기 위해서 호흡을 하고, 뜨거운 물을 마시는 생활이 필요하지만, 그렇치 못할 경우에는 경기 4~5일 전에 2~3일 정도의 뜨거운 물 단식으로 뱃속을 따뜻하게 해주면, 가볍게 3~4kg 정도의 감량과 함께 정신도 맑아지고 마음이 차분해지고 기운이 넘치어 좋은 경기, 만족할 만한 경기를 치를 수 있게 됩니다.

에필로그

'뜨거운 차 한 잔'이 사람과 세상을 살린다

필자는 40년 간 도시생활을 하면서 온갖 방황을 했습니다. 당시로서는 당면한 인생문제를 해결하고 피로와 스트레스로 지친 몸을 치료할 목적으로 몸에 좋다는 약을 찾아 다니기도 했으며, 유명하다는 병원도 안 가본 곳이 없었습니다. 하다못해 각종 수행법과 종교들을 찾아 다니며 내면의 문제들을 해결하기 위해 헤매기도 했었습니다. 그러나 그런 수많은 방법으로도 내 인생의 문제들을 해결하지 못했습니다. 아니 그 방법들이 내 문제를 해결해주지는 못했습니다. 결국 필자는 모든 것을 버리고 전기도 없는 산속으로 들어올 수 밖에 없었습니다. 산속에서의 생활 20년……. 스스로 문제를 해결해 가는 과정에서 이제는 그 문제들의 원인과 해결방법을 정리하게 되어 이렇게 책으로 내게 되었습니다.

잘못된 다이어트가 죽음을 부른다.

우리 몸은 세포가 죽으면서 '질병'이라는 형태로 증상을 드러냅니다. 비만도 그 같은 증상의 하나입니다. 아프리카 난민들의 사진을 보면, 온 몸에 뼈만 앙상한데도 배만 볼록 나와 있는 모습을 쉽게 볼 수 있을 것입니다. 이유가 무엇일까요? 뱃속에 기운이 없고 차가워져서 세포들이 붓고 굳어있기 때문입니다. 이것이 비만입니다. 생명온도 수행자들은 오랜 기간 단식(굶주림)을 해도 대부분 질병을 유발하지는 않습니다. 왜 그럴까요? 뱃속 세포를 살려가면서 단식을 하기 때문입니다. 이런 것도 모르면서 단순히 먹지만 않으면 살이 빠질까요? 건강해질까요? 아닙니다. 물론 잠깐 그럴 수 있겠지만, 며칠만 지나면 더 큰 고통에 시달리게 됩니다. 기운을 쓸데없이 소모했기 때문입니다. 덧붙여 다이어트를 한답시고 스트레스를 받았기 때문입니다. 이것을 우리는 '요요현상'이라고 부릅니다. 그러나 더 무서운 것은 이로 인해 다이어트를 하기 이전보다 건강이 훨씬 더 나빠졌다는 것입니다. 실상이 이와 같음에도 불구하고, 지금 우리 주위를 장식하는 현란한 광고 문구는 무엇을 말하고 있습니까? 비만은 심각한 질병을 유발합니다. 그러나 잘못된 다이어트는 죽음에 이르는 가장 빠른 길입니다.

지방은 차가워지면 굳고 따뜻하면 분해가 된다는 사실은 조물주가 만들어 놓으신 대자연의 법칙일뿐만 아니라 누구나 다 아는 상식입니다. 일전에 사업차 일본을 방문했던 지인이 일본의 도쿄서점에서 몇 권의 책을 사왔습니다. 현직 의사인 이시하라 유우미 박사가 쓴 글이었는데, 아토피와 암을 치료하는 과정에서 약이나 수술보다 몸을 따뜻하게 하는 것이 훨씬 효과적이었다는 임상 체험에 관한 주장이었습니다. 비록 나라와 문화가 달라도 참된 길은 하나라는 반가운 마음에 다른 나라에도 이같은 연구가 진행되고 있는지 알아 보았습니다. 그러나 아직 세계적으로 보편화되지는 못하고 있었습니다. 물론 이시하라 박사의 주장과 연구 결과는 아직은 더 많은 연구가 필요한 수준입니다. 그럼에도 불구하고 따뜻한 문화와 생명온도에 대해 관심을 가진 사람이 있다는 것만으로도 기뻤습니다.

일본의 저명한 의학박사가 자신의 오랜 임상경험을 바탕으로 따뜻한 생활문화에 대해 이처럼 통렬하게 주장하고 있습니다. 물론 외부에서 '따뜻한 기운'으로 자극을 주는 수준에 불과한 이론이지만, 수많은 환자를 대상으로 검증한 임상결과인 것은 분명합니다. 그럼에도 불구하고 우리는 과학적 검증이 필요하다고 합니다.

오늘날의 의학은 과학이라는 미명하에 자연적 사실을 검증하는 방법이 합리적이질 못합니다. 다양한 분야의 통찰력이 있어야 하는데 뱃속

의 생명온도라는 분야를 지나쳐 버렸기 때문에 수많은 오류를 범하고 있는 현실입니다

의학이 있어도 병없는 사람이 없어 온세상이 비만이 넘치고 불치병 난치병 등등의 각종 환자가 넘쳐나는 병란의 시대를 만든 근본 원인이라고 생각 합니다

상식을 벗어나면 아무리 과학이라도 몰상식이 됩니다. 10여년전에 비만질병의 원인이 지방이 아니라 차가운 것에 있다고 발표를 했더니, 식자들이 "산속의 검증도 안된 야인의 이야기"라고 혹평을 한 적이 있었습니다. 새로운 이론과 사실을 수용하지 못하는 이같은 자세는 의식이 떨어진 정신이 맑지 못해 잠재의식밖에 없는 사람들에게서나 볼 수 있는 행태입니다. 정부에서도 아동비만과 아토피를 퇴치하기 위하여 발벗고 나섰다고 들었습니다. 보건당국에서는 의사와 약사의 말에만 귀기울이지 말고, 이 나라의 모든 언로를 열어 대한민국의 건강한 미래를 열어나가는 귀중한 기회로 삼아야 합니다.

건강한 몸은 건강한 정신과 밝은 마음을 만들어 줍니다. 한 개인의

밝은 마음이 우리 사회를 밝게 만듭니다. 제가 펴내는 이 책을 통해 독자 여러분께서도 지나치게 정형화된 기존 이론의 틀을 벗어나는 기회가 되기를 기대하며, 여러분의 밝은 마음으로 사회를 밝혀 주시길 고대합니다.

기림산방 생명온도수행교육 안내

기림산방은 1991년부터 몸과 마음 정신에 병없이 맑은 의식으로 생활하기 위한 생명온도수행교육을 진행하고 있습니다.
생명온도7대수행법을 기초로 하여 개인에 맞게 의식을 높여가는 생명온도수행교육을 국내, 외적으로 남녀노소 종교관계없이 진행하고 있습니다.

하루 / 1박2일 / 2박3일 / 3박4일 / 4박5일 / 5박6일 / 1주일 ~ 9박10일 ~ 3주

생명온도수행교육에 참여를 위한 준비 과정

1. 기림산방 도서 1권이상 필독.
2. 다음카페(http://cafe.daum.net/grsb) 수행교육안내 참조.
3. 다음카페(http://cafe.daum.net/grsb) 경락풀기 동영상을 참고하여 실습.
4. 수행교육 예약상담 033-591-5469

기림산방 (氣林山房)

'밝은 기운이 숲을 이룬다'

강원도 정선의 첩첩산중 민둥산(1119m) 자락에 전기가 없는 氣林山房 (해발 700m)…….

옛 지명은 오음실(五唵室)다섯오. 우주음. 집실. 입니다.

1991년 탄생된 '기림산방'은 사계절속의 낮과 밤에 자연흐름 따라 생명력이 풍요로이 살아 숨쉬는 자연생명문화를 보존하면서 김종수의 생명온도연구와 현미정의 생명온도를 살려 의식을 높여가는 수행교육이 이루어지고 있습니다.

1991년 기림산방을 우연히 방문한 풍수지리학자인 최창조 교수의 말씀에 의하면 '기림산방'은 명당의 교과서와 같다~하시고, '공부하는 사람의 터'〈學人地勢〉라 칭하며 최창조 교수의 저서에 기록 되어 있습니다.

우리님들의 소중한 삶속에~

자연스러운 흐름 따라 만나 볼 수 있는, 조촐한 기림산방, 산속 자연 문화생활은 자연 생명체와 사람이, 생명에 대한 존중과 예의를 지키며 생명본연의 힘을 잃지 않고 의식을 키우고 높여가는 환경이고 싶습니다.

전기없이 살아 갑니다.

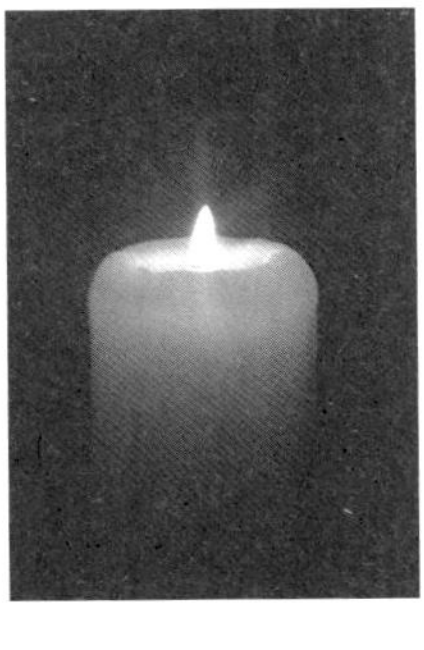

밤하늘의 달과 별빛이 평화롭게 빛나고~

낮과 밤따라 조화로운 생명력이 풍요롭게 살아 있어 충분한 휴식속에 포근한 수면으로 심신의 생명력이 새롭게 살아나 의식이 맑아 지는 환경과 신비롭고 아름다운 지구의 따뜻한 품이 느껴지는 사계의 환경을 살리며 감사하게 살아가고 있습니다.

따뜻한 구들방이 있습니다.

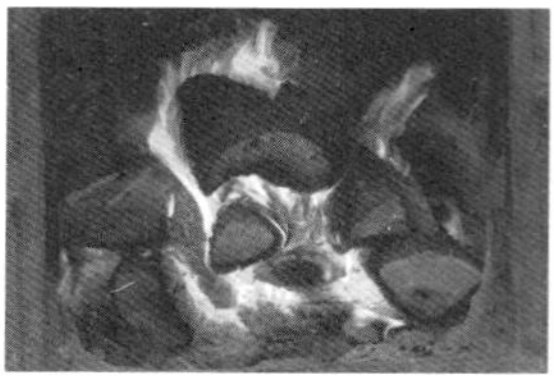

산속의 구들방 생활에는 한여름에도 아침, 저녁으로 쌀쌀하기에 사계절 불을 지피고 잠을 잡니다.

온돌방은 육체와 정신과 마음의 힘을 키우도록 포근한 잠을 이루게 하는 매력이 있습니다.

아궁이에 나무로 불을 피워, 가마솥에 물을 따뜻하게 하여 식수와 손 빨래와, 샤워도하며 아궁이속의 불로 다양한 요리와 고구마, 감자등을 구워 먹으며 삶의 추억을 만들고 살아갑니다.

산속의 자연농사를 즐기며 몸과 마음을 다스리고 살아 갑니다.

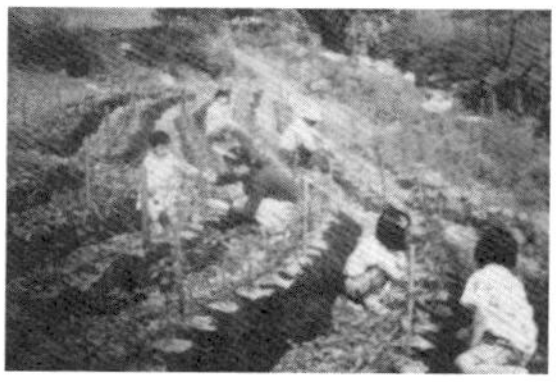

사계절의 순리따라 자연스럽게 자생하는 수 많은 생명체들과 소통하며 이치를 깨우쳐가는 소중한 생활 수행속의 농사입니다.

전망 좋은 잿간 변소가 있습니다.

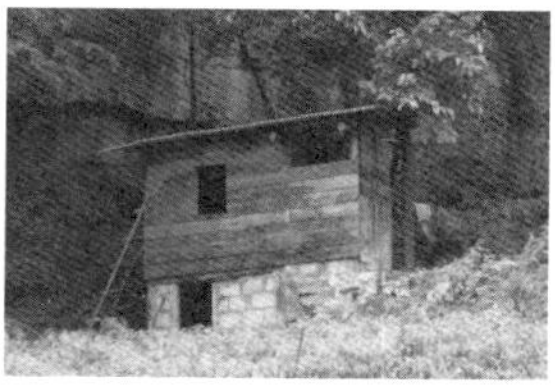

농사를 짓다보면...

사람 인분과 자연 생명에게서 형성되는 거름이 가장 좋은 거름이 된답니다. 거름이 좋으면 농사가 잘 되어 자연 유기농이 저절로 이루어지는 이치가 있습니다.

배변을 볼시 하체의 힘을 키우고 정신을 맑게 하는 자연스런 동양의 화장실 문화가 살아 있습니다.

따뜻한 물로 씻거나~ 무공해 천연재료를 사용합니다.

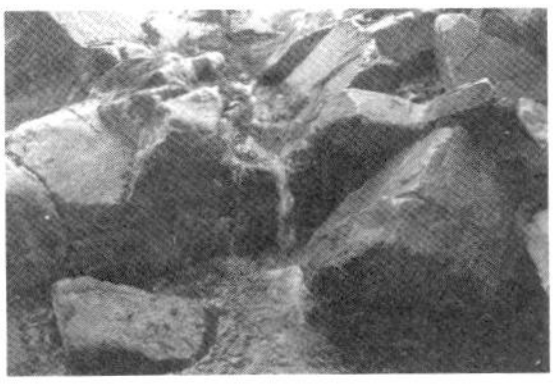

아담한 계곡의 향기로운 물 속에는 다양하고 이름모를 신비한 생명체들과 사람이함께 평화롭고 건강한 지구 환경이 되도록 서로 도우며 살아가고 있습니다.

소중한 통신망의 전화가 살아 있습니다.

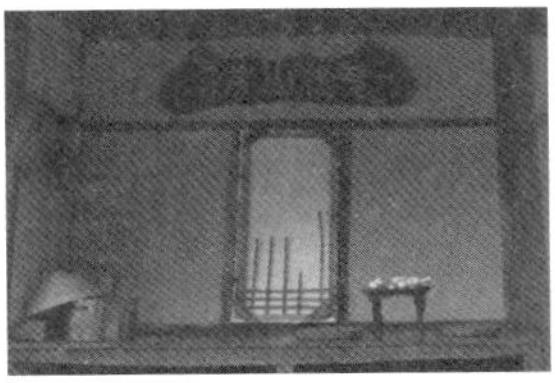

강원도 첩첩 산속에는 전기없이 쓰는 전봇대에 통신선을 연결한 전화가 있습니다.
소중한 전화는... 우리님들과 소통이 필요할때 쓸 수 있는 유일한 통신망 입니다.
다행히도 휴대폰과 인터넷이 터지질 않아 나만의 충분한 휴식과 깨우침속에 소중한 생명에너지를 만들어 갈 수 있는 가슴 벅찬 환경입니다.
기림산방 사람들은 꼭 필요 할 때만 4km 떨어진 마을에 내려가 인터넷을 합니다.

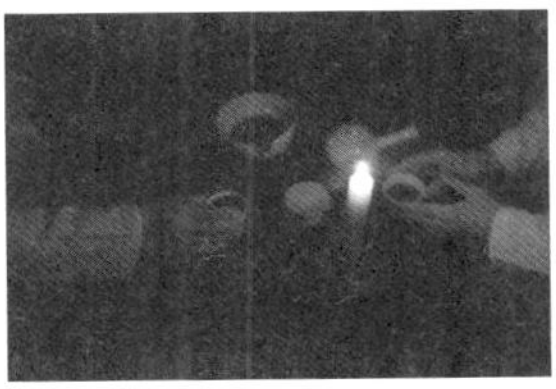

기림산방에서는 하루에 한끼식사를(11:00) 먹거나~

어느날은 호흡만 먹습니다.

생명온도7대수행법의 이치를 실천하며 생활하다 보면 음식이 필요없을 때가

많음을 깨우쳐 갑니다.

산속의 물이 신비롭게 솟아 올라 흘러가는~~

하늘을 닮은 아담한 연못과 인류역사 처음으로 생명온도선포식을 한 기념비가 세워진 작은 공원이 있습니다.

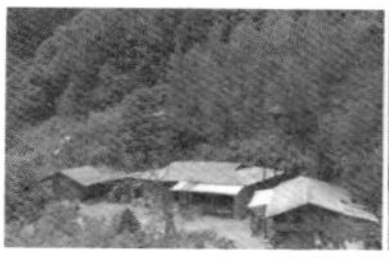
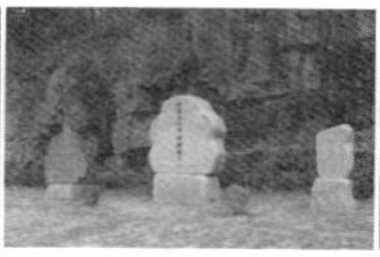

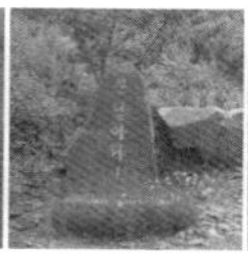
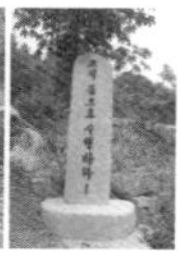

기림산방 주변의 모든 환경은~

생명온도수행교육에 힘이 되도록, 깨우쳐 주는 소중하고 따뜻한 벗 이랍니다.

기림산방 초입부터~ 풀 한포기... 돌멩이 하...하나...

모든 생명을 존중하는 마음으로 300M정도 오솔길을 걸어 올라 오시면

더욱 행복해 집니다.

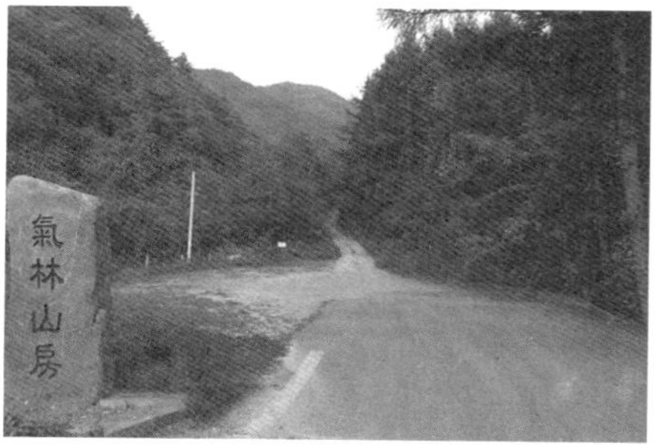

우리님들 모두~ 세상 곳곳에서 맑고 밝은 건강한 기운을 만들어,

향기롭게 피워 올리는 멋진 삶~ 되십시요.

고맙습니다.